胃肠动力学基础
与中西医临床

主编 李红芳 汪龙德

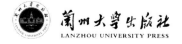
兰州大学出版社
LANZHOU UNIVERSITY PRESS

图书在版编目（ＣＩＰ）数据

胃肠动力学基础与中西医临床 / 李红芳，汪龙德主
编. -- 兰州 : 兰州大学出版社，2015.12
ISBN 978-7-311-04843-3

Ⅰ. ①胃… Ⅱ. ①李… ②汪… Ⅲ. ①胃肠系统－动
力学②胃疾病－中西医结合疗法 Ⅳ. ①R322.4②R573

中国版本图书馆CIP数据核字(2015)第305923号

策划编辑　张爱民
责任编辑　郝可伟
封面设计　周晓萍

书　　　名　**胃肠动力学基础与中西医临床**
作　　　者　李红芳　汪龙德　主编
出版发行　兰州大学出版社　（地址：兰州市天水南路222号　730000）
电　　　话　0931-8912613(总编办公室)　0931-8617156(营销中心)
　　　　　　0931-8914298(读者服务部)
网　　　址　http://www.onbook.com.cn
电子信箱　press@lzu.edu.cn
印　　　刷　兰州新华印刷厂
开　　　本　787 mm×1092 mm　1/16
印　　　张　14(插页4)
字　　　数　323千
版　　　次　2015年12月第1版
印　　　次　2015年12月第1次印刷
书　　　号　ISBN 978-7-311-04843-3
定　　　价　28.00元

（图书若有破损、缺页、掉页可随时与本社联系）

前　言

　　本书论述了胃肠动力学与常见胃肠动力障碍疾病的病理生理学机制和中西医临床诊治，是一本胃肠动力学基础与临床方面的专著。本书对从事消化生理工作者，临床消化病医师，医药院校的学生、研究生和教师都有很重要的参考价值。

　　胃肠是人体特别重要的器官，其功能的好坏直接影响人体的健康水平。祖国医学认为每个人健康的维持有赖于先天的遗传和脾胃的健运，亦即消化功能的强弱。所谓"先天之本在肾，后天之本在胃"。中医特别强调脾胃，可见消化功能的重要性。

　　胃肠运动功能决定了消化吸收的正常进行。胃肠平滑肌是胃肠运动的结构基础，借助其舒缩活动，混合、推进消化管内容物，将其充分消化吸收，并将剩余的残渣排出体外。因此，胃肠平滑肌是影响食物消化和吸收的主要因素。食物作为引发胃肠平滑肌舒缩活动的天然刺激物，通过神经和体液因素调控消化管的运动。近年来，随着研究技术手段和方法的不断发展和进步，胃肠动力基础包括胃肠平滑肌收缩原理、信号转导、调控机制及动力障碍性疾病的中西医诊治方面取得了许多突破性的进展，特别是对脑-肠轴结构和功能的深入研究、胃肠激素的分离提纯、新的脑肠肽的发现及其对胃肠功能的调控，不仅阐明了胃肠道生理活动的一些调节功能和相关疾病的发病机理，而且还为从事消化生理和消化疾病的研究提出了新的课题。

　　本书包括胃肠平滑肌及动力学基础、胃肠的外周和中枢神经支配与功能、胃肠动力检测和临床常见的胃肠动力障碍及治疗等内容。第一章胃肠平滑肌及动力学基础是本书的重点，结合近年来的研究进展，详细地介绍了胃肠平滑肌的结构基础、收缩原理、信号转导、胃肠平滑肌电活动、胃肠平滑肌的收缩活动及消化管的运动类型。第二章和第三章论述了胃肠的外来神经和内在神经（肠神经系统）支配及神经递质，详细介绍了近年来脑-肠轴和中枢神经系统内脑肠肽方面研究的最新进展及胃肠活动的中枢反射性活动等。对胃肠道运动功能进行检查的方法较多，第四章主要介绍了胃肠动力方面常规的实验室与临床检测方法。第五章介绍了临床上非常多见的五种胃肠动力障碍性疾病即胃食管反流病、功能性消化不良、胃下垂、肠易激综合征、功能性便秘的最新研究进展及中西医临床诊治。

编 者

2015年6月

目　　录

第一章　胃肠平滑肌
及动力学基础

在整个消化道中，从食管的中段到肛门以内均由平滑肌组成。胃肠平滑肌是胃肠运动的结构基础，借助其舒缩活动混合、推进消化管内容物，将其充分消化吸收，并将剩余的残渣排出体外。因此，胃肠平滑肌是促进食物消化和吸收的主要因素。食物作为引发胃肠平滑肌舒缩活动的天然刺激物，通过神经和体液因素调控消化管的运动。

第一节　胃肠平滑肌的结构特征

一、胃肠平滑肌的分类

胃肠平滑肌通常被分为两类：位相平滑肌（phasic smooth muscle）和强直平滑肌（tonic smooth muscle）。一般地，位相平滑肌指那些紧张性低，有相对高的收缩速度和显示再生动作电位能力的平滑肌，如小肠结肠袋和胃窦平滑肌等。而强直平滑肌在生理条件下不显示动作电位或再生电活动，其具有较慢的收缩速度，但可有效地保持肌张力，如胃底和食管下括约肌等。位相平滑肌和强直平滑肌的机械特征：一方面与信号转导链的敏感性有关，如位相平滑肌收缩装置对 Ca^{2+} 敏感性低，相对分子质量为20000的肌球蛋白轻链激酶和磷酸酶含量高，活性也高（Himpens等，1988；Kitazawa等，1991）；另一方面与收缩蛋白本身的化学结构有关，如肌球蛋白有两个异构体SM-1和SM-2，SM-1有一个额外的羧基末尾，可提高平滑肌收缩速度（Nagal等，1989；Sparrow等，1988），但SM-2没有。相对分子质量为17000的肌球蛋白轻链也有两个异构体：LC_{17a} 和 LC_{17b}。在位相平滑肌中 LC_{17a} 含量较高，而强直平滑肌中 LC_{17b} 含量较高（Helper等，1988；Malmqvist等，1991）。另外发现，在鸡砂囊平滑肌肌球蛋白链上多了7个氨基酸，可能也与位相平滑肌的收缩特性有关（Kelley等，1993）。

二、胃肠平滑肌细胞的形态

胃肠平滑肌细胞中央粗，两端细，呈梭形，仅有一个细胞核，细胞核常常位于细胞最粗的部分。单个平滑肌细胞完全舒张时，其长轴约长 500～700 μm，当长度为 400 μm 时是产生张力的最适长度；短轴即细胞直径约为 5 μm，细胞的体积约为 3500 μm³。当其收缩时，可缩短至完全舒张时长度的四分之一（见图1-1）。这种细长梭状的外形，使细胞具有较大的表面积和体积之比（$1.5\ \mu m^2/\mu m^3$）（Gabella，1989）。然而，胃肠平滑肌的形态学和生理学特性具有动物种属差异性，并因肠段和肌层不同而有很大差异。

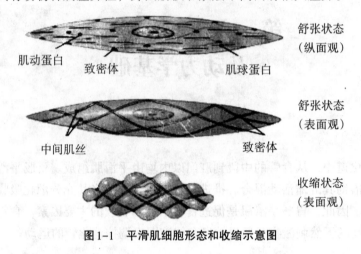

舒张状态（纵面观）

肌动蛋白　　致密体　　　　　　　　　肌球蛋白

舒张状态（表面观）

中间肌丝　　　　　　　　　　致密体

收缩状态（表面观）

图1-1　平滑肌细胞形态和收缩示意图

三、胃肠平滑肌细胞膜和细胞器

胃肠平滑肌细胞被一层薄的肌浆膜覆盖，大部分细胞膜特化成腔洞（caveolae）和致密带（dense bands）。

腔洞宽约70 nm，深120 nm，是由细胞膜凹陷反折形成的花篮状结构，花篮状结构可单独发生，也可呈簇状沿细胞长轴分布于细胞表面（图1-2）。有时在细胞横切面上可以看见几行腔洞（图1-2）；另外，如结肠的纵行肌，一簇腔洞开口于一个共同的腔隙，并通过一个共同的颈从基板下与细胞外空间相通。细胞表面每平方微米约有20～30个腔洞，每个肌细胞上约有170 000个腔洞，腔洞的存在使细胞膜表面积增加了50%～70%（Gabella等，1978）。细胞表面大于三分之一的胞质膜形成腔洞，与剩下的胞质膜一起构成完整的细胞表面。腔洞的数量及其颈的直径均不受肌细胞缩短和拉长的影响（Gabella等，1976；Gabella等，1978）。腔洞底部有丰富的肌质网，它是平滑肌细胞Ca^{2+}贮存和释放的主要部位，因此，腔洞在功能上类似于横纹肌细胞横管系统。

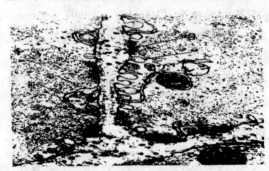

图中显示肌质网(er)包围的花篮状腔洞(c)被致密带(db)彼此分隔开(Johnson，1987)，×67 000

图1-2　豚鼠回肠环行肌层三个相邻肌细胞表面结构横面观

由此可见，腔洞是消化道平滑肌一种很重要的细胞器，它不仅与 Ca^{2+} 的释放有关，而且与细胞膜的信号转导、细胞体积的调节、肠神经活动调节有关，另外，它还可作为肌细胞膜上的微型牵拉感受器或细胞之间的特殊连接来发挥作用。

细胞膜表面的花篮状腔洞彼此由电子致密结构分开，这种致密结构长 1～2 nm，宽 0.2～0.4 nm，被称为致密带。它沿细胞长轴排列，占据平滑肌细胞膜表面的二分之一（图 1-2）。致密带是细肌丝上肌动蛋白在细胞膜上的连接部位，类似于肌浆中的致密体。主要由肌动蛋白（actinin）和纽蛋白（vinculin）组成，这种蛋白质是组成横纹肌 I 线的主要成分。从致密带发出肌动蛋白（细肌丝）伸入胞质，与其他收缩装置相互作用。10 nm 的中间肌丝主要由组成内脏平滑肌的媒介肌丝蛋白（desmin）组成，它将肌细胞膜上的致密带和肌浆中的致密体联结起来，并可将肌细胞内收缩装置产生的力学变化传遍整个细胞膜（图 1-2）（Murphy，1988）。

致密体和收缩装置（肌丝）占据了平滑肌细胞内部 80% 的体积，其余部分被其他细胞器如细胞核、线粒体、高尔基复合体、溶酶体及粗面和滑面肌质网占据。线粒体占细胞体积的 5%～9%，主要分布在近细胞表面和细胞核的两极，被认为是细胞内具有低亲和性、高贮量部位，可以获取和聚集二价阳离子，有人认为线粒体参与了肌浆钙浓度的调节（Somlyo 等，1975）。近年来电子探针分析表明，平滑肌损伤后，肌细胞中 Ca^{2+} 浓度急剧升高，高于生理水平 1～5 mmol/L 时（Burgess 等，1983），线粒体可以摄取并贮存大量的钙，但对肌肉收缩过程中脂质网 Ca^{2+} 浓度无明显调节作用（Somlyo 等，1979）。平滑肌的内质网又称肌质网（sarcoplasmic reticulum），主要分布在肌细胞外周，在膜结构下方，占肌细胞总体积的 2%。在平滑肌中细胞的排列没有骨骼肌中的规律，在整个平滑肌中细胞形成了一个没有纵管的松散网络。这种网络作用与骨骼肌肌质网类似，是 Ca^{2+} 摄取和释放的主要部位。当 Ca^{2+} 释放后能引起平滑肌收缩，当平滑肌舒张时可将肌浆中的 Ca^{2+} 摄回并贮存（Somlyo 等，1979；Rayemakers 等，1977；Bitar 等，1986a）。肌质网通常以管的形式位于腔洞间，并分支成网，从而大大增加了动作电位时 Ca^{2+} 的释放量。在没有腔洞的肌膜，肌质网位于距肌膜 12～20 nm 处，这样受体激素相互作用时产生的第二信使仅需要扩散很短的距离，这使细胞受神经激素刺激时，Ca^{2+} 得以快速和高效释放（Gabella 等，1987）。肌质网由几个功能区域构成，但其中只有一个区域对三磷酸肌醇（Inositol triphosphate，IP_3）敏感，IP_3 是细胞膜衍生的第二信使，参与细胞内 Ca^{2+} 的释放（Berridge 等，1989）。

四、胃肠平滑肌细胞之间的连接

胃肠平滑肌细胞之间的连接在协调胃肠运动中起着极其重要的作用。每个平滑肌细胞之间没有胞质的直接接触。邻近平滑肌细胞只在肌膜外周特定部位或特定结构处发生细胞间联系，组织收缩力量和兴奋的扩布就是通过肌膜传向其相连的细胞。目前已知的消化道平滑肌之间的连接方式有四种，即中间连接（intermediate junction）、缝隙连接（gap junction）、桩槽连接（peg-and-socked junctions）和细胞基质连接（cell to stroma junction）。

1. 中间连接（intermediate junction）

平滑肌细胞表面有些致密带与相邻细胞膜上的致密带相互并列，形成一种对称的延伸结构，在这种结构中，两相邻细胞膜之间的间隙比较狭窄，不到 30 nm 宽，其间被致密的细胞外基质占据，称此结构为中间连接。在平滑肌细胞的中间连接中包括纽蛋白（vinculin）（Geiger 等，1979），其插入到肌动蛋白肌丝束的末端与细胞膜之间；另外还有一种被称为 α-肌动蛋白的蛋白质，它可能与肌动肌丝和纽蛋白间的连接有关（Geiger 等，1987）。据报道，中间连接在两种平滑肌层中具有稳定、规律的分布。借助中间连接和致密带之间的胶原纤维将相邻两个肌细胞相互锚在一起，将细胞力的变化从一个细胞传向另一个细胞，将相邻细胞的收缩装置联系在一起。

2. 缝隙连接（gap junction）

缝隙连接是细胞之间极为普遍的一种细胞连接（图 1-3），是细胞膜上圆盘形或卵圆形区，与相邻细胞的一个同样的区域紧密相连。在此连接结构中，相邻细胞膜靠得十分近，其间隙仅有 2~3 nm，通过规律排列的亚单位桥接。这些亚单位是贯穿两细胞通道的一部分（Bennett 等，1991），允许一些离子和小分子物质自由通过。物质在此处的交换是电偶联和新陈代谢偶联的基础，是一个细胞的胞质和另一个细胞胞质之间的直接交换，有特异性，但无方向性和选择性。允许细胞调节物质如环腺苷酸（cyclic adenosine monophosphate，cAMP）、IP_3 和 Ca^{2+} 通过，从而将信息从一个细胞传向另一个细胞。

平滑肌缝隙连接的主要生理作用是提供肌细胞间的电耦合（Barr 等，1968）。小肠缝隙连接的结合体空间密度是每平方毫米 7000 个，但这些连接比在其他组织如心脏的小，且它们很少超过 0.2 μm（Gabella 等，1979）。结合体簇与细胞膜其他区域之间可清晰区分。最大的连接可以在连接的每一半包含约 1400 个结合体，而最小的仅由 3~6 个结合体组成。豚鼠结肠环行肌的结合面积在 0.01~0.15 μm² 之间，在这种肌肉中每个细胞约有 250 个结合体，一个细胞所有的结合体共占约 0.22% 的细胞表面积（Gabella 等，1979）。在 Deweg 等（1962）观察到平滑肌上存在结合（nexuses）报道后的一段时间，这些连接被看成是平滑肌的固有特征。但是冰冻切片研究表明并不完全是这样，进一步发现有一些肌肉，如豚鼠结肠或输精管的纵行肌，都有很好的管道特征，由此细胞可以进行电耦合，但并未发现存在结合。在结肠带，缝隙连接小而少（Gabella 等，1981）。在狗的小肠，结合在环行肌非常丰富，而在纵行肌则阙如（Henderson 等，1971）。在胃，结合只在胃窦部环行肌发现，而在底部各肌层阙如（Daniel 等，1976）。同样地，缝隙连接在豚鼠结肠环行肌层丰富，在十二指肠则更多，然而在相邻的纵行肌层则未发现，在直肠中完全阙如（Gabella 等，1981）。结肠蛋白-43（connexin-43）抗体显示了大鼠结肠环行肌的缝隙连接，而没有在纵行肌中发现（Garfield 等，1992）。在猫小肠中，缝隙连接存在于各肌层（Taylor 等，1977），但在冰冻切片中发现纵行肌层内的结合在数量上和形态上都比环行肌层中的小（Gabella 等，1981）。由此可见，缝隙连接的分布可能具有部位差异性。Thuneberg 等（2001）报道，从小肠近端向远端移行过程中，缝隙连接的分布逐渐减少，但不同肌细胞之间具有明显差异。将成年鼠小肠用改进的方法进行固定和染色，观察结果表明缝隙连接仅出现在外环行肌细胞之间、环行肌细胞与深肌丛 Cajal 间质细胞（ICC-

DMP）之间、ICC-DMP之间及肌间丛Cajal间质细胞（ICC-AP）之间，但在纵行肌细胞之间、内环行肌细胞之间、ICC-AP细胞与任一肌层细胞之间及ICC-DMP与内环行肌细胞之间未见到。另有研究表明，平滑肌细胞与间质细胞间的缝隙连接尽管比例很小，但是却是纵行肌和环行肌层之间偶联的结构基础（周吕，1999）。

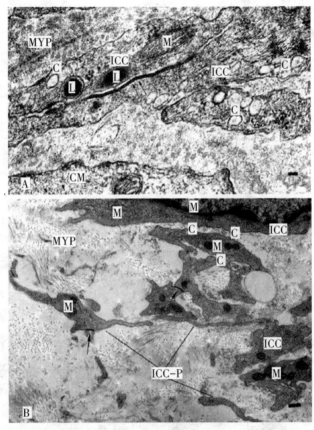

A：小鼠小肠环行肌附近肌间神经丛中Cajal间质细胞（ICC）之间的大缝隙连接（双箭头所示，scale bar，50 nm）；B：肌间神经丛中Cajal间质细胞（ICC）之间的小缝隙连接（箭头所示，scale bar，300 nm）。C：腔洞；M：线粒体；L：溶酶体；MYP：肌间神经丛（Daniel等，2004）

图1-3　平滑肌细胞之间的缝隙连接

3.桩槽连接（peg-and-socket junction）

据报道，有一种桩槽连接（peg-and-socket junction）结构存在于平滑肌细胞之间。在这种结构中，两个细胞其中一个细胞膜返折形成薄薄的突起（pegs），伸入到另一细胞狭窄的凹槽（sockets）中去，正如钢锯与锯槽一样（图1-4和1-5）。桩槽连接有明显的部位差异性，通常在纵行肌细胞之间或纵行肌细胞与ICC-AP之间有较多的桩槽连接；在环行肌内薄层桩槽连接较少，在大部分环行肌细胞之间及环行肌细胞与ICC-AP之间或ICC-DMP之间桩槽连接很少。据报道，不同肌层细胞之间即使两肌层细胞交界处在许多部位相接触，但未曾出现桩槽连接。在同一肌层的内侧向外侧移行过程中，桩槽连接的密度呈递减趋势。另外，随着小肠运动形式的不同，桩槽连接的数量也有明显的改变：当小肠进行袖状收缩时（sleeve contraction），纵行肌收缩部位的桩槽连接明显增多，同时在纵行肌细胞与 ICC-AP 之间的桩槽连接也明显增多，但在环行肌细胞之间无明显变化。当小肠进行分节运动时（segmentation contraction），运动部位的桩槽连接在两个肌层中均可观察到，而且在环行肌细胞之间明显增多；静息时，环行肌细胞与 ICC-AP 之间及 ICC-DMP 之间的桩槽连接明显减少。对桩槽连接结构特征、组织和动力学变化的观察与分析结果表明，桩槽连接在协调平滑肌细胞起步活动中可能具有牵拉感受器的功能，可介导消化道平滑肌的收缩偶联活动（Thuneberg 等，2001）。

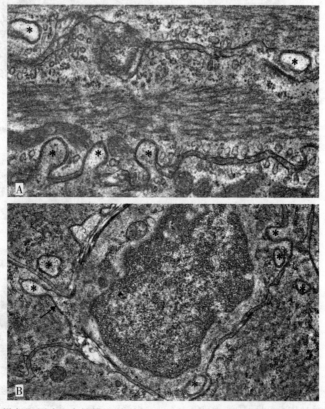

A：显示在十二指肠纵行肌层有 5 个桩槽连接（*）；B：显示在回肠环行肌层有 6 个桩槽连接（*）。
（Thuneberg 等，2001）

图 1-4　小鼠小肠平滑肌桩槽连接电镜图

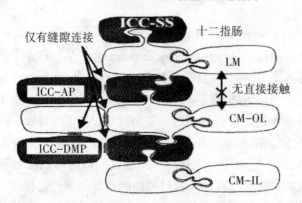

图 1-5　桩槽连接和缝隙连接在成年小鼠小肠的分布示意图
（Thuneberg 等，2001）

4.细胞基质连接（cell to stroma junction）

平滑肌细胞与基质的连接，相连距离为11 nm。由于其存在于细胞收缩装置和平滑肌基质之间，所以在机械力传递中起重要作用（Kumer等，1988；周吕，1999）。

五、平滑肌层

消化道平滑肌主要由两种不同的肌层细胞组成：肌细胞的长轴与消化管平行的肌肉层（称为纵行肌层），肌细胞的长轴与消化管垂直的肌肉层（称为环行肌层）。纵行肌层在消化道壁的外侧，薄而松散；环行肌层在内侧，紧挨纵行肌层，厚而致密（图1-6）。两种肌层的厚度因动物种类及胃肠节段的不同而有一定的差异。有些动物其肠壁环行肌层还可分为两个明显的区域：内侧较薄的区域和外侧主要区域，两个区域之间有神经节细胞丛即深部肌肉神经丛分布。平滑肌细胞包埋在结缔组织基质中，这种基质是平滑肌细胞合成分泌的，主要由弹力纤维和胶原纤维组成。平滑肌细胞被其周围薄片状的纤维隔膜分成了1 mm长的肌束，这可能就是一个收缩单位。另外，在肌层中还包括Glial细胞、纤维组织母细胞、相当数量的平滑肌样细胞和Cajal间质细胞。

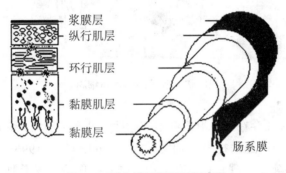

图1-6　消化道平滑肌层示意图

六、Cajal间质细胞

西班牙神经解剖学家Cajal于1893年通过亚甲基蓝及嗜银染色的方法首次在消化道肌层内发现了一类特殊间质细胞，这种细胞被命名为Cajal间质细胞（interstitial cells of Cajal，ICC）。ICC在许多组织包括小肠肌层间形成纺锤状细胞网络（图1-7），与胃肠道的起搏（Keith等，1915；Ambache等，1947；Huizinga等，2009）、电节律调控（Langton等，1989；Huizinga等，1995）与信号转导（Othman，2013）有着密切的联系，对维持胃肠道的正常功能也起着决定性的作用。

根据ICC的形态、分布位置及功能，可将其分为四类：（1）肌间丛ICC（ICC of myenteric plexus或ICC of the Auerbach's plexus，ICC-MP、ICC-MY或ICC-AP），这类细胞为多极细胞，在肌丛中形成网络结构；（2）肌内ICC（intramuscular ICC，ICC-IM），ICC-IM是环行肌ICC（ICC of the circular muscle，ICC-CM）和纵行肌ICC（ICC of the longitudinal muscle，ICC-LM）的统称，ICC-CM存在于环行肌内，主要为双极细胞并沿着周围平滑肌的长轴方向生长；ICC-LM存在于纵行肌内，其形态与ICC-CM相似，但数

量与之相比少得多；（3）深肌丛ICC（ICC of the deep muscular plexus，ICC-DMP），ICC-DMP分布于深肌丛，为多极细胞，与深肌丛神经束有着密切的联系；（4）黏膜下层ICC（ICC of submucosa，ICC-SM）和黏膜下丛ICC（ICC of submucosal plexus，ICC-SMP），ICC-SM和ICC-SMP分布于黏膜下层结缔组织与环行肌内层之间，细胞间形成疏松网状结构（Othman，2013）。

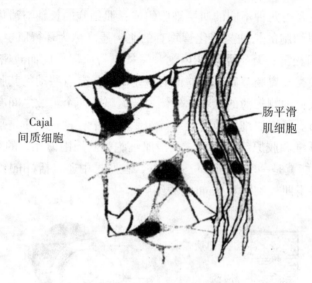

图1-7 小肠Cajal间质细胞

一般情况下ICC往往存在于平滑肌细胞节律性活动产生部位，它们主要通过缝隙连接与肌细胞发生联系，与肠运动神经元轴突并行（Sanders等，1996；Nakamura等，1998；Horowitz等，1999）。实验发现ICC被有毒化学物质损伤后，平滑肌节律性活动减弱，说明ICC对于肌细胞电活动的起源很重要（Thuneberg等，1983；Ward等，1990）。ICC的发现，非常有力的证据不是从平滑肌细胞中获得的，而是从原癌基因c-Kit的免疫反应中获得的。当用c-Kit抗体处理小鼠后，动物小肠ICC明显减少，ICC网联系中断，同时，平滑肌的节律性电活动消失（Ward等，1994；Torihashi等，1995；Ordög等，1999）。另有实验发现，c-Kit突变动物小肠平滑肌的节律性活动减弱或紊乱（Torihashi等，1995；Alberti等，2007），这些结果提示ICC可能与平滑肌细胞电活动的产生及其在肌细胞间的传导中起重要作用，它可协调肌细胞间的活动，介导平滑肌细胞的神经控制。ICC还可通过启动远端胃、小肠和结肠平滑肌细胞的慢波活动，给胃肠运动提供肌源性控制。

相关资料证明，ICC许多部位有神经递质的受体和反应系统存在，对许多外源性的神经递质，如乙酰胆碱（ACh）、一氧化氮（NO）、血管活性肠肽（VIP）、P物质（SP）等起作用（Iino等，2006；Faussone，2006）。研究发现，小鼠的ICC可表达毒蕈碱样乙酰胆碱能受体（M_2和M_3型）、神经激肽受体（NK_1和NK_3型）和血管活性肠肽受体（VPAC1型）（Epperson等，2000；Garcia等，2009）；豚鼠的ICC可表达嘌呤P_2Y_4受体（Van等，2006）和胆囊收缩素受体（Xu等，2008）。据报道，c-Kit突变动物胃ICC瓦解，依赖于NO的抑制性信号传递过程减弱（Daniel等，2001；Burns等，1996；Ward等，1998），对胆碱能兴奋性反应消失（Ward等，2000）。神经末梢、ICC和平滑肌细胞之间相互连接的形态学检查发现：与肌肉间ICC靠近的神经末梢较多，与平滑肌细胞靠近的却很少（Ward等，2001），而且有些肌肉间ICC细胞与肠神经之间有突触样结构（Wang等，2003）。因此，肌肉间ICC由于与神经靠得很近，很可能是ACh和NO的主要靶细胞。尽管目前已公认ICC网可发动消化道平滑肌细胞慢波活动，而且肌肉间的ICC在传递胆碱能的兴奋作用和NO的抑制作用中起关键作用，但其作用机制仍不是十分清楚。

第二节　胃肠平滑肌的收缩机制

一、收缩装置的分子组成

肌丝是平滑肌细胞产生收缩和舒张的基本结构和装置，主要负责肌细胞Ca^{2+}的动员、利用以及将ATP化学能转化成肌细胞的力学变化，从而完成收缩功能。消化道平滑肌主要由三种肌丝组成：细肌丝（thin filaments）、粗肌丝（thick filaments）和中间肌丝（intermediate filaments）。中间肌丝将肌浆中的致密体和细胞膜上的致密带连接在一起。细肌丝、粗肌丝及中间肌丝的排列及其与肌浆中致密体的连接没有横纹肌规律和有序。

1. 细肌丝（thin filaments）

细肌丝由肌动蛋白（actin）组成。肌动蛋白是一种存在很普遍的蛋白质，直径约7 nm，相对分子质量为42 000，呈圆球形，被称为G肌动蛋白。在形成肌丝时，往往多个聚合在一起，形成双股螺旋状肌丝（F肌动蛋白），但其长度仍未确定（Hartshorne等，1987）。根据从强烈收缩状态的鸡砂囊分离出的细胞片段观察：肌动蛋白肌丝的平均长度为45 nm（Small等，1990）。在肌动蛋白螺旋形肌丝沟中嵌入的另一种蛋白质，被称为原肌球蛋白（tropomyosin）。细肌丝具有明显的极性，它们插入到致密体的极区或从极区发出来，呈束状排列，与肌细胞的长轴平行；肌丝游离端被粗肌丝包围或与粗肌丝交错排列（Bond等，1982）。实验发现，当在原位被肌球蛋白亚片段-1（S_1）修饰时，其结果是头部指向与远端肌丝相连的致密体或致密带（Cooke等，1976），细肌丝在致密体的插入和横纹肌Z盘相似；在作用方面致密体可以看成是Z盘的离散片段，由中间肌丝将其连在一起，并锚接在细胞膜的致密带上。

2. 粗肌丝（thick filaments）

粗肌丝呈棒状，由肌球蛋白（myosin）分子聚合而成。从豚鼠结肠带分离的粗肌丝大部分短于3 nm，但也有长达8 nm或更长的。Sobieszek（1977）认为平滑肌肌球蛋白肌丝可能是反向平行的肌球蛋白二聚体，即两个肌球蛋白分子尾部相连，互相重叠约60 nm，并扭转180°，同时他在光学衍射分析的基础上已证实了这种二聚体排列成螺距为72 nm的六股螺旋结构。Bitar（2003）报道，肌球蛋白是由六种不同蛋白质联结而成的相对分子质量为480 000的复合体。六种蛋白质分别为一对肌球蛋白重链（myosin heavy chains，MHCs），两对肌球蛋白轻链（myosin light chains，MLCs）。这些蛋白质的聚合属于非共价连接，可以彼此分开成为一对重链和两对轻链。重链蛋白互相盘绕形成坚硬、不溶的α-

螺旋核心或尾巴，核心中每股重链蛋白均终止于一个球形头部。这个球形头部被两个肌球蛋白轻链包围，其中一个轻链蛋白是相对分子质量为20000的调节链，另一个为相对分子质量为17000的必需链。每一个球形头部均具有一个肌动蛋白结合位点和一个可被肌动蛋白激活的Mg^{2+}依赖式腺苷三磷酸酶（Mg-ATPase）。在球形头部和核心连接处形成了一个铰链，它可使头部旋转。在核心部位还有一个铰链，可使球形头部横向突出。头部和核心尾段部分被称作横桥，其形成了粗肌丝、细肌丝之间的纽带和桥梁，因此而得名。

一般情况下，3～5个粗肌丝被许多细肌丝包围，并交错排列。细肌丝和粗肌丝在内脏中的比值高达12∶1，但不同平滑肌中其比值存在很大差异。细肌丝和粗肌丝的比值可以相对地从肌动蛋白和肌球蛋白的含量上表现出来。内脏平滑肌肌动蛋白含量与横纹肌基本相同（分别为22 mg/g细胞与28 mg/g细胞），可是肌球蛋白的量明显低于横纹肌（分别为20 mg/g细胞与62 mg/g细胞）（Hartshorne，1987）。虽然肌球蛋白含量较低，但平滑肌产生的力却比横纹肌大（约60 N/cm²横切面）（Murphy，1988）。这种差异甚至存在于单个细胞水平，原因也许可从两种细胞几何学方面的因素进行解释：平滑肌细胞有比较长的肌球蛋白肌丝，这可使平行排列的横桥数目明显增多，沿着细胞膜插入多个肌丝会导致平行排列的总收缩单位数量增加，因而会产生更强的力学变化（Warshaw等，1987）。但是Van Buren等（1994）利用一种新技术来估算平滑肌和骨骼肌每个肌球蛋白头部产生的力，发现前者明显强于后者（分别为0.6 pN与0.2 pN），由此可见，除几何因素和附属蛋白的影响以外，平滑肌肌球蛋白本身也能产生比横纹肌更强的力。虽然机制难以说明，但从理论上看，平滑肌在产生力学变化时，肌球蛋白与肌动蛋白结合（工作周期）的时间长，因而产生的力量就大。但是Harris和Warshaw（1993）通过离体运动实验发现平滑肌和骨骼肌工作周期无明显差别，这个结果可能是由于他们的实验是在0负荷条件下进行所导致的，因为横桥的作用依赖于一定的张力。这样进一步的实验必须在等长情况下进行。Yamakawa（1990）和Warshaw（1987）的确进行了这样的实验，他们给予Bufo marinus胃平滑肌一定的负荷进行实验，发现平滑肌肌球蛋白与肌动蛋白结合（工作周期）的时间较长，但是这种力学变化差异的确切机制仍难以定论，需要更新的方法学上的改进和进一步的实验验证。

3. 中间肌丝（intermediate filaments）

中间肌丝存在于所有肌丝中，但在平滑肌中更为丰富。其直径为10 nm，介于肌动蛋白和肌球蛋白肌丝之间，但结构和化学成分有明显不同，有五种主要的化学分型（Bennet等，1978；Davison等，1977；Lazarides，1980）：角蛋白肌丝（keratin-filaments）、神经肌丝（neuro-filaments）、神经角质肌丝（glial-filaments）、Vimentin肌丝及纤维蛋白肌丝（desmin-filaments）。在内脏平滑肌中主要为纤维蛋白肌丝。它是一种相对分子质量为50000～55000的纤维蛋白（或称为骨架蛋白）。

中间肌丝有一定的直径，但长度不确定，其数量即使在同一群细胞中也有很大的差别。它们是平滑肌细胞的骨架系统，可群集成束，在细胞中心形成一个核心，也可分散分布，或存在于肌球蛋白肌丝中，或是肌浆中将致密体与细胞膜上的致密带连接起来的结构（Small等，1977）。

二、收缩蛋白之间的相互作用

在肌球蛋白与肌动蛋白的相互作用中，三磷酸腺苷（ATP）的水解作用是基本反应，由此化学能转化为机械能，使肌丝滑行，进一步交叉重叠，结果产生力的变化，使平滑肌细胞收缩。由横桥循环产生的力量大小决定于同步参与活动的横桥数目，并不是所有的横桥都参与横桥循环。平滑肌和横纹肌不同，参与活动的横桥数量和横桥循环速度受各种因素的影响（Barany，1996）。

1.肌球蛋白轻链磷酸化

在平滑肌细胞收缩活动中，相对分子质量为20 000的调节性肌球蛋白轻链的磷酸化是第一步基本反应，这一反应由肌球蛋白轻链激酶（myosin light chain kinase，MLCK）来控制（Adelstein，1983；Adelstein 等，1981；Miller-Hance 等，1988；Aksoy 等，1982；DeLanerolle 等，1982）。此酶包含1个催化区域、1个钙调蛋白结合区域、1个不太确定的自抑制区域、1个肌动蛋白结合区域、1个肌球蛋白和ATP结合区域以及由各种蛋白激酶磷酸化的区域（Walsh 等，1994）。它可特异性地使两个肌球蛋白轻链19位上的丝氨酸磷酸化（Missiaen 等，1992；Colburn 等，1988）。当肌球蛋白轻链激酶浓度比较高或平滑肌活性极高时，磷酸化的部位可出现在18位的苏氨酸上。

肌球蛋白轻链激酶要发挥作用，必须先激活，其激活过程包括几个步骤：首先，当平滑肌细胞接受刺激后，细胞外液中的Ca^{2+}通过电压门控Ca^{2+}通道的内流增多或细胞内Ca^{2+}贮存库中Ca^{2+}释放增多，结果使肌浆中游离Ca^{2+}浓度提高；接着Ca^{2+}与钙调蛋白（Ca^{2+}-calmodulin，Ca^{2+}-CaM）上的4个结合位点结合，Ca^{2+}激活的钙调蛋白与肌球蛋白轻链激酶结合，从而形成有活性的钙调蛋白-肌球蛋白轻链激酶复合体（Ca^{2+}-calmodulin-myosin light chain kinase complex）。此复合体可使肌球蛋白轻链磷酸化，导致肌球蛋白头构型发生改变，这样大大增强了肌动蛋白激活肌球蛋白Mg^{2+}-ATP酶的能力，使结合在肌球蛋白头部的ATP发生水解，导致平滑肌横桥反应（Squire，1981；Small 等，1980；Ikebe 等；1985）。

肌球蛋白轻链磷酸化主要有两方面的作用：（1）促进肌球蛋白单体聚集到粗肌丝上；（2）与进行磷酸化的粗肌丝肌球蛋白相比，可使肌球蛋白ATP酶活性至少提高100倍（Walsh，1994）。

2.肌球蛋白和肌动蛋白在横桥循环中的作用

横桥循环是由一系列的生化反应和机械活动相互偶联的复杂生理过程。生化反应能量的高效转化要求生化过程和机械过程的连接在时间上的组织相当精细和严格，且需要横桥头部这样一个特殊结构来完成这一生理生化反应过程。ATP的水解是横桥循环中极其重要的反应，其基本特征是肌球蛋白和肌动蛋白亲和力的转化（Hartshorne，1987）。ATP与肌球蛋白结合很弱，但ATP若水解成二磷酸腺苷（ADP）和磷（P_i）以后，与肌球蛋白的亲和性明显提高，且可紧密地结合于肌球蛋白头部，水解反应产生的能量释放出来，贮存在肌球蛋白-ADP-P_i复合结构中，此状态的肌球蛋白与肌动蛋白的亲和力很高，即肌球蛋白-ADP-P_i与肌动蛋白的亲和性明显高于肌球蛋白-ATP。当肌球蛋白-ADP-P_i释放ADP和P_i以后，ATP再次与肌球蛋白结合成肌球蛋白-ATP，肌球蛋白又回到与肌动蛋白的低亲和状态。ATP的水解反应相当迅速（约10 ms），而且是一个可逆过程。目前有几种模型用来描述磷酸化肌球蛋白头部和肌动蛋白肌丝的相互作用及其如何产生力、肌丝运动和细胞收缩。肌球蛋白横桥包括肌球蛋白头部、肌球蛋白轻链及两个枢纽之间的肌球蛋白核心。横桥可在两种构型（即与肌动蛋白低亲和性和高亲和性）之间交替变化。在一种构型中，头部与肌动蛋白肌丝呈90°夹角即垂直，这种状态与肌动蛋白亲和性弱，只能微弱地结合。在另一种构型中，肌球蛋白横桥改变其方位，使其头部与肌动蛋白肌丝呈45°的夹角，这种状态与肌动蛋白肌丝之间亲和力大，可紧密地结合在一起。横桥循环过程可描述如下：在循环开始，肌球蛋白-ATP与肌动蛋白微弱地结合或分离，ATP在肌球蛋白-Mg^{2+}-ATP酶的作用下生成ADP和P_i，水解产物仍与肌球蛋白结合形成中间产物，即肌球蛋白-ADP-P_i，P_i从中间产物的释放是产生力的关键步骤，从而引起肌球蛋白和肌动蛋白的结合能力由弱变强，产生肌动蛋白-肌球蛋白-ADP，同时导致肌球蛋白头部与肌动蛋白空间角度由90°变成45°。角度的改变会给横桥一种牵拉力，此力可推动肌动蛋白肌丝沿横桥滑行，紧接着下一步是ADP从肌球蛋白头部释放，这一过程在平滑肌细胞中远远慢于在骨骼肌细胞中，从而限制了平滑肌的收缩速度。因此，在平滑肌中，肌球蛋白与肌动蛋白的结合时间较长，产生的力量强但比横纹肌消耗的能量少。ADP释放后，肌球蛋白头部再次与ATP结合形成肌球蛋白-ATP，同时恢复与肌动蛋白90°的夹角，微弱地与下一个相邻的肌动蛋白结合，进入下一个横桥循环的起始阶段，如此周而复始，使肌丝滑行，平滑肌收缩。

横桥活动产生的力量和平滑肌收缩的速度决定于所受刺激的特性，因此提示平滑肌不同于横纹肌，其激活的横桥循环速度和数量是可调节的。当刺激撤离以后，肌浆中的Ca^{2+}浓度降低，肌球蛋白轻链激酶失活，在肌球蛋白轻链磷酸化酶的作用下肌球蛋白发生去磷酸化并恢复到静息水平。去磷酸化的肌球蛋白横桥与肌动蛋白分离，平滑肌舒张。

一般情况下，当肌浆中的Ca^{2+}浓度降到静息水平时平滑肌出现舒张。在胃肠道中主要的舒张性肽类物质如血管活性肠肽、脑垂体腺苷酸环化酶激活肽等，使细胞中环化腺苷一磷酸（cAMP）和环化鸟苷一磷酸（cGMP）水平提高，从而激活平滑肌中cAMP依赖性蛋白激酶A（PKA）和cGMP依赖性蛋白激酶G（PKG）。PKG可作用于调节Ca^{2+}动员的多种靶物质，诱发舒张（Lincoln等，1993；Francis等，1999；Carvajal等，2000；Lee等，1997），可抑制1，4，5-三磷酸肌醇（IP_3）依赖性Ca^{2+}的释放，可激活质膜和肌质网膜Ca^{2+}-ATP酶即Ca^{2+}泵，促进Ca^{2+}摄取和外流。PKG还可抑制细胞膜上Ca^{2+}通道的活动，同时刺激K^+通道的活动，引起细胞膜发生超极化，使Ca^{2+}内流减少。PKA也可参与这些活动的某些环节。这些活动的总体反应使肌浆Ca^{2+}浓度下降，Ca^{2+}与钙调蛋白（CaM）分离，肌球蛋白轻链激酶失活，肌球蛋白去磷酸化。PKA和PKG可作用于Ca^{2+}动员的下游某点，使平滑肌舒张，还可使肌细胞收缩起始阶段Ca^{2+}-CaM依赖式肌球蛋白轻链激酶活化或通过激活依赖于telokin的肌球蛋白轻链磷酸化酶，减弱肌球蛋白轻链的磷酸化（Surks等，1999；MacDonald等，2000；Choudhury等，2004；Khromov等，2006；Alexander等，2012）。

在平滑肌的紧张性收缩过程中观察到了另一类型的横桥循环。因为紧张性收缩有很重要的生理作用，可以对抗外力，尽可能消耗最少的能量来维持中空器官如胃肠道、血管的腔容积。当肌细胞受到刺激时，在起始阶段，肌浆中的Ca^{2+}浓度、肌球蛋白轻链激酶活性、肌球蛋白轻链磷酸化过程和细胞缩短速度迅速提高，由此反映出横桥循环速度很快，这些过程的发生可提高肌张力（Murphy，1988；Miller-Hance 等，1988；Kamm 等，1985），数秒钟之后，虽然刺激还在继续，但肌浆中 Ca^{2+} 浓度迅速下降，肌球蛋白轻链磷酸化过程减弱，细胞的缩短速度降到一个比较低的水平，同时平滑肌的收缩达到了一个高峰并维持在一个几乎稳定的状态。这个状态被称为"Latch"状态。它说明了横桥循环从一个快速循环到一定比例循环或缓慢循环的去磷酸化横桥的转变（Dillon 等，1981）。"Latch"横桥可维持紧张性收缩的张力。对于紧张性收缩可以用一种不依赖于肌球蛋白磷酸化横桥循环的另一种机制来解释。这种机制包含了由蛋白激酶C催化的肌动蛋白结合蛋白caldesmon 和 calpomin 的磷酸化。这些蛋白质与肌动蛋白的结合抑制了肌球蛋白依赖于肌动蛋白 Mg^{2+}-ATP 的活性。当这些蛋白磷酸化以后就丧失了与肌动蛋白的结合能力，对 Mg^{2+}-ATP 酶蛋白的磷酸化出现在与激动剂的反应中。血管平滑肌和胃肠平滑肌的研究结果表明紧张性收缩依赖于 Ca^{2+} 非依赖性蛋白激酶的亚型 PKC-ε 在细胞膜上位置的改变（Murthy等，1995；Khalil 等，1992）。

与紧张性收缩不同，位相性收缩随着 Ca^{2+} 内流和外流其相位的变化比较迅速，往往由膜电位的节律性变化和电压门控性离子通道的开放和关闭来控制。Ca^{2+} 水平的变化，肌球蛋白轻链磷酸化，横桥循环速度和收缩的时向性变化更为明显。因此，维持位相性收缩需要消耗更多的能量。

总之，对骨骼肌横桥循环的研究比较系统、全面，其机制比较清楚。不同类型的肌肉细胞无论是骨骼肌细胞还是平滑肌细胞，其肌球蛋白在横桥循环中的基本反应相同，但是为了与各自特殊的生理作用相互协调，不同种类肌肉细胞的肌球蛋白氨基酸序列有所不同，使其横桥循环的一些步骤的反应速度各不相同。目前，对于不同肌球蛋白特性的比较，特别是特定氨基酸残基或短序列突变发生的研究是极为活跃的领域。

三、平滑肌细胞中的 Ca^{2+} 动员

与骨骼肌一样，Ca^{2+} 对平滑肌的收缩起关键性的作用，细胞内游离 Ca^{2+} 的量是调节平滑肌张力的主要因素。平滑肌细胞所含的肌球蛋白轻链激酶（MLCK）在 Ca^{2+}-CaM 作用下激活，ATP 分子中的 P_i 转移到 MLC_{20} 的丝氨酸或苏氨酸羟基上（Morgan 等，2001）。在平滑肌细胞中 Ca^{2+} 与 CaM 结合，而骨骼肌中 Ca^{2+} 则与细胞丝上的肌钙蛋白（troponin）结合，前者称为"细肌丝相连调节（thin filament-linked regulation）"，后者称为"肌球蛋白相连调节（myosin-linked regulation）"（Chacko 等，1997）。当胞质中 Ca^{2+} 的浓度升高时，Ca^{2+} 与 CaM 结合进而与 MLCK 的催化亚单位结合将其激活，激活的 MLCK 催化 MLC_{20} 调节亚单位的磷酸化，磷酸化的 MLC_{20} 激活肌球蛋白 ATP 酶，然后激发沿着细肌丝排列的横桥进行循环，导致平滑肌收缩；当胞质中 Ca^{2+} 水平下降时，Ca^{2+}-CaM-MLCK 复合物解离，在肌球蛋白轻链磷酸化酶（MLCP）的作用下 MLC_{20} 去磷酸化，导致平滑肌舒张（Somlyo 等，1994；Hofmann 等，2005；He 等，2008）。由于 MLCK 和 MLCP 的作用相互拮抗，所以 MLCP 抑制，磷酸化 MLC_{20} 含量会提高，使平滑肌的收缩加强。一般情况下，对 Ca^{2+} 的敏感性而言，亚最大量的 Ca^{2+} 足以引起平滑肌最大收缩。

1. Ca^{2+}的来源

在平滑肌收缩时，主要有两种机制使胞质中Ca^{2+}含量提高。一种机制是当激动剂与细胞膜上的受体结合后，会产生第二信使IP_3，从而导致细胞内Ca^{2+}贮库释放其中的Ca^{2+}。另一种机制是激动剂与受体结合后，产生的信使使细胞膜发生去极化，导致电压依赖性Ca^{2+}通道开放，Ca^{2+}内流。前一种机制主要出现在环行肌，而后一种机制主要出现在纵行肌。细胞膜上的慢波和峰电位活动引起的自发去极化可使两种肌层的平滑肌细胞膜上的Ca^{2+}通道均打开，导致Ca^{2+}内流。自发去极化的频率和振幅提高后，激动剂引起的电压依赖性Ca^{2+}通道Ca^{2+}内流会进一步加剧。

2. 环行肌细胞Ca^{2+}的动员

在胃、肠、胆囊和各种括约肌的环行肌细胞中，由磷脂酰二磷酸肌醇（PIP_2）水解引导的信号转导通路是完全表达的。人们对这个通路的各个步骤在去除神经因素的离体细胞中进行了详细检测。细胞悬液中的同种细胞使得鉴别其受体和细胞内信使有了可能，如IP_3、二酰甘油（DG）、胞质中的Ca^{2+}、环化核苷酸，可以确定它们与机械反应如收缩和舒张的偶联关系等（Bitar等，1986b，1986c；Kitazawa等，1989；Kobayashi等，1988；Bitar等，1982）。实验发现把从环行肌中分离的肌细胞暴露在收缩激动剂中，会诱发快速收缩即肌细胞缩短，同时IP_3和胞质中Ca^{2+}水平明显提高，肌质网Ca^{2+}外流增多（Bitar等，1986c；Grider等，1988；Makhlouf等，1997）。IP_3、胞质中Ca^{2+}水平及肌细胞收缩活动出现高峰之后，紧接着其水平维持一个较低的平台，说明肌质网Ca^{2+}释放之后出现一个缓慢的再摄取。IP_3、胞质中Ca^{2+}水平、Ca^{2+}外流和肌细胞收缩水平高峰的出现具有浓度依赖性，且彼此之间密切相关。环行肌细胞对激动剂的反应说明激动剂是通过G蛋白依赖性磷脂酶C-β（PLC-β）的激活，使连接在胞膜结构中的PIP_2水解，产生IP_3，IP_3通过胞膜扩散作用于肌质网IP_3受体-Ca^{2+}通道，从而诱发Ca^{2+}释放。

利用不同探针进行研究已证实了这一作用机制。G蛋白被氟化钠（sodium fluoride）或$GTP_\gamma S$直接激活可以模仿激动剂偶联受体反应，提高IP_3和Ca^{2+}水平，引起肌细胞收缩。$GTP_\gamma S$的作用与激动剂一样，可以被$GDP_\gamma S$阻断（Makhlouf等，1997）。外源性IP_3可引起内Ca^{2+}释放，胞质Ca^{2+}水平提高，使肌细胞收缩（Bitar等，1986；Murthy等，1991）。IP_3、$GTP_\gamma S$和激动剂的作用均可被肝素抑制，因为肝素可阻断IP_3诱发的细胞内Ca^{2+}释放（Murthy等，1994；Murthy等，1991；Kuemmerle等，1994）。IP_3可以结合于可通透肌细胞或细胞微粒片段上的特异性IP_3受体，同时伴有Ca^{2+}的释放（Murthy等，1991），但其他磷酸肌醇无此作用。不同的激动剂会引起不同G蛋白和PLC-β异构酶介导的PIP_2水解反应发生，比如，胆囊收缩素、5-羟色胺和组胺可通过$G\alpha_q$特异性地激活PLC-β_1，而生长素、阿片肽和腺苷可特异性地分别通过G_{11}、G_{12}和G_{13}的β亚基激活PLC-β_3，乙酰胆碱也可与$G\alpha_q$和$G\beta\gamma_{13}$偶联的M_3受体结合，激活PLC-β_3（Makhlouf等，1997）。

3. 纵行肌细胞Ca^{2+}的动员

在无Ca^{2+}的细胞培养液中或Ca^{2+}通道阻断剂存在时，由激动剂诱发的纵行肌细胞胞质Ca^{2+}浓度升高和肌细胞的收缩被抑制，提示在纵行肌细胞中Ca^{2+}动员时Ca^{2+}内流是必不可少的（Grider等，1988；Murthy等，1991；Kuemmerle等，1994；Murthy等，1995）。起

始 Ca^{2+} 内流可以作为诱发 Ca^{2+} 释放的触发因素，也就是 Ca^{2+} 诱发 Ca^{2+} 释放机制。肌质网 Ca^{2+} 池对 Ca^{2+} 很敏感，胞质 Ca^{2+} 浓度在生理范围内（100～500 nmol/L）提高时会诱发 Ca^{2+} 释放，这一效应与环行肌不同，因为环行肌只有在 IP_3 存在时，才对 Ca^{2+} 有较高的敏感性。利罗丁（ryanodine）是骨骼肌细胞和心肌细胞中利罗丁受体 Ca^{2+} 通道的一种特异性配体（ligand），可以和纵行肌细胞和微粒体受体结合，诱发 Ca^{2+} 的释放和肌细胞的收缩（Kuemmerle 等，1994），此作用及特性与心肌和骨骼肌类似（McPherson 等，1993）。

纵行肌中肌醇磷脂的代谢明显不同于环行肌，在纵行肌中仅有少量的 IP_3 产生，不到环行肌产生 IP_3 的 10%。关键是底物磷脂酰肌醇单磷酸（PIP）只可产生无活性的二磷酸肌醇（IP_2）和 DG（Makhlouf 等，1997；Murthy 等，1994；Murthy 等，1991；Kuemmerle 等，1994；Murthy 等，1995；Murthy 等，1991）。IP_3 不与纵行肌细胞和微粒体结合，即使在最大水平（1 mmol/L）也不会引起 Ca^{2+} 释放，只是在亚最大水平（10～50 nmol/L）时引起少量 Ca^{2+} 释放。

在纵行肌中启动 Ca^{2+} 动员的信使是花生四烯酸，这是在磷脂酶 A_2（PLA_2）作用下磷脂酰胆碱的水解产物。由激动剂诱发 G 蛋白介导的 PLA_2 的激活仅出现在纵行肌中，环行肌中则没有。PLA_2 被选择性抑制剂作用以后，由激动剂诱发的纵行肌胞质 Ca^{2+} 浓度的提高和肌细胞的收缩被抑制。花生四烯酸在 nmol/L 水平可诱发激动剂样作用，使胞质 Ca^{2+} 水平提高，这一作用可被 Ca^{2+} 通道阻断剂阻断。Ca^{2+} 水平的提高说明花生四烯酸依赖的 Ca^{2+} 内流之后，紧接着发生 Ca^{2+} 诱发 Ca^{2+} 释放。Ca^{2+} 贮库中 Ca^{2+} 耗尽可消除 Ca^{2+} 诱发 Ca^{2+} 释放，部分减弱胞质 Ca^{2+} 水平的提高，但这并未完全阻断胞质 Ca^{2+} 水平提高，说明花生四烯酸可诱发 Ca^{2+} 内流。花生四烯酸引起 Ca^{2+} 内流的机制是花生四烯酸可激活 Cl^- 通道，使细胞膜发生去极化，导致电压依赖性 Ca^{2+} 通道开放，使 Ca^{2+} 内流（Kuemmerle 等，1994；Karnam 等，2006）。

纵行肌中利罗丁受体-Ca^{2+} 通道对环化腺苷二磷酸核糖（cADP ribose）非常敏感，cADP 核糖核酸是 β-NDA^+ 在 ADP 核糖环化酶作用下的水解产物，此反应仅发生在纵行肌中，而环行肌中没有（Kuemmerle 等，1995）。cADP 核糖是纵行肌在激动剂的作用下，以一种浓度依赖性方式刺激而形成的。它可与微粒体结合，直接刺激 Ca^{2+} 释放，也可加强 Ca^{2+} 诱发 Ca^{2+} 释放。cADP 核糖的形成依赖于 Ca^{2+} 内流，可被 Ca^{2+} 通道阻断剂抑制。

总之，纵行肌中 Ca^{2+} 动员是由 IP_3 非依赖性机制介导的，由 G 蛋白依赖性 PLA_2 的激活和花生四烯酸的产生启动的。花生四烯酸可激活 Cl^- 通道，使细胞膜发生去极化，电压依赖性 Ca^{2+} 通道开放，Ca^{2+} 内流。由此内流的 Ca^{2+} 激活肌质网利罗丁受体-Ca^{2+} 通道，从而诱发 Ca^{2+} 释放。胞质 Ca^{2+} 浓度提高可激活细胞膜上 ADP 核糖环化酶，产生 cADP 核糖，加强 Ca^{2+} 诱发 Ca^{2+} 释放。

4. 胞质游离 Ca^{2+} 水平的调节

平滑肌收缩时胞质 Ca^{2+} 浓度的提高，一方面通过细胞外液中 Ca^{2+} 内流（外 Ca^{2+} 内流）实现，另一方面通过肌质网中 Ca^{2+} 释放（内 Ca^{2+} 释放）实现。在静息状态，平滑肌细胞的 Ca^{2+} 水平为 70～100 nmol/L，当肌细胞收缩达最大反应一半时，胞质 Ca^{2+} 水平提高 2～3 倍，最大收缩时 Ca^{2+} 水平达静息时的 6～8 倍。在静息时，虽然膜两侧强大的电化学梯度（膜电位 -40～-80 mV）可以促进 Ca^{2+} 内流，但细胞可维持膜内 Ca^{2+} 水平远低于细胞外（胞内 100 nmol/L，胞外 2 mmol/L）的状态。Ca^{2+}浓度梯度的维持是由于细胞膜对 Ca^{2+} 的通透性很低和有效的 Ca^{2+} 逐出机制的存在及肌质网膜 Ca^{2+} 的摄取。在生理条件下，当肌细胞收缩时，Ca^{2+} 的内流可通过细胞膜上 Ca^{2+} 通道和离子交换实现；内 Ca^{2+} 释放是通过肌质网膜上的 IP_3 受体–Ca^{2+} 通道和 Ca^{2+} 诱发 Ca^{2+} 释放。相反，当肌细胞舒张时，胞质 Ca^{2+} 水平降到静息水平。胞膜对 Ca^{2+} 的逐出一方面通过钙调素 Ca^{2+} 和 Mg^{2+}-ATP 酶，此酶有高亲和性 Ca^{2+} 泵的作用，可将胞质 ATP 水解，释放能量将 Ca^{2+} 泵出细胞；另一方面，细胞膜上的低亲和性高效能的 Na^+/Ca^{2+} 交换可将 Ca^{2+} 逐出细胞。当肌细胞收缩达最大反应速度一半时，即 Ca^{2+} 水平在 $1\sim5$ mmol/L 时，Na^+/Ca^{2+} 交换加强。胞质 Ca^{2+} 水平的降低还可通过 Ca^{2+} 的摄取机制，在肌质网膜上有 Ca^{2+}-ATP 酶泵，此酶在 PKA 和 PKG 作用下发生磷酸化，磷酸化后 Ca^{2+} 泵活性提高，将胞质中 Ca^{2+} 摄入肌质网，使胞质 Ca^{2+} 浓度降低。Ca^{2+} 激活 K^+ 通道的磷酸化可中断电压依赖性 Ca^{2+} 通道 Ca^{2+} 的进一步内流。另外，在胞质和肌质网中有一些特异性 Ca^{2+} 结合分子，它具有细胞缓冲剂的作用，可以作为结合状态 Ca^{2+} 的贮存库，能使肌细胞维持高容量 Ca^{2+} 贮存情况下的细胞内游离 Ca^{2+} 水平。

（1）细胞膜 Ca^{2+} 通道

胞外 Ca^{2+} 内流可通过 Ca^{2+} 选择性通道和非选择性阳离子通道，这些通道有电压依赖性的，也有非电压依赖性的。

目前公认的电压依赖性 Ca^{2+} 选择性通道亚型，在平滑肌细胞中仅观察到 T–型通道和 L–型通道（McDonald 等，1994）。进一步区分这些通道的标准见表1-1。

表1-1　T–型和L–型电压依赖性 Ca^{2+} 通道的区别

区别点	T–型通道和L–型通道
电压依赖特性	T–型通道激活、失活及达最大离子流程度所需的电位比L–型通道更负
时间性	T–型通道失活比L–型通道更快，但复活比L–型通道慢
通透性	与L–型通道相比，细胞外液的 Ca^{2+} 被 Sr^{2+} 或其他阳离子替代之后，T–型通道的电流强度和时间过程不会改变
频率依赖性	与L–型通道相比，T–型通道更容易被高频刺激抑制
阻断差异	T–型通道对 Ni^{2+} 或其他非特异性组织阻断剂敏感，但对 Cd^{2+} 或其他经典的组织L–型通道阻断剂不太敏感
去除差异	与L–型通道相比，T–型通道离子流不能被含有 mmol/L 水平氟化物或 mmol/L 水平 Ca^{2+} 透析液去除
刺激	T–型通道一般对L–型通道激动剂不敏感

T–型通道和L–型通道分布在不同平滑肌细胞中（Noack 等，1992），即使在同一组织中二者的分布也不均等。例如，在大鼠肾小球血管及叶间血管平滑肌上L–型通道的分布比球后血管分支上的分布丰富得多（Goligorsky 等，1995）。到目前为止，对细胞膜L–型 Ca^{2+} 通道的认识比较清楚，但有关其分子结构的知识仍然十分有限。虽然新的生理性与药理性L–型 Ca^{2+} 通道调节物不断被发现，但本书强调生理性因素，因为生理性因素从属于平

滑肌收缩时胞内的 Ca^{2+} 依赖性调节。主要的生理性调节因素如下：

①电压：当细胞膜去极化时会引起 L-型 Ca^{2+} 通道激活（也就是通道由关闭状态向开放状态的转变），而细胞膜复极化或超极化时会使 L-型 Ca^{2+} 通道失活。激活过程的特性比较清楚，但失活过程不很清楚。Nelson 等（1990）认为生理状态细胞膜电位的维持需要持续的 Ca^{2+} 内流存在。这种持续电流显然是由膜电位引起的，而膜电位源于膜上的一种电压窗，此处膜不但失活不完全，而且同时持续进行的通道激活会导致所谓的"窗口电流"。在平滑肌细胞中，这种电流与胞内 Ca^{2+} 浓度持续升高之间的关系已经阐明（Fleischmann 等，1994）。

②胞内 Ca^{2+} 浓度：正如离体肝门静脉血管平滑肌细胞实验一样，胞内 Ca^{2+} 浓度升高会导致 L-型 Ca^{2+} 通道介导的 Ca^{2+} 内流抑制（Ohya 等，1988），但详细机制目前还不十分清楚。然而，在用青蛙胃平滑肌细胞进行实验时发现胞内 Ca^{2+} 会诱发 L-型通道介导的 Ca^{2+} 内流持续增强，这种情况可能与 Ca^{2+}-CaM 依赖性蛋白激酶 Ⅱ（CaMK Ⅱ）对通道活性的调节有关（McCarron 等，1992）。在其他类型的平滑肌细胞中，佛波酯也可增强 L-型通道介导的 Ca^{2+} 内流（Litten 等，1987；Oike 等，1992；Vivaudou 等，1988），这可能与蛋白激酶 C（PKC）介导的蛋白磷酸化有关。关于受体激活、cAMP、cGMP、PKA 和 PKG 对 L-型 Ca^{2+} 通道调节方面存在的矛盾已有报道进行了论述（McDonald 等，1994），然而，这些调节机制的生理意义目前还不清楚。

目前对 T-型 Ca^{2+} 通道的了解较少，对这种通道的药理性激动剂或兴奋剂研究也相对较少。目前看来，由于 T-型 Ca^{2+} 通道在自发活动的平滑肌细胞膜中分布较多，所以推测它可能与这类平滑肌细胞的动作电位发生有关。由于 T-型 Ca^{2+} 通道的激活需要更负的膜电位，提示这种通道可能与以位相性收缩为特点的平滑肌细胞起步电流的产生有关（Huizinga 等，1991）。

非电压依赖性 Ca^{2+} 通道已经在不同平滑肌中发现，其中一些可通过特异性受体的激动来激活，最为典型的例子就是通过 ATP 使 P_2 嘌呤能（purinergic）受体激活，从而使通道激活（Benham 等，1987）。嘌呤能受体操纵的 Ca^{2+} 通道一个明显的特点是对硝苯地平和镉（cadmium）不敏感，需要在很负的膜电位下才打开，在 110 nmol/L Ba^{2+} 存在下，它单个传导时间仅为约 5 ps，而在同样条件下 L-型通道为约 25 ps。另外，受体激活的 Ca^{2+} 通道对单价阳离子也有通透性，因此称为非选择性阳离子通道。

（2）细胞膜离子交换泵

①Na^+/Ca^{2+} 交换体：虽然心肌 Na^+/Ca^{2+} 交换体已经被纯化、测序和克隆（Nicoll 等，1991），但是关于平滑肌细胞交换体结构方面仍一无所知。通过免疫学和序列方面的知识推测平滑肌交换体可能与心肌交换体相似（Juhaszova 等，1994；Slodzinski 等，1995），基于此推测平滑肌细胞交换体的化学计算结果是 $7n$（Na^+）：$1n$（Ca^{2+}），这与心肌相同；而视网膜外段交换体则为 $4n$（Na^2）：$\left[1n\left(Ca^{2+}\right)+1n\left(K^+\right)\right]$。McCarron 等（1994）在用电压钳技术进行实验时发现离体蟾蜍胃平滑肌细胞交换体具有 3：1 的比例，此研究为生理胞内 Ca^{2+} 浓度条件下交换体参与 Ca^{2+} 排出提供了有力证据。乍一看，平滑肌交换体对 Ca^{2+} 的低亲和性排除了生理条件下交换体介导的 Ca^{2+} 外流。但是，肌膜下细胞质 Ca^{2+} 浓度比整

个肌浆中高得多。另有报道在生理条件下还存在 Ca^{2+} 内流（指在 Na^+ 排除形式下）。

最近对血管平滑肌 Na^+/Ca^{2+} 交换体的调节进行的讨论和分析，认为 PKC 和 cGMP 可能是其调节因子，但对胃肠等其他部位平滑肌交换体的调节目前仍无详细资料报道。

②肌膜 Ca^{2+}-ATP 酶：资料对平滑肌细胞膜 Ca^{2+}-ATP 酶分子特性、异构体和基因表达进行了描述（Lompré 等，1994；Raeymaekers 等，1993）。Ca^{2+}-H^+-ATP 酶是一种 Ca^{2+} 激活 Mg^{2+} 依赖式"P 型"ATP 酶，可进行 Ca^{2+} 和 H^+ 交换，因此具有生电性（Furukawa 等，1989）。这种 ATP 酶已经从猪胃（Wu 等，1993）和牛胸主动脉（Furukawa 等，1984）平滑肌细胞中分离出来，据测定均具有相对分子质量为 135 000～1 400 000 的分子集团。

肌膜 Ca^{2+} 泵的调节机制十分复杂（O'Donnell 等，1994；Slodzinski 等，1995），它不仅可被 CaM 激活而且可通过磷酸化激活。PKA 介导的磷酸化也可激活它，然而这种磷酸化可被 CaM 的结合抑制（Brandt 等，1992）。另有资料报道，Ca^{2+} 泵蛋白的激活还可间接地在磷脂酰肌醇激酶或相对分子质量为 240 000 的 IP_3 受体蛋白水平通过 PKG 介导的磷酸化实现（Vrolix 等，1988）。Ca^{2+} 泵需要与相应的磷脂相互作用，而一些异构体也可通过与相应的酯类化合物相互作用得到调节（Missiaen 等，1989；Niggli 等，1981；Slodzinski 等，1995）。但是目前还需要进行细胞水平研究来确定这些机制之间的生理相关性。

（3）肌质网膜离子通道

IP_3 是磷脂酶 C 的可溶性水解产物，主要是由 G 蛋白偶联受体激活以后产生的（Berridge 等，1993）。IP_3 能介导有通透能力的平滑肌细胞释放 Ca^{2+}（Somlyo 等，1985；Suematsu 等，1984）。IP_3 受体（IP_3 receptor，IP_3R）结构的调节目前已有综述进行讨论（Mikoshiba 等，1994；Taylor 等，1995），他们对具有不同特性的受体亚型也进行了描述，认为目前至少有三种不同基因编码 IP_3R，其中两种即 IP_3R-Ⅰ 和 IP_3R-Ⅲ 可在鼠小肠平滑肌表达（Ross 等，1992）。除了结构上的多样性以外，IP_3 的功能可被激酶介导的磷酸化影响，尤其是 PKA（Mikoshiba 等，1994；Nahorski 等，1994）。胞内 Ca^{2+} 浓度也可影响 IP_3 介导的 Ca^{2+} 释放，当胞内 Ca^{2+} 浓度低于 300 nmol/L 时，对 IP_3 介导的 Ca^{2+} 释放形成正反馈性调节，高于这个浓度时形成负反馈性调节，这可从豚鼠的袋状结肠（Iino 等，1994）和盲肠带（Horowitz 等，1996）实验中得到验证。这种钟形反应曲线可产生一种胞内 Ca^{2+} 浓度"窗口"，在这种情况下 IP_3 可有效地触发 Ca^{2+} 池释放 Ca^{2+}，在这种"窗口" Ca^{2+} 浓度之外，IP_3 就会失去作用。

目前，对于平滑肌在生理状态下存在的 Ca^{2+} 诱发 Ca^{2+} 释放研究结果还存在矛盾。认为 Ca^{2+} 诱发 Ca^{2+} 释放是通过 Ca^{2+}-门控性离子通道或利罗丁受体（ryanodine receptor，RYR）介导的细胞外 Ca^{2+} 内流引起的。利罗丁是一种植物碱，传统上用来标记横纹肌肌质网 Ca^{2+} 释放通道。平滑肌的利罗丁受体-Ca^{2+} 释放通道复合物与骨骼肌和心肌相似，目前已经部分被纯化和重建（Coronado 等，1994；Xu 等，1994）。利罗丁可影响平滑肌的收缩，其受体至少由三种基因编码，其中 RYR_3 可在小鼠的子宫和输卵管平滑肌中表达（Giannini 等，1995）。虽然利罗丁受体和 IP_3 受体享有共同的特性，如均具有共同的四级结构，但它不能被 IP_3 激活。目前确定的生理性激动剂只有两个：Ca^{2+} 本身和 cADP-核糖，后者是烟碱腺嘌呤二核苷酸的代谢产物（Galione 等，1993；Lee 等，1994）。但是 cADP-核糖并不诱发豚鼠输卵管平滑肌的收缩（Nixon 等，1994）。对 Ca^{2+} 在生理条件下激活平滑肌利罗丁受体的能力目前仍有争议。

（4）肌质网 Ca^{2+}-ATP 酶泵

关于平滑肌肌质网 Ca^{2+}-ATP 酶泵分子特性已有文献描述（Lompré 等，1994；Raeymaekers 等，1993），编码它的三种基因（$SERCA_1 \sim SERCA_3$）已在动物细胞中鉴定出来，这三种基因可编码五种异构体（Lomper 等，1994）。平滑肌相对分子质量为 100 000 的 Ca^{2+}-ATP 酶是一种 Ca^{2+} 激活 Mg^{2+} 依赖性 P 型 ATP 酶，它可由 $SERCA_2$ 基因转录而来（Wu 等，1993），然而在平滑肌细胞也发现有 $SERCA_3$ 的表达（Wu 等，1995）。$SERCA_{2b}$ 异构体的表达占有很大优势，但也可检测到 $SERCA_{2a}$ 的表达（Amrani 等，1995）。$SERCA_{2b}$ 异构体对 Ca^{2+} 的亲和性比 $SERCA_{2a}$ 高（Verboomen 等，1992），$SERCA_3$ 对 Ca^{2+} 的亲和性最低（Lytton 等，1992）。因此，在病理生理情况下，异构体的转变可能会改变肌质网 Ca^{2+} 泵活性。

许多文献综述已对平滑肌肌质网 Ca^{2+}-ATP 酶活动调节进行了论述（Lompré 等，1994；Raeymaekers 等，1993；O'Donnell 等，1994）。$SERCA_2$ 异构体受磷酸化蛋白质 Phospholamban 的调节。平滑肌 Phospholamban 的主要序列表面上与心肌的相似（Chen 等，1994）。在心肌，未磷酸化的 Phospholamban 可直接通过减少其本身与 Ca^{2+} 的亲和性抑制肌质网 Ca^{2+}-ATP 酶的活性（Tada 等，1992）。Phospholamban 磷酸化后与肌质网 Ca^{2+}-ATP 酶的结合位点脱离，使肌质网 Ca^{2+}-ATP 酶与 Ca^{2+} 的亲和性提高，Ca^{2+} 的转运速度增快。在平滑肌可能具有相同的调节机制。在整体情况下平滑肌 Phospholamban 磷酸化的出现明显与 cGMP 水平的提高密切相关（Cornwall 等，1991；Karczewski 等，1992）。

（5）肌质网 Ca^{2+} 结合蛋白

据报道，Calsequestrin（CSQ）和 Calreticulin（CR）作为肌质网两种 Ca^{2+} 结合蛋白，它们可缓冲 Ca^{2+}，并且在大鼠输卵管平滑肌细胞中的分布不平衡。据测定，在肌质网中央 CSQ/CR 的分布比例为 $1 : 1$，可是在周边部分的分布比例为 $5 : 1$。Volpe 等（1994）认为这种差异分布可能与 CR 羧基末端普遍具有四肽 KDEL，而 CSQ 则缺乏 KDEL 有关。这种肽是肌质网膜维持信号转导的一个原因，因为它可以规定肌质网 CR 的分布（Michalak 等，1992）。相比较，CSQ 在肌质网特定区域的浓度可能决定于 CSQ 在特定膜蛋白的位置（Volpe 等，1994）。在豚鼠输卵管，CSQ 和 IP_3R 优先分布于肌质网的外周部分（Nixon 等，1994）。CSQ 的额外出现可能会增强肌质网外周部分 Ca^{2+} 的贮存能力，使肌膜 IP_3R 受到刺激时肌质网外周部分释放 Ca^{2+} 更容易一些。

（6）肌浆缓冲物质分子

平滑肌肌浆含有许多 Ca^{2+} 结合蛋白，比如 CaM。但是关于它们的特性、分布以及缓冲能力的报道很少。这些分子缓冲胞内 Ca^{2+} 浓度的动力学调节作用仍需进一步探讨。在蟾蜍离体胃平滑肌细胞进行的电压钳实验可作为肌浆缓冲能力的典型例子。从 100 mV 到 0 mV 的去极化脉冲可使 flura-2 标记的胞内 Ca^{2+} 浓度在 50 ms 内增加 500 nmol/L，同时与相关的 Ca^{2+} 电流综合的结果使肌浆 Ca^{2+} 提高约 20 nmol/L，提示结合 Ca^{2+} 与游离 Ca^{2+} 比率达 $40 : 1$（Becker 等，1989）。据推测，这些胞质分子缓冲物可能具有潜在的功能，一方面，认为它们为 Ca^{2+} 的去除提供了一种快速机制，这可限制 Ca^{2+} 的扩散，将 Ca^{2+} 作为一种局部信号局限在亚细胞一定部位（Allbritton 等，1993）。另一方面，这些缓冲物可间接地易化 Ca^{2+} 的扩散（Sala等，1990）。然而，在平滑肌中这种选择的适应性还存在争论。资料报道，平滑肌细胞胞质分子缓冲物可能具有临时 Ca^{2+} 贮库作用（Kargacin等，1991）。

5. 平滑肌细胞离子通道、泵、交换体及 Ca^{2+} 贮库之间的关系

对于不同来源平滑肌细胞肌质网的超微结构描述已有很详细的文献报道（Villa等，1993；Nixon等，1994）。在这些报道中，他们一致认为肌质网的分布具有明显的极化现象，即一部分分布在肌细胞周边部分，另一部分分布在中央部分。周边肌质网与中央肌质网相比，周边肌质网在位相平滑肌如豚鼠输卵管和门静脉、家兔结肠袋和小肠系膜动脉活动中的作用更为重要，而中央肌质网在强直平滑肌如豚鼠和家兔气管、肺动脉和主动脉平滑肌中比较丰富（Nixon等，1994）。他们认为在位相平滑肌中由于丰富的周边肌质网离肌膜传递的信息比较近，因而可以促进位相收缩的发生和发展。在缺乏腔洞的肌膜下方，这种周边肌质网形成管状或网槽状，与肌膜平行排列，距离肌膜仅有约 10 nm。在肌膜、腔洞与肌质网具有电子致密的桥状结构，这种连接的分子特性和功能尚不十分清楚。Villa等（1993）对大鼠输卵管肌质网和核膜之间的连续性进行了描述，从而揭示了一个真正的内膜系统，在这篇报道中他们利用免疫荧光作为肌质网的分子探针进行了检测。

腔洞和肌质网之间具有十分密切的联系（Somlyo，1980）。在豚鼠的结肠袋平滑肌细胞上发现与肌质网密切联系的腔洞部位有草酸钙的沉积，提示这些部位可控制 Ca^{2+} 的活动（Somlyo，1980）。腔洞可通过一种排放到腔洞的质膜蛋白即腔洞素进行分离、鉴定（Chang等，1994；Rothberg等，1992）。对于哺乳动物平滑肌细胞 IP_3R、Ca^{2+} 泵与腔洞素之间的关系已有报道，认为腔洞膜是增强 Ca^{2+} 活动的部位（Fujimoto，1993；Fujimoto等，1992）。同样，Moore等（1993）报道在蟾蜍胃平滑肌膜腔洞部位有 Na^+/Ca^{2+} 交换体存在。

文献报道（Stehno-Bittel等，1992），从肌浆的周边向中央移行中存在 2 $\mu mol/L$ ~ 400 nmol/L 的 Ca^{2+} 离子浓度梯度，肌膜下方周边肌质网小泡附近 Ca^{2+} 离子浓度较高。这是由于由肌膜内流进入肌细胞的 Ca^{2+} 在积聚到深层肌浆引发收缩之前，被周边肌质网隔离在肌膜下一定部位（Chen等，1986；Van Breemen等，1997和1995）；去甲肾上腺素、能使 IP_3 生成的激动剂通过 IP_3 与周边肌质网受体结合，诱发肌质网短暂 Ca^{2+} 漏出；Ca^{2+} 离子浓度梯度的产生可通过周边肌质网 Ca^{2+} 的定向释放实现，即促进与肌膜连接侧 Ca^{2+} 的释放，另一侧 Ca^{2+} 的释放减少；磷脂酶C的基本活动可连续激活与肌膜连接侧的 IP_3 受体，从而可维持 Ca^{2+} 离子浓度梯度；肌膜下方区域 Ca^{2+} 再积累，可通过激活邻近部位利罗丁受体，进一步促进周边肌质网 Ca^{2+} 的释放；周边肌质网还可将肌浆中过剩的 Ca^{2+} 转移到肌膜下方，然后通过肌膜 Na^+/Ca^{2+} 交换体和 $Ca^{2+}-H^+-ATP$ 酶排出细胞。由此可见，肌膜、核膜与腔洞、肌质网在结构上彼此连接，在功能上与 Ca^{2+} 内流、Na^+/Ca^{2+} 交换体、$Ca^{2+}-H^+-ATP$ 酶及 Ca^{2+} 活动密切相关。

四、收缩蛋白作用的调节

1. 磷酸化酶

MLCK是一种 $Ca^{2+}-CaM$ 依赖性MLC特殊蛋白激酶，它的主要作用是负责平滑肌肌球蛋白磷酸化，当胞质 Ca^{2+} 浓度升高时就可诱发平滑肌MLC磷酸化，但平滑肌细胞力量的发展不仅仅决定于 Ca^{2+} 浓度。在平滑肌细胞，力/钙比率有很大的差异性，部分决定于特殊

的激活机制。据报道，当胞质 Ca^{2+} 被钳制以后，激动剂仍可诱发平滑肌收缩力量的增大（Kitazawa 等，1989；Nishimura 等，1988）。这种激动剂诱发的 Ca^{2+} 感受性的提高表明可能还有其他机制调节平滑肌的收缩。Ca^{2+} 并不总是与 MLC_{20} 的磷酸化程度和平滑肌收缩相伴而生。在强直收缩力的发展过程中，力的变化和 MLC_{20} 的磷酸化之间的关系可得到修正。这样，在平滑肌中，另一种调节机制在控制 Ca^{2+} 非依赖性 MLC_{20} 磷酸化水平及 Ca^{2+} 非依赖性收缩中的作用显得十分重要。

在 Ca^{2+} 浓度不变的情况下，由激动剂诱发的平滑肌收缩力量的增加是由于 MLCP 的抑制（Kitazawa 等，1989；Gong 等，1992）。使 Ca^{2+} 敏感性提高的激动剂的作用是由 GTP 结合蛋白介导的，这种蛋白可产生 PKC 或花生四烯酸作为第二信使。由此可见，通过 Ca^{2+} 敏感性提高使平滑肌收缩的主要机理是由于平滑肌磷酸化酶抑制，通过提高 MLCK 活性的基础水平使 MLC_{20} 磷酸化作用增强导致的。

2. 蛋白激酶C（PKC）

PKC（protein kinase C）指一组密切相关的丝氨酸或苏氨酸激酶家族，至少有 11 种异构体（Hug 等，1993；Nishizuka，1992；Nishizuka，1995）。这些异构酶参与不同的细胞反应，其中包括细胞增殖、分化、基因表达、膜转移、细胞分泌及细胞收缩（Goodnight 等，1994；Walsh 等，1996）。PKC 家族主要可分成四组：（1）经典的 A 组 PKC：包括 α，βI，βII 和 γ（Knopf 等，1986）；（2）新的 B 组 PKC：包括 δ，ε，v/L 和 θ（Ono 等，1988；Osada 等，1990）；（3）无规则 C 组：ζ 和 ι（Akimoto 等，1994；Selbie 等，1993）；（4）D 组：μ 或 PKD（Johannes 等，1994；Mahoney 等，1995）。一般情况下，A 组 PKC 和 B 组 PKC 往往是在二酰甘油和佛波酯的作用下由胞质移位到胞膜一定部位（Nishizuka 等，1988）。A 组 PKC 的活性依赖于 Ca^{2+}，而 B 组 PKC、C 组 PKC 和 D 组 PKC 的活性不依赖于 Ca^{2+}（Nishizuka 等，1992；Dekker 等，1994）。虽然 C 组 PKC 与其他 PKC 享有相似的结构，但是其不能被 Ca^{2+}、佛波酯和二酰甘油激活，而只有磷脂类物质才能将其激活（Dekker 等，1994）。

大量的资料表明，PKC 的活性与它的亚细胞定位有关（Mochly-Rosen，1995）。许多研究工作者描述了激动剂刺激平滑肌以后 PKC 与胞膜之间的联系（Andrea 等，1992；Ibitayo 等，1999；Bitar 等，2002）。PKC 与胞膜之间的联系可从它的亚细胞定位以及从胞质向膜区域的转变表现出来。此过程是由蛋白和蛋白之间的相互作用控制的，这种蛋白和蛋白之间的相互作用在 PKC 异构酶的定位及其功能中起十分重要的作用。PKC 与细胞骨架蛋白之间的相互作用具有异构酶选择特性。当用收缩兴奋剂作用以后，成年家兔结肠平滑肌细胞 PKC 的 α 异构体（PKC-α）向胞膜迁移，并与迁移的 RhoA 和 Hsp27 发生联系（Bitar 等，2002；Bitar 2002）。

CPI-17 是一种平滑肌特异性磷蛋白，PKC 能对其 38 位苏氨酸进行磷酸化而激活 CPI-17（Sward 等，2003；Seko 等，2003；Eto 等，2001），使 CPI-17 对 MLCP 的抑制作用提高 1000 倍，从而提高对 Ca^{2+} 的敏感性（Masuo 等，1994；Ikebe 等，1996；Kitazawa 等，1999；Kitazawa 等，2000；Mori 等，2011）。也有资料报道，激动剂作用以后平滑肌 CPI-17 的磷酸化作用增强（Eto 等，1995；Kitazawa 等，2000）。在这种情况下，肌球蛋白的磷酸化及其后出现的平滑肌收缩并不伴发肌浆 Ca^{2+} 的变化。PKC 参与平滑肌的收缩机制可从以下几方面得到验证：

（1）与二酰甘油相关的激动剂诱发收缩

各种激动剂可通过激活磷脂酶C（PLC）激发磷脂酰肌醇的信息传递过程，使磷脂酰二磷酸肌醇（PIP_2）分解，产生 IP_3 和二酰甘油（DG）。一方面 IP_3 与肌质网膜的 IP_3 受体结合，可激活 Ca^{2+} 通道，促使肌质网 Ca^{2+} 释放，使肌浆中的 Ca^{2+} 水平瞬时提高，通过激活 MLCK 引发平滑肌的收缩。另一方面，DG 作为唯一的 PKC 激动剂，激发一系列细胞反应。DG 也可通过磷脂酶D（PLD）介导的磷脂酰胆碱（PC）水解产生。许多研究表明，DG 的持续提高参与某些激动剂诱发的平滑肌收缩（Griendling 等，1986；Takuwa 等，1986）。Griendling 等（1991）发现 Ang Ⅱ 可诱发血管平滑肌 DG 双相性持续提高。这些实验也表明 PKC 激活可抑制磷脂酰肌醇特异性 PLC 的活性。其他的实验确定了在维持平滑肌位相性收缩过程中 DG 的来源，在代谢物标记实验中发现通过 PLD 介导的 PC 水解是 DG 的主要来源，它可维持平滑肌位相性收缩过程信号的传导（Lassegue 等，1993）。与 PIP_2 的水解不同，PC 的水解不会引起 IP_3 的提高，因此不会导致基质网 Ca^{2+} 的释放和胞质 Ca^{2+} 浓度的提高。这样紧张性收缩中 PC 水解的作用与激动剂诱发的持续性收缩过程中胞质中低 Ca^{2+} 水平是一致的。由此可见，各种激动剂可诱发 DG 的持续提高，DG 可作为 PKC 的生理性刺激物，这个结果与 PKC 在维持平滑肌位相性收缩中的调节作用是一致的。

（2）佛波酯在胞质 Ca^{2+} 水平提高或不变情况下诱发的收缩

由于佛波酯与 DG 结构上的相似性，因此认为佛波酯可替代 DG 激活 PKC。实验发现，佛波酯无论在有 Ca^{2+} 情况下还是在无 Ca^{2+} 情况下均可使平滑肌持续性收缩（Jiang 等，1989；Singer 等，1987）。在有些实验中，佛波酯诱发平滑肌收缩伴有胞质 Ca^{2+} 水平的提高和 LC_{20} 的磷酸化（Rembold 等，1988；Singer 等，1987），如 Rembold 等发现低剂量佛波酯可引起胞质 Ca^{2+} 水平提高，其提高的幅度与传统收缩激动剂组胺、去甲肾上腺素等引起的反应一致（Rembold 等，1988）。相反，另有实验发现佛波酯诱发的收缩并不伴有 MLC 磷酸化和胞质 Ca^{2+} 水平提高（Jiang 等，1989）。Takuwa 等（1988）发现另一种佛波酯（12-deoxyphorbol-13-isobutyrate，DPB），也是 PKC 激动剂，可诱发缓慢发展的持续性收缩反应。这种反应与组胺引起的反应不同，不伴有反应早期磷酸化事件的发生，但在反应的晚期，其磷酸化情况与组胺引起的反应相同。这些资料表明，在收缩反应时相的维持过程中，PKC 在磷酸化反应中起一定的作用。

3. RhoA-依赖性激酶的作用

在平滑肌细胞中存在 MLCP Rho-调节系统，在这个系统中 Rho 激酶（ROK）是一个很主要的酶。在平滑肌中，激动剂通过 G 蛋白激活 Rho 蛋白（Otto 等，1996），ROK 作为 Rho 蛋白的效应物（Matsui 等，1996；Amano 等，1996）可对 MLCP 进行磷酸化导致其活性降低（Kimura 等，1996；Wooldridge 等，2004；Puetz 等，2009）。使平滑肌细胞对 Ca^{2+} 敏感性提高。MLCP 由三个亚单位组成：包括一个相对分子质量为 110 000～130 000 的肌球蛋白结合亚单位（MBS）、一个相对分子质量为 37 000 的丝氨酸或苏氨酸磷酸酶家族 Ⅰ 型蛋白催化亚单位和一个相对分子质量为 20 000 的功能尚不明确的亚单位（Shirazi 等，1994；Shimizu 等，1994；Alessi 等，1992，Hartshorne 等，2004；Ito 等，2004）。ROK 可使 MBS 上的两个位点，即苏氨酸 696 和苏氨酸 853 发生磷酸化。苏氨酸 696 的磷酸化可使

MLCP的活性受到抑制而苏氨酸853的磷酸化可降低MLCP与底物MLC_{20}的亲和力（Ito等，2004），因此ROK使MBS磷酸化后，导致MLCP对MLC_{20}的去磷酸化反应活性降低，使平滑肌收缩增强。

4.低相对分子质量热休克蛋白Hsp27

研究发现，平滑肌收缩与热休克蛋白家族有密切的联系，其中Hsp27能够与肌球蛋白和肌动蛋白结合从而介导平滑肌的收缩（Knoepp，2000）。在平滑肌中存在一种由细肌丝参与的调节平滑肌收缩机制。激动剂刺激和激发信号转导之后，平滑肌通过协调收缩蛋白的关系和重组它们的细胞骨架来调节其功能活动。Hsp27对细肌丝细胞骨架的重组具有明显的作用（Bitar等，1991；Brophy等，2000），同时参与平滑肌收缩和舒张调节（Bitar等，1991；Landry等，1999）。将从兔乙状结肠分离的平滑肌细胞与Hsp27的单克隆抗体温育，导致PKC诱发的收缩抑制（Bitar等，1991）。用收缩激动剂刺激新鲜小肠平滑肌细胞以后，Hsp27与收缩蛋白细肌丝、原肌球蛋白及Caldesmon共同定位在一个地方，同时发生免疫沉淀反应（Ibitayo等，1999）。Hsp27也可能与PKC-α和RhoA在微粒片段的移位有关（Bitar等，2002）。

Hsp27是哺乳动物小热激蛋白家族的一个成员。它可在不同组织进行表达，其中包括平滑肌，在有刺激或无刺激的情况下，离体情况下Hsp27都表现出伴侣的作用，可调节肌动蛋白肌丝的微动力。接受热激刺激或接受其他刺激如细胞分裂、生长素和肽类激素作用时，Hsp27会发生磷酸化（Bitar等，2002；Huot等，1995；Landry等，1992；Rouse等，1994）。Landry等（1992）已经发现了Hsp27发生磷酸化的位点部位，有丝分裂激动蛋白激酶（mitogen-activated protein kinase-activated protein，MAKAP）Ⅱ可使人类Hsp27蛋白丝氨酸15位、78位和82位磷酸化。丝氨酸82位是整体情况下磷酸化的主要位点（Stokoe等，1992）。

Hsp27磷酸化可改变肌动蛋白骨架，调节肌动蛋白相关事件，包括肌动蛋白和肌球蛋白的相互作用等（Meloche等，2000）。最近，资料报道显示，激动剂诱发的收缩与Hsp27磷酸化有关，用非磷酸模拟突变抗体转染平滑肌细胞，会导致结肠平滑肌细胞激动剂诱发的肌动蛋白和肌球蛋白的相互作用减弱（Bitar等，2002）。另有实验结果也表明Hsp27与收缩蛋白及信号转导之间的相互作用和易位有关（Ibitayo等，1998；Bitar等，2002）。由此可见，Hsp27在信号转导链与收缩装置连接中起重要作用（Bitar等，2002）。

Hsp27影响激动剂诱发收缩的机制还不完全清楚。在生理条件下，Hsp27可调节肌动蛋白骨架结构，可能在调节肌动蛋白和肌球蛋白相互作用中起重要作用。Hsp27对肌动蛋白骨架结构的影响可通过磷酸化和去磷酸化调节（Gerthoffer等，2001）。有资料表明，激动剂诱发的Hsp27的磷酸化对肌动蛋白和肌球蛋白相互作用的调节是通过细肌丝中原肌球蛋白的调节实现的（Bitar等，2002）。在体情况下Hsp27活性的控制可归结于它的磷酸化状态。Hsp27磷酸化的抑制可完全阻断AngⅡ诱发的收缩，但有趣的是对去甲肾上腺素诱发的收缩无明显影响（Meloche等，2000）。抗Hsp27抗体也可部分抑制内皮素-1诱发的Ca^{2+}敏感性的提高（Yamboliev等，2000）。大量资料表明，在激动剂诱发的收缩活动过程中，Hsp27磷酸化在Hsp27与PKC-α易位之间的关系及与RhoA之间的联系上起很重要的作用。

5.调宁蛋白

资料表明，CaM 结合细肌丝相关蛋白如钙介导蛋白（Caldesmon）和调宁蛋白（Calponin）在平滑肌收缩活动中起很重要的作用（Chalovich 等，1992；Winder 等，1993）。Calponin 是一种肌动蛋白结合蛋白，它可抑制肌动蛋白 ATP 酶活性，减慢肌球蛋白与肌动蛋白的分离（Haeberle 等，1994）。在 Calponin 的非磷酸化状态，它可与肌动蛋白结合，抑制肌球蛋白 Mg-ATP 酶的活性；被 PKC 磷酸化以后，它的这种抑制作用消失（Winder 等，1990）。PKC-α 可阻断 Calponin 对肌动蛋白和肌球蛋白相互作用的干扰，导致平滑肌收缩（Malmqvist 等，1991）。PKC 对 Calponin 蛋白磷酸化的调节具有很重要的生理意义（Pfitzer 等，2001；Parker 等，1994；Parker 等，1998）。

最初，Calponin 在平滑肌中是被当作 F-肌动蛋白、CaM 和原肌球蛋白结合蛋白而发现的（Winder 等，1996）。Calponin 有三种异构体，即酸性 Calponin、中性 Calponin 和基础 Calponin，这是根据它们的等电点来分类的（Winder 等，1996；Takahashi 等，1991；Strasser 等，1993；Applegate 等，1994）。基础 Calponin 相对特异性地分布于平滑肌组织（Parker 等，1994），在离体情况下表现出独特的作用（Parker 等，1994；Kasuga 等，1994；Birukov 等，1991）。Birukov 等（1991）的组化实验研究表明，在静息情况下，Calponin 更趋向于分布在平滑肌细胞的中央部分而不是周边部分。资料表明，PKC/PKC-α 与 Calponin 有一定的相互作用（Nakamura 等，1993；Leinweber 等，2000）。在离体情况下，Calponin 也可作为 Rho 激酶的底物（Kaneko 等，2000）。另外，最近资料报道显示，Calponin 可促进细胞外调节激酶依赖性信号转导，因此在血管平滑肌收缩方面起十分重要的作用（Leinweber 等，1999）。

由于 Calponin 可与肌动蛋白结合，因此推测它可作为细胞骨架调节蛋白在平滑肌肌动蛋白与中间纤维网的联系中起桥梁作用（Mabuchi 等，1997）。平滑肌中的 Calponin 特异突变体最初是作为肌动蛋白相关蛋白从鸡的沙囊中分离鉴定出来的（Takahashi 等，1986）。根据资料分析，可与 Calponin 结合的物质有 CaM、原肌球蛋白、肌球蛋白和 Caldesmon 等（Small 等，1998）。Calponin 与磷脂和 Hsp90 及 PKC-ε 之间也具有直接的联系（Bogactheva 等，1999；Fujii 等，1995；Leinweber 等，2000）。

第三节 胃肠平滑肌活动的信号传递

调节胃肠平滑肌活动的神经递质、胃肠激素或胃肠动力药与平滑肌细胞特异受体结合，直接通过离子通道或启动特异的信号转导系统产生第二信号物质如 IP_3、DG、Ca^{2+}、cAMP 及 cGMP 等，引起平滑肌的收缩或舒张。这些信息传递系统主要包括肌醇磷脂信号系统、受体控制的跨膜离子通道信号传递系统和环核苷酸介导的平滑肌信号传递系统等，各个信号系统之间相互作用，相互协调，共同调控消化道平滑肌细胞的活动（见图1-8）。

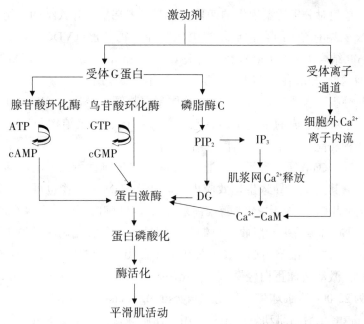

PIP₂：二磷酸磷脂肌醇；DG：二酰甘油；IP₃：三磷酸肌醇；CaM：钙调蛋白

图1-8 平滑肌细胞信号跨膜传递的基本途径

一、肌醇磷脂系统介导的平滑肌信号传递

平滑肌细胞膜上存在肌醇磷脂信号传递系统，参与细胞外信号对靶细胞的调控。它由受体、鸟苷酸调节蛋白（G蛋白）和磷脂酶C等组成。其信号转导过程为：当受体活化后，G蛋白上的GDP（二磷酸鸟苷酸）被GTP（三磷酸鸟苷酸）所取代，使磷脂酶C（PLC）活化，活化后的PLC将磷脂酰肌醇-4，5，-二磷酸（Phosphatidy linositol 4，5-bisphosphate，PIP₂）分解，产生三磷酸肌醇（inositol1，4，5-friphosphate，IP₃）和二酰基甘油（diacyglycerol，DG）。因此，该系统通常被称为受体-G蛋白-肌醇磷脂系统。IP₃和DG生成后便沿着两个独立的信号传递通路发挥其信号转导作用，故又称为"分叉信号通道"（bifurcating signal pathway）。IP₃动员胞内贮存Ca²⁺释放，使胞质Ca²⁺浓度升高，并经Ca²⁺-钙调蛋白（calmodulin，CaM）依赖性途径发挥其对细胞活动的调控效应。DG则通过活化蛋白激酶C（Protein Kinase C，PKC）而发挥作用。

1. IP₃与Ca²⁺释放

肌细胞内Ca²⁺的释放主要通过两种机制诱发。一种机制是IP₃结合到肌质网膜专一受体上，这类受体被称为IP₃受体（IP₃R）。此受体由四个相对分子质量为260 000的相同亚基非共价结合而成，这四个亚基组成一个跨膜孔道，每个亚基都有IP₃结合部位，当3~4个部位被IP₃占据时，受体复合物构象发生改变，打开离子通道，Ca²⁺随之释放，并产生各种细胞效应（Michael，1993）。纵行肌主要产生肌张力，而环行肌的主要功能是产生位相性收缩，IP₃诱发胞内Ca²⁺释放是产生快速位相性收缩反应的生理基础。另一种机制是在小肠纵行肌，除了存在IP₃受体依赖性Ca²⁺释放机制外，还存在一种IP₃不敏感但利罗丁（ryanodine）敏感的Ca²⁺通道（又称ryanodine受体，RYR）。其结构和功能与IP₃R有很大的相似性，也是相对分子质量很大的四聚体，其C末端呈四叶式结构，组成钙通道；游离于胞质中的N末端有Ca^{2+}结合位点。当电压门控性钙通道（VDC）开放时，少量Ca^{2+}内流，Ca^{2+}与RYR结合而触发Ca^{2+}释放。这种Ca^{2+}诱发Ca^{2+}释放的正反馈机制是RYR系统触发Ca^{2+}释放的特征。IP_3R在Ca^{2+}时空信号传递中有重要作用。

胃肠道平滑肌不含肌钙蛋白，Ca^{2+}的受体蛋白是钙调蛋白（calmodulin，CaM）。它是由一条148个氨基酸组成的单链蛋白，它的一级结构、二级结构和三级结构均已得到阐明。CaM有两种功能：它不但传递信息给受体酶，而且也调节细胞内Ca^{2+}。即CaM与Ca^{2+}结合成复合物后，CaM便出现活性。通过Ca^{2+}-CaM依赖性蛋白激酶的活化，磷酸化许多靶酶，从而影响其活性，导致生理效应出现。Ca^{2+}-CaM复合物也可直接作用于某些靶酶如PDE、环化酶及Ca^{2+}、Mg^{2+}-ATP酶（钙泵），参与细胞内环核苷酸及Ca^{2+}代谢的调节。

Ca^{2+}与钙调蛋白参与平滑肌收缩机制可用肌球蛋白磷酸化调节学说来解释，此学说认为，肌细胞的收缩始于细胞内Ca^{2+}浓度的升高（从10^{-7} mol/L增至10^{-5} mol/L），Ca^{2+}与CaM结合成复合物，激活肌球蛋白轻链激酶（myosin light chain kinase，MLCK），此酶催化相对分子质量为20 000的肌球蛋白轻链（myosin light chain，MLC）第19位的丝氨酸磷酸化。肌球蛋白磷酸化后与肌动蛋白相互作用，使肌球蛋白分子上的ATP酶活化，导致肌动蛋白、肌球蛋白相互作用，使肌肉收缩。当Ca^{2+}浓度下降到10^{-7} mol/L时CaM便与MLCK分离，MLCK失活，肌球蛋白分子上磷酸基团被磷酸酶水解去磷酸化，导致平滑肌舒张。MLCK对CaM有很高的亲和性。其活性完全依赖于Ca^{2+}与CaM。酶与CaM复合物的化学组成为1∶1。MLCK对肌球蛋白轻链具有很高的特异性，而对其他蛋白质几乎无作用。实验表明，钙通道阻滞剂和CaM拮抗剂均能抑制或减弱平滑肌收缩，而肌球蛋白轻链磷酸酯酶抑制剂（okadaic acid）却能促进平滑肌收缩，这充分表明了肌球蛋白轻链磷酸化在平滑肌收缩活动中的关键作用。

2. DG-PKC通路

二酰基甘油DG的激活主要依赖于Ca^{2+}和磷脂的PKC（protein kinase C）。PKC指一组密切相关的丝氨酸或苏氨酸激酶家族，至少有11种异构体（Hug等，1993；Nishizuka等，1992；Nishizuka，1995）。这些异构酶参与不同的细胞反应，其中包括细胞增殖、分化、基因表达、膜转移、细胞分泌及细胞收缩（Goodnight等，1994；Walsh等，1996）。PKC在各种哺乳动物组织中普遍存在，除脑组织外，主要存在于胞质内，在细胞未受刺激时活性很低。微量的DG即可增加PKC对Ca^{2+}的敏感性，使PKC在正常生理胞质Ca^{2+}浓度就可表现出明显的活性。当细胞接受刺激后PIP_2水解产生的DG，激活PKC，促使PKC与细胞膜中的磷脂酰丝氨酸结合，从而使PKC由胞质转移到胞膜上。活化后的PKC可通过激活Ca^{2+}通道（Cobine等，2007；Ko等，2004）或抑制钾离子通道（Isacson等，2007；Park等，2005；Shimoda等，1998）改变胞质内的Ca^{2+}浓度，以及不依赖Ca^{2+}浓度改变（Kim等，2004；Hiroki等，2004）和不依赖MLC_{20}磷酸化（Leinweber等，2000；Lee等，2006）的多种信号传递途径调节平滑肌的收缩。

二、离子通道受体控制的跨膜信号转导

离子通道受体也称促离子型受体（ionotropic receptor），受体蛋白本身就是离子通道，

例如胆碱能 N_2 型 ACh 受体、A 型 γ-氨基丁酸受体和甘氨酸受体都是细胞膜上的化学门控通道（chemically-gated ion channel）。通道的开放（或关闭）不仅涉及离子本身的跨膜转运，而且可实现化学信号的跨膜转导，因而这一信号转导途径称为离子通道受体介导的信号转导。支配胃肠道平滑肌的突触前神经元上的嘌呤能 P_2 受体、胆碱能 M_1 受体及肾上腺素能 α_2 受体等激活后，可改变突触后神经元细胞膜上的 N 型 Ca^{2+} 通道的通透性而引起 Ca^{2+} 内流的改变，从而调节神经递质的释放，影响平滑肌的活动。副交感神经节后纤维释放 ACh 作用于平滑肌 M 受体后可使细胞膜上的 L-型 Ca^{2+} 通道开放，Ca^{2+} 内流，导致平滑肌收缩。在大鼠的回肠肌，腺苷及 ATP 可抑制高 K^+ 或 ACh 诱发的张力升高，是由于灭活质膜上慢 Ca^{2+} 通道，导致兴奋-收缩解偶联。受体可控制两种类型的跨离子通道信号传递：一种是激动剂作用于受体后可引起某种离子发生选择性短暂的膜通透性提高，发生 Na^+、K^+、Cl^- 离子移动，使膜电位发生改变，即发生去极化或超极化，使平滑肌发生收缩或舒张，从而改变其张力。另一种是由于细胞内 Ca^{2+} 浓度很低，只要细胞膜上有很少的离子移动，就会使细胞内 Ca^{2+} 浓度发生质的变化，Ca^{2+} 作为一种十分有效的信号，进行胞内信号传递，产生一定的生物效应。

三、环核苷酸介导的平滑肌信号传递

许多胃肠道活动调节物质与靶细胞膜受体结合以后，使腺苷酸环化酶（adenylate，AC）或鸟苷酸环化酶（guanylate cyclase，GC）活化或抑制，影响细胞内 cAMP 和 cGMP 水平，通过第二信使 cAMP 和 cGMP 来调节平滑肌活动，产生特定生理效应。

1. cAMP 介导的平滑肌信号传递

cAMP 是最早发现的第二信使，它参与平滑肌细胞受体后信息传递机制。抑制性激素抑制平滑肌收缩的主要途径是通过激活 AC，产生 cAMP 实现的。该系统由激素受体、G 蛋白和腺苷酸环化酶催化亚基组成，因此称为受体-G 蛋白-腺苷酸环化酶信号系统。参与这一信号转导途径的 G 蛋白分为兴奋性 G 蛋白（stimulating GMP regulatory protein，G_s）和抑制性 G 蛋白（inhibitory GTP regulatory protein，G_i）两种。如果活化受体偶联的 G 蛋白属于 G_s 家族，则激活的 G_s 可激活腺苷酸环化酶 AC，AC 是位于细胞膜上的 G 蛋白效应器酶之一，它的催化活性部位位于胞质侧，可催化胞内的 ATP 生成 cAMP；如果活化的 G 蛋白属于 G_i 家族，则引起 AC 抑制，使 cAMP 生成减少。cAMP 作为一个细胞内信号物质，主要通过激活其依赖性蛋白激酶（cAMP dependent protein kinase，PKA），使底物蛋白发生磷酸化而出现细胞效应。PKA 属于丝氨酸/苏氨酸蛋白激酶，在不同类型的细胞中，它磷酸化的底物蛋白不同，因此，cAMP 在不同的靶细胞中具有不同的功能。PKA 有两个相同的调节亚基，它们相互结合的位点上与催化亚基结合，每个调节亚基有两个 cAMP 结合点。当缺乏激活物时，PKA 的催化亚基被调节亚基覆盖而被抑制，所以没有活性。当 cAMP 水平升高时，cAMP 与调节亚基结合，调节亚基构型发生改变，导致它们与催化亚基解离。解离出来的催化亚基就能使底物蛋白磷酸化而出现活性，参与细胞的各种代谢与生理过程，包括对胃肠道平滑肌的调节。当 cAMP 水平降低时，cAMP 便从游离的调节亚基解离出来，调节亚基又与催化亚基结合，从而终止 cAMP 的信号转导作用。

对于胃肠平滑肌细胞，当激动剂如 β-肾上腺素能激动剂或血管活性肠肽等与平滑肌受体结合以后，刺激 AC 产生的 cAMP 作为第二信使，激活依赖于 cAMP 的蛋白激酶，导致胃肠平滑肌细胞产生抑制效应，使其舒张（Birnbaumer 等，1985；TomLinson 等，1985；Alexander 等，2012）。cAMP 的作用机制如下：cAMP 通过 PKA 产生膜效应，调制了膜离子通道，减少 Ca^{2+} 内流，使动作电位消失而产生平滑肌舒张；降低平滑肌收缩装置对 Ca^{2+} 的敏感性；通过 cAMP 使胞膜 ATP 酶磷酸化并使肌质网 Ca^{2+} 泵活化，增加 Na^+-K^+ 泵和 Na^+-Ca^{2+} 泵交换，使胞质 Ca^{2+} 外流增加，同时促进肌质网 Ca^{2+} 泵对 Ca^{2+} 摄回，增加 Ca^{2+} 的储备，使胞质 Ca^{2+} 浓度下降；cAMP 还可通过 PKA 使肌球蛋白轻链激酶磷酸化，使其与 CaM 的亲和力下降（Smith 等，1993；Kwon 等，1993）。

2. cGMP 介导的平滑肌信号传递

目前发现的鸟苷酸环化酶（GC）有两种：即胞质中的可溶性 GC 和细胞膜上的颗粒性 GC。细胞膜上的鸟苷酸环化酶受体分子是一个跨膜 α 螺旋，分子的 N 端有配体的结合位点，位于膜外侧，C 端有鸟苷酸环化酶（GC）结构域，位于膜内侧，一旦配体结合于受体，就可激活 GC。此过程与 AC 激活不同，不需要 G 蛋白参与。GC 使胞质中的 GTP 环化，生成 cGMP。cGMP 可结合并激活依赖于 cGMP 的蛋白激酶 G（protein kinase G，PKG），PKG 与 PKA、PKC 一样，也是丝氨酸/苏氨酸蛋白激酶，通过对底物蛋白的磷酸化实现信号转导。细胞质中的 GC 已被分离纯化，该酶为异二聚体，可被一氧化氮（NO）激活。实验表明，胞质中的 cGMP 水平提高，使负鼠（Opossum）下食道括约肌（Murray 等，1993）或犬近端结肠平滑肌（Ward 等，1993）细胞膜出现超极化，从而导致肌细胞舒张。有人认为 cGMP 可能是神经因素诱发平滑肌产生超极化的细胞内介质（Ward 等，1993）。cGMP 舒张平滑肌的作用机制主要有：抑制 PIP_2 水解，使 IP_3 生成减少；通过 PKG 导致许多蛋白磷酸化而起作用，如激活 Ca^{2+}-Mg^{2+}-ATP 酶（Ca^{2+} 泵）使胞质 Ca^{2+} 浓度下降；激活依赖于 telokin 的 MLCP（Khromov 等，2006；Alexander 等，2012）或阻碍 ROK 对 MLCP 的抑制作用（Wooldridge 等，2004；Nakamura 等，2007），使细胞对 Ca^{2+} 的敏感度降低等。

总之，cAMP 和 cGMP 在细胞内不断生成又不断被破坏，分解 cAMP 和 cGMP 的酶是磷酸二酯酶（phosphodiesterase，PDE）。在狗的结肠肌发现了五种 PDE 同工酶，其中 Ⅰ 型、Ⅴ 型属于 cGMP 高亲和性的，主要分解 cGMP，Ⅲ 型和 Ⅳ 型主要以 cAMP 为底物，分解灭活 cAMP，当 cGMP 存在时 Ⅱ 型分解 cAMP 作用明显增强（Barnett 等，1993）。

四、胞内信使系统在调控平滑肌活动中的相互关系

平滑肌细胞各信号转导途径之间存在着错综复杂的联系，形成了所谓的信号网络（signaling network）或信号间的交谈（cross-talk）。

文献报道（Bitar 等，1990），DG 活化 PKC 导致平滑肌收缩反应的机制并不依赖于 IP_3-Ca^{2+}-CaM 作用途径，说明 IP_3 与 DG 尽管来源相同，但是它们的信号通路具有各自的独立性。然而，IP_3 与 DG 在平滑肌收缩活动调节中又常常表现出协同关系，许多实验结果表明（Bitar 等，1991；Ozaki 等，1993），IP_3 或离子载体导致肌细胞内 Ca^{2+} 释放能协同 DG 活化 PKC 反应，无须 CaM 活化；PKC 活化却又通过多方面的作用来调节胞质 Ca^{2+} 水平：

能抑制激动剂对肌醇脂质水解的刺激作用，使IP_3生成减少；可激活IP_3磷酸酶，促进IP_3水解；可活化钙泵和Na^+/Ca^{2+}交换体，加速胞质Ca^{2+}摄取和排出，降低胞质Ca^{2+}浓度。另外，DG和IP_3都有抑制平滑肌慢波相Ca^{2+}内流的作用，从而调节着细胞应答反应中胞质Ca^{2+}水平及肌收缩反应。

在以膜肌醇磷脂代谢为基础的信号转导过程中，Ca^{2+}占有极其重要的位置。一方面，IP_3通过胞内Ca^{2+}动员进一步启动Ca^{2+}信号系统而参与广泛的生理过程；另一方面，Ca^{2+}可以调节PLC和PKC这两种关键酶的活性，还可抑制肌质网膜IP_3与IP_3受体的结合，抑制肌醇磷脂的重新合成等来达到调节肌醇磷脂信号系统的目的。

肌醇磷脂信号系统与环核苷酸（cAMP和cGMP）信号系统之间既相互制约又协调一致。文献报道，PIP降解时伴随cAMP水平下降：可能是通过G_i蛋白介导PIP_2分解的同时使AC抑制，导致cAMP生成减少；另外，磷脂酰肌醇（phosphatidylinositol，PI）是质膜上AC的活化所必需的，PIP_2水解时必须靠PI磷酸化来补充，因而PI减少，AC活化不能维持，从而使cAMP合成减少。cAMP生理性升高却引起PIP_2水解抑制，这是通过PI激酶使PI磷酸化抑制导致的。然而有趣的是，肌醇磷脂信号系统启动以后，产生DG，激活PKC，再通过PKC使G_s磷酸化，激活AC使cAMP生成增加，而cAMP增加反过来又抑制肌醇磷脂系统（Murthy等，1993），可见PKA与PKC对肌醇脂质水解起负反馈调节作用。肌醇磷脂信号系统与cGMP之间存在这样的关系：首先激动剂作用于Ca^{2+}动员受体，引起PIP_2水解产生IP_3和DG，从而使Ca^{2+}浓度升高，磷脂酶A_2活化，花生四烯酸和前列腺素合成增多，GC活化，导致cGMP水平提高。相反，当胞质Ca^{2+}浓度升高时，Ca^{2+}动员受体通过花生四烯酸等介导cGMP生成，而cGMP生成使PIP_2水解抑制，说明cGMP对PIP_2水解也存在负反馈调节作用（Xia等，2001）。

五、胃肠平滑肌不同调节物质的胞内信号传递

1. 通过毒蕈碱受体的胆碱能信息传递

胆碱能M受体有$M_1 \sim M_5$五种亚型，其中分布在哺乳动物胃肠道的M受体亚型是M_2和M_3（Ehlert等，1997）。这两种亚型均与G蛋白偶联，但它们却表现出不同的细胞效应。M_2主要通过抑制腺苷酸环化酶的活性，从而降低细胞内cAMP水平；M_3则可激活PLC，促进PIP_2水解产生IP_3和DG（Ehlert等，1997），IP_3刺激内钙释放，而DG通过激活PKC发挥作用。M受体的药理学特性可用不同的M受体拮抗剂进行研究。现有文献对其中一些拮抗剂的特性已进行了详细的论述，但是非哺乳动物M受体拮抗剂的作用尚需进一步阐述。在蟾蜍（Bufo marinus）的胃平滑肌中大多数介导收缩的M受体是M_3受体，其中一小部分属于M_2受体（Lucchesi等，1989）。而且已经证明蟾蜍胃肠平滑肌细胞胆碱能物质对Ca^{2+}和K^+离子流的作用依赖于DG对PKC的激活（Vivaudou等，1988；Clapp等，1992）。在鱼类情况截然不同，Burka等（1989）认为鳟鱼的小肠以M_2受体为主，M_1受体不参与其胆碱能收缩作用；然而Aronsson和Holmgren（Aronssonhe等，2000）利用不同类型的拮抗剂研究表明鳟鱼小肠起收缩作用的主要是M_3受体，M_2受体拮抗剂不直接影响其胆碱能反应。几种舒张性递质通过激活腺苷酸环化酶，提高cAMP水平发挥作用，M_2受体激活可以拮抗这种作用，而不是直接引起平滑肌细胞收缩（Ostrom等，1997）。虽然M_2受体拮抗剂

对鳟鱼平滑肌细胞没有直接的作用，但是 Aronsson 和 Holmgren 认为胆碱能激动剂降低 cAMP 水平必须有 M_2 和 M_3 存在。

2. 速激肽

哺乳动物有三种速激肽受体，分别命名为 NK_1、NK_2 和 NK_3，而且分别对 P 物质和 NKA、NKB 具有很高的亲和性（Iversen，1994）。三种受体均可激活 PLC，引起 PIP_2 水解。NK_1 和 NK_2 主要分布在胃肠平滑肌，NK_1 和 NK_3 则主要分布在肠神经丛细胞（Burcher 等，1994）。根据激动剂的选择性反应特性，NK_1 样受体主要分布在蟾蜍的小肠（Liu 等，1999），而且这种受体对内源性速激肽表现出极高的亲和性。另外，青蛙（Rana catesbeiana）的 NK_1 样受体也已经被分离出来，它的氨基酸序列与哺乳动物的 NK_1 受体相比约有 69% 相同（Simmons 等，1997）。P 物质对蟾蜍和青蛙的 NK_1 样受体的作用不受哺乳动物 NK_1 拮抗剂的影响（Simmons 等，1997；Liu 等，1999）。NK_1 样受体也存在于大西洋鳕鱼的小肠中（Jensen 等，1987）。在鱼类，P 物质的作用普遍通过 5-羟色胺和 ACh 的释放介导，也可直接作用于平滑肌细胞（Jensen 等，1994）。P 物质的收缩作用机制与哺乳动物相似，具有外钙和内钙依赖性。

3. 5-羟色胺

5-羟色胺受体包含有 $5-HT_{1-7}$ 七种亚型，其中 $5-HT_1$ 和 $5-HT_2$ 又有多种亚型。这些受体介导不同的细胞生物学效应。导致哺乳动物胃肠收缩的 5-羟色胺受体主要是平滑肌细胞上的 $5-HT_{2a}$（可能还有 $5-HT_1$ 样受体）和胆碱能神经元上的 $5-HT_3$ 和 $5-HT_4$（Woollard 等，1994；Briejer 等，1995）。5-羟色胺也可通过刺激抑制性递质的释放或直接作用于平滑肌细胞引起平滑肌舒张，介导舒张的 5-羟色胺受体有 $5-HT_2$ 样受体、$5-HT_4$ 和 $5-HT_7$（Briejer 等，1995；Prins 等，1999）。迄今为止，除蟾蜍小肠的 $5-HT_7$ 样受体外（Nelson 等，1995），还没分离出其他受体，其氨基酸序列也不得而知，但是蟾蜍小肠对 5-羟色胺的反应既有兴奋性的也有抑制性的，说明可能还存在其他 5-羟色胺受体。$5-HT_2$ 样受体可引起鳟鱼小肠收缩，其作用不受 $5-HT_1$ 和 $5-HT_3$ 受体拮抗剂的影响（Burka 等，1989），5-羟色胺的收缩效应可能是直接作用于平滑肌细胞引起的。相反，5-羟色胺对其他鱼类的作用部分由于刺激运动神经元，主要是胆碱能神经元所致（Jensen 等，1994）。在鳟鱼和蟾蜍，与 P 物质引起的反应相同，5-羟色胺诱发的收缩依赖于细胞外钙和细胞内钙。

4. 血管活性肠肽／脑垂体腺苷酸环化酶激肽

许多胃肠平滑肌舒张剂如血管活性肠肽（vascular intestinal polypeptide，VIP）和脑垂体腺苷酸环化酶激肽（pituitary adenylate cyclase-activating polypeptide，PACAP）可激活腺苷酸环化酶，提高细胞内的 cAMP 水平，激活 PKA，通过底物的磷酸化，影响平滑肌舒张的不同环节来发挥作用。到目前为止，根据对 VIP 家族不同成员的相对亲和性，有三种与 VIP 和 PACAP 偶联的哺乳动物 G 蛋白受体被分离鉴定出来（Harmar 等，1998；Arimura 等，1998）。$VPAC_1$ 和 $VPAC_2$ 与 VIP 和 PACAP 的结合能力基本相同，均分布在胃肠道，但分布的多少略有不同（Usdin 等，1994）。生理学研究表明，PACAP 的存在有利于小肠 $VPAC_1$ 的分布（Ekblad 等，1997；Mao 等，1998）。

从金鱼（Carassius auratus）和青蛙（Rana ridibunda）（Chow，1997；Alexandre 等，1999）体内也分离出了 VIP／PACAP 受体，青蛙的 VIP／PACAP 受体主要分布在胃，小肠中分布很少（Alexandre 等，1999）；金鱼则相反，主要分布在小肠，未见有分布在胃的报道（Chow，1997）。显然 VIP／PACAP 受体的分布情况尚需更进一步研究和探索。金鱼体内的 VIP／PACAP 受体主要是 $VPAC_1$，而青蛙与人相似，主要是 $VPAC_1$ 和 $VPAC_2$。

5. 一氧化氮的信号传递

一氧化氮（nitric oxide，NO）受体和前面所讨论的 G 蛋白偶联受体有所不同。它的作用与鸟苷酸环化酶的活化有关（Lincoln 等，1996）。NO 广泛分布于消化道及所支配的神经网络中，它也属于非肾上腺非胆碱能的神经递质，它可引起消化道平滑肌及括约肌舒张，表现出抑制效应。NO 在细胞中并不是以囊泡的形式存在，而是当神经细胞受刺激产生后，立即扩散到靶细胞发挥作用。NO 可激活鸟苷酸环化酶，提高细胞内 cGMP 浓度，降低胞质 Ca^{2+} 浓度，导致 K^+ 外流。cGMP 参与 NO 的抑制效应已通过鸟苷酸环化酶抑制剂在鳕鱼小肠得到验证（Olsson 和 Holmgren，2000）。

NO 常常作为一种媒介物发挥神经递质的抑制效应，或可刺激抑制性递质的释放发挥作用。在哺乳动物的研究中发现 NO 可介导几种神经递质的作用，比如 γ-氨基丁酸（GABA）、ATP、降钙素基因相关肽（CGRP）、5-HT 和 CCK 等（Daniel 等，1994a；Briejer 等，1995；Maggi 等，1996；Glasgow 等，1998；Krantis 等，1998）。VIP/PACAP 可刺激 NO 的释放（Li 等，1990；Grider 等，1993；Krantis 等，1998），NO 也可刺激 VIP/PACAP 的释放（Grider 等，1993；Daniel 等，1994c；Grider 等，1994；Allescher 等，1996）。然而，PACAP 的效应不受鸟苷酸环化酶抑制剂和 NO 合酶抑制剂的影响（Olsson 等，2000）。

6. 降钙素基因相关肽（calcitonin gene-related peptide，CGRP）

资料报道，CGRP 引起负鼠（Opossum）肛内括约肌舒张时，cAMP 增加，但未见 cGMP 水平的改变（Sun 等，1995）。另有报道显示，CGRP 作用于豚鼠回肠纵行肌后，同样引起舒张效应，伴有 cAMP 的增加，而不影响 cGMP。可见 CGRP 诱发舒张是通过其特异受体并涉及 cAMP 而不影响 cGMP。河豚毒素不影响 CGRP 的作用，表明是直接作用于平滑肌细胞膜上的受体，与 G_s 蛋白偶联，通过激活腺苷酸环化酶，提高细胞内 cAMP 的信号传递通路起作用的。

7. 生长抑素

生长抑素对人或豚鼠胃平滑肌的舒张活动具有抑制效应，但对小肠的舒张作用无明显影响。生长抑素可抑制 VIP 或异丙肾上腺素诱发的平滑肌舒张，减少 cAMP 生成。预先使用百日咳毒素使 G_i 蛋白的 ADP 核糖基化时，生长抑素抑制舒张效应的作用消失，说明生长抑素的作用机制在于通过生长抑素受体活化后，经百日咳毒素敏感的 G_i 蛋白偶联到 AC，使之抑制，细胞内 cAMP 生成减少（McHenry 等，1991）。

综上，胃肠平滑肌主要调节物质的作用及胞内信号传递见表1-2。

表1-2　胃肠平滑肌主要调节物质的作用及胞内信号传递

调节物质	主要作用	信号传递途径
肾上腺素(β_1和β_2)	使胃肠平滑肌舒张,产生抑制	激活AC,使cAMP生成增加
组胺(H_2)	使胃肠平滑肌舒张,产生抑制	激活AC,使cAMP生成增加
5-羟色胺	$5-HT_4$使平滑肌舒张,产生抑制	激活AC,使cAMP生成增加
	$5-HT_2$使平滑肌收缩,产生兴奋	促进外钙内流
多巴胺(DA_1)	使胃肠平滑肌舒张,产生抑制	激活AC,使cAMP生成增加
腺苷(A_2)	使胃肠平滑肌舒张,产生抑制	激活AC,使cAMP生成增加
血管活性肠肽	使胃肠平滑肌舒张,产生抑制	激活AC,使cAMP生成增加
降钙素基因相关肽	使胃肠平滑肌舒张,产生抑制	激活AC,使cAMP生成增加
去甲肾上腺素(α_2)	使胃肠平滑肌舒张,产生抑制	抑制AC,使cAMP生成减少
生长抑素	使胃肠平滑肌舒张,产生抑制	减少cAMP合成
5-羟色胺($5-HT_{1a,1b,1c}$)	使平滑肌收缩,产生兴奋	抑制AC,使cAMP生成减少
吗啡、阿片(δ)	使胃肠平滑肌舒张,产生抑制	抑制AC,使cAMP生成减少
腺苷(A_1)	使胃肠平滑肌舒张,产生抑制	抑制AC,使cAMP生成减少
乙酰胆碱	M_3使胃肠平滑肌收缩,产生兴奋	激活PLC,引起PIP_2水解
	M_2使胃肠平滑肌收缩,产生兴奋	抑制AC,使cAMP生成减少
血管紧张素	使胃肠平滑肌收缩,产生兴奋	抑制AC,使cAMP生成减少
一氧化氮	使胃肠平滑肌舒张,产生抑制	激活GC,使cGMP生成增加
速激肽	使胃肠平滑肌收缩,产生兴奋	激活PLC,引起PIP_2水解

（李红芳　龙瑶　梁乾坤）

第四节　胃肠平滑肌的生物电活动

胃肠平滑肌的活动与骨骼肌和心肌的活动一样，均伴有生物电现象，电活动通过兴奋-收缩偶联引发平滑肌细胞的机械收缩活动。许多调节胃肠道运动的神经递质和激素等通过调节平滑肌细胞电活动来发挥作用。自Bulbring等1954年首次成功地用细胞内微电极记录了豚鼠结肠带细胞的电活动以来，随着实验技术的不断发展，人们陆续用细胞内微电极记录（intracellular microelectrode recording）、蔗糖间隙法（sucrose-gap method）、电压钳技术（voltage-clamp technique）和膜片钳技术（patch-clamp technique）及生物化学、药理学等方法，对多种胃肠道平滑肌细胞的电活动特征及其离子机制进行了研究，这些研究成果使我们对平滑肌的电生理学有了较明确的认识，为深入了解其病理和药理作用提供了宝贵资料。但是胃肠道平滑肌种类繁多，电活动复杂多变。在不同生物、不同器官和组织以及同一器官和组织的不同部位电活动都不相同，环行肌细胞和纵行肌细胞的电活动表现出不同的特性，即使是同一部位同一肌型的标本也会表现出多种电活动形式，并且随着时间会发生变化。本节主要对平滑肌细胞的电活动研究技术、电活动类型和特性、产生的离子机制及其与平滑肌细胞收缩活动之间的偶联关系等进行概述。

一、平滑肌电活动记录方法

1. 细胞外记录法

将记录的有效电极放置于平滑肌细胞外，所反映的是许多细胞电活动的综合表现，称这种电活动为细胞外电位（extracellular potential）。细胞外记录法所采用的电极是金属细胞外电极（metal extracellular electrodes）。大量的研究报告，尤其是在体实验，几乎全部用金属电极。但金属细胞外电极的缺点是易产生极化电位，所以记录稳定的直流电位是不行的。但平滑肌细胞活动时产生的是围绕活动肌细胞的环行电流，形成的细胞外电位是一种复合电信号，缺乏直流成分，故金属电极可以应用。记录胃肠道电活动的金属电极有不同类型，最常用的是采用铂、银、不锈钢、镍铬合金等金属丝制成的。在很多研究中，这些金属电极的记录效果都是令人满意的，但在电极产生的杂音及人为移动敏感性方面存在差异。氯化银和铂金丝产生的杂音最小，是最常用的金属电极。金属细胞外电极主要用于在体实验研究。这种电极需进行外科手术埋置或插入浆膜或黏膜表面内。

记录的方法有单极记录法和双极记录法。单极记录法一般一个电极是探测电极（exploring electrode），另一个电极是参考电极（reference electrode）。探测电极尖端往往是很细的金属丝，不论是铂金丝、银丝还是不锈钢丝，其尖端直径一般为 0.2 mm 左右，除长约 1 mm 的尖端外，其余部分均被绝缘。电极可通过浆膜插入纵行肌或环行肌，并缝合固定。参考电极为 20 mm 直径的银/氯化银皮肤电极。为防止心电干扰，参考电极的位置应根据心脏轴的直线而调节。因为心电的振幅与心脏内电轴的角度有关，如两个电极在一条等电位线上，则心电的信号可以被减弱到最小，因此右侧腹股沟常被用作参考电极的位置。单极记录法能较好地记录到局部的电位变化。双极记录法的两个电极均为探测电极，电极间距一般为 2～6 mm，它反映的是两个探测电极之间的电位变化，这种记录不易说明电信号发生的具体位置，但具有更好的抗干扰性能，可排除呼吸运动、肌肉运动和心电等的干扰。在动物不安静，甚至跳、叫的情况下，都能获得清晰、满意的电活动记录。探测电极一般缝置在胃肠道的浆膜表面，在慢性实验中不仅可记录到慢波、峰电位，还可记录到消化间期的复合肌电。

金属细胞外电极也可用吸附的方法放置于消化道浆膜面或黏膜面，这种电极称为吸附电极（peroral electrode）。这种电极将探测的金属电极穿行在一根塑料管中，尖端稍低于管口，利用负压的原理将电极吸附在胃肠道表面。应用于人的吸附电极的吸附端为一个直径 0.7 cm 的橡皮碗，内有金属铂电极，电极走行于与橡皮碗相连的塑料管中。吸附电极对胃肠道损伤小，可较好地记录胃肠平滑肌的电活动。但黏膜吸附电极的缺点是易受移位和吸附压的改变而造成干扰。

细胞外记录法根据电极安放位置不同可分为以下几种：

（1）消化道平滑肌或浆膜表面记录法

这种方法又称为消化道腔外电极记录法，它是将记录的有效电极置于平滑肌表面或浆膜表面，所记录到的电活动，一般称为胃或肠的肌电图（gastric or enteric electromyogram）。动物在体慢性实验多用此方法。

（2）黏膜电极记录法

这种方法又称为消化道腔内电极记录法。黏膜的吸附电极需借助于胃管或肠管通过胃肠道内表面记录胃和十二指肠的电活动，还可以通过肛门插入结肠或回肠末端以记录这些部位的电活动。从20世纪70年代起（Kwong等，1970）应用胃黏膜吸附电极记录胃电变化，取得了比较好的定量结果。在20世纪80年代（You等，1980）应用于临床的胃黏膜吸附电极可记录到人胃的典型慢波电位，并已用于临床病人胃运动功能紊乱的诊断。黏膜电极所记录到的电位和波动，称为黏膜电位（transmucosal potential），它表现为电位基线的长期稳定改变（直流成分）和负载于基线上的节律性波动（交流成分）。

（3）体表电极记录法

这是将记录电极置于身体表面，记录相应部位胃肠电位变化的方法，所记录到的电位变化分别称为胃电图（electrogastrogram，EGG）或肠电图（electroenterogram）。早在1922年，Alvarz利用表面电极（surface electrodes）从人体表面记录到3次/分的胃电活动，但这之后多年来对表面电极的方法并未继续研究。随着科学技术特别是电子技术的发展，直到20世纪70年代表面电极技术才开始广泛应用。1971年法国学者Maritin等报道，用表面电极获得了胃肠道紊乱时的电活动记录。1975年Brown等报道，用表面电极可以记录到起源于胃的3次/分电活动、十二指肠的12次/分电活动及结肠的3～20次/分的电活动。表面电极多采用银/氯化银圆形或碟形银质电极，直径约0.8～1.0 cm。电极通过导电的电极膏贴附在皮肤表面，通过胃电图机进行记录。现在还采用电子计算机信息处理技术，对胃电图进行快速傅里叶变换频谱分析。表面电极的应用对于将胃肠道电活动应用于临床，提供了非常有利的条件。20世纪80年代以后，国内在这方面的发展非常迅速，并将其应用于临床，成为诊断胃肠疾病及机能变化比较可靠的指标，尤其对胃肠功能紊乱性疾病的诊断有其独特的优点。

（4）蔗糖间隙法（sucrose-gap method）

这是一种记录离体标本电位的方法，是用细胞外电极记录静息膜电位的一种方法。它是根据肌肉条两端的电分离现象，在肌肉条浴槽的中间置以蔗糖等渗溶液以绝缘，再测定两端之间的电位差。在这种装置的一端给予去极化溶液，如硫酸钾（K_2SO_4），而另一端则置以生理溶液（Krebs液），这样就可以测得平滑肌细胞的膜电位。1954年Stampfli首先将蔗糖间隙法应用于有髓神经纤维，两年以后Burnstock和Straub（1958）用这一方法记录了豚鼠盲肠平滑肌的电活动。这种方法最早之所以应用于有髓神经纤维，是由于这种纤维的长度较大，平滑肌纤维的典型长度是100 μm，这一长度不能使Krebs溶液通过蔗糖扩散到K_2SO_4溶液，所以这种方法可以应用于平滑肌电位的记录。

2. 细胞内微电极记录法

1954年，Bulbring首先用微电极插入豚鼠结肠带平滑肌细胞内，记录到了细胞膜两侧的电位变化。用微电极所获得的平滑肌细胞内外的电位差，称为跨膜电位（transmembrane potential），简称膜电位。但是由于平滑肌细胞的直径太小，一般只有4～5μm，所以微电极插入比较困难，也容易损伤细胞造成膜穿透后离子漏出。实验者多采用尖端直径在0.2μm以下的玻璃微电极，在光学显微镜的直视下，利用三维正交微推进器仔细地将微电极刺入细胞膜以记录其电变化。在电压钳和膜片钳技术高度发展的今天，细胞内微电极记录技术仍然是一种重要的记录手段，常常配合膜片钳技术研究与膜电位变化相应的通道电流的变化。

3. 电压钳技术

电压钳（voltage clamp）技术是由美国的Cole（1949）和Marmont（1949）提出，并于1952年由剑桥大学Hodgkin、Huxley和Katz进一步发展而成。这种方法的原理基础是膜学说离子理论，即细胞兴奋便有膜电位的变动，这种变动是由于膜对离子的通透性发生了变化。记录时将两个微电极插入细胞内，其中一个微电极连接电源与细胞以钳制电压，人工地使膜处于去极化或超极化，突然把膜电位改变到某个新的数值，同时用电子学反馈技术把膜电位固定在该水平上；与此同时，另一微电极连接高增益辨差式放大器将跨膜电流记录下来。这种电流包括跨膜离子流、闸门电流（gating current）与电容电流。观察不同离子的跨膜离子流特性是电压钳的基本目的之一。为了区别总电流中各种离子的离子电流，可用离子取代等方法进行离子分流。根据欧姆定律，可计算出各种离子的电导，实际上也反映了离子通道的开放和关闭功能状态在电压和时间上的依从性。例如，平滑肌的静息电位为-60 mV，当突然将其电位钳制在0 mV时，可记录到一个短暂的内向电流。这时如将细胞外液中的Na^+用不同浓度的氯化胆碱所取代，或用河豚毒素（TTX）阻断Na^+通道，此电流便会消失，这说明此电流是Na^+携带的。闸门电流与离子通道对膜电位变化发生反应的能力即兴奋性有关。这种能力与启闭通道的闸门密切相关。当膜电位发生变化时，电荷跨膜运动继而打开离子通道。这种电荷的移动使得在膜的通透性发生改变之前形成极微弱的电流，这就是闸门电流。电容电流被认为是由于膜具有高阻的含介质的电容性质，在电压钳实验中，相当于在其内外介质之间连接一个外线路，即线路上的取样电阻所得的静息电流所致，对于通道的生理学意义不大。可见电压钳实验为离子通道的选择性、通透性与兴奋性的基本特性与功能关系的研究提供了丰富资料，为了解离子通道机制开创了正确的方法。

4. 膜片钳技术

膜片钳技术（patch clamp recording technique）始创于20世纪70年代，于20世纪80年代初期逐渐得到完善。此技术的建立使生物膜电学说关于离子单通道电变化的研究由理论推测到直接从生物膜上记录产生了质的飞跃。这种通过离子通道离子流的测定来反映细胞膜上单一离子通道分子活动的技术给生命科学研究带来了巨大的前进动力，它可直观地研究离子单通道活动的动态变化，是目前唯一的可记录一个蛋白分子电移动的方法。德国的Erwin Neher和Bert Sakmann因发明了此项技术及由此技术所取得的研究成果而获得1991年度的诺贝尔医学与生理学奖。

膜片钳技术是在电压钳的基础上发展起来的，不同的是膜片钳实现了单一电极既钳制膜电位又同时记录膜电流，另外，高阻封接技术的使用使细胞膜离子单通道电流记录成为可能。这种技术是以一个尖端直径为1 μm的玻璃微电极接近细胞，通过对电极内施加负压使得与电极尖端开口处相接的细胞膜的微小区域（膜片）与电极形成高度紧密封接，这一微小区域与其周围在电学上分隔，在此基础上钳制膜电位，实现对此膜片上离子通道的离子电流（pA级）进行检测记录。由于微电极尖端仅有1～2 μm，吸附在尖端处的膜不足1 μm²，故这部分膜可能只含一个离子通道蛋白分子，因此，记录到的电流变化能反映单个离子通道的状态。这种技术具有1 pA的电流测量灵敏度、1 μm空间分辨率、10 μs时间分辨率。

　　膜片钳技术最基本的记录模式有四种（如图1-9所示）：

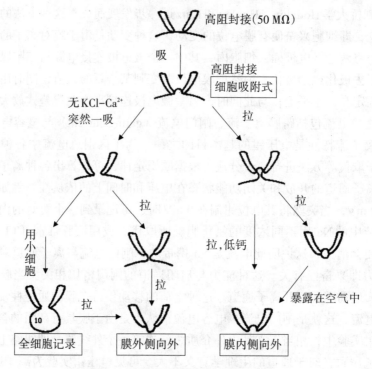

图1-9　膜片钳四种记录方法示意图

　　（1）细胞吸附式（cell-attached mode）

　　将电极贴近在细胞膜上，然后在电极内施加一短暂的负压，电极与膜形成紧密的高阻封接。这是一种将膜片微电极吸附在细胞膜上对单离子通道电流进行记录的模式，因为它只记录电极尖端内膜片上的离子通道电流。其优点是在细胞内环境保持正常、细胞完整的情况下对离子通道活动进行观察记录，这是膜片钳的基本方式，其他的记录模式均由此衍生而来。

　　（2）膜内侧向外模式（inside-out mode）

　　在细胞吸附模式下将微电极轻轻向上提起，与微电极形成紧密高阻封接的膜片即从细胞体上被切割封隔起来（excised patch membrane）形成膜内面向外的模式。此种模式可直接且自由地经浴液介导调控细胞内液的条件，并可在与细胞活动无关的形式下观察到单一离子通道的活动。

（3）全细胞模式（whole-cell mode）

在细胞吸附模式下给电极内进一步施加负压将膜片打穿成孔，使细胞内液与微电极内液相通，形成全细胞模式。此种模式可记录、观察整个细胞膜上的离子通道活动变化。这种方式对细胞的损伤小、观察范围很宽。可通过这个孔用微电极腔内液对细胞内进行透析，借此控制细胞内环境。与此同时，还可以分别记录多种离子通道的离子电流，有利于综合分析。

（4）膜外侧向外模式（outside-out mode）

在全细胞模式下和低钙溶液里将微电极轻轻向上提起，可得到切割分离的膜片（excised patch membrane），由于它的细胞膜内侧面面对膜片微电极腔内液，膜外面自然封闭而对外，所以这个模式被称为膜外侧向外模式。用这个模式，可以在自由改变细胞外液的情况下，记录单一离子通道的电流活动。

膜片钳技术的最主要优点在于高阻封接，其结果是使漏出电流极少，所以能正确地进行膜电压的钳制；其次，因为热噪声引起漂移的标准误差与阻抗的平方根值成正比，所以高阻封接可使背景噪声水平达到极低。因此，膜片钳技术具有极高的电流测量灵敏度和空间、时间分辨率，还具有可以直接控制细胞内环境的优点。它的不足之处在于胞质中比较小的可动分子可被渗漏。

由于膜片钳技术可研究单通道活动的动态变化，因此此技术问世以后，这方面的研究发展很快，尤其对于单通道开放类型与电导大小启闭的动力模型及其调控因素等积累了大量的实验结果，从而新发现了许多离子通道，并揭示了它们的功能，使离子分类不断更新，推动了通道复合体的结构模型和离子通过通道的能量模型等方面的新构思，逐步完善着对离子通道功能的全面了解。

二、平滑肌电活动基础——离子通道

细胞膜离子通道活动是膜内外离子交换的保证，也是生物电产生的基础。离子通道是细胞膜上的大分子蛋白质，镶嵌在脂质双分子层上，其中央形成能通过离子的亲水性孔道（pores）。离子的跨膜被动转运是通过膜上通道蛋白的功能来完成的。可把一个通道看作一个对特殊刺激发生反应的可兴奋的蛋白质分子。这些特殊刺激包括电位变化、神经递质或其他化学刺激以及机械变形等。通常离子通道是相对静息的，只在特殊刺激作用下发生反应，即通道的开放或关闭。但常允许一种以上离子通过。通道一旦开放便允许小的离子顺膜内外的离子电化学浓度差移动，其速率大于 10^9 离子/秒。这样高的离子交换速率使离子通道机制不同于其他交换机制（如 Na^+-K^+ 泵，Ca^{2+} 泵等）。当特殊刺激作用于通道时，通道蛋白的构象（configuration）发生变化，这是门控的基础。多数通道可能是具有多孔道的多分子复合体模型，而不是单纯的具有单一闸门的开-关式（open-shut）的亲水性孔道模型（Sakmann 等，1983）。

平滑肌细胞膜存在着各种离子通道，其对平滑肌的正常活动功能有着非常重要的作用，其中钙通道与钾通道的作用尤为重要。钙通道的开放与平滑肌的兴奋紧密联系，是引起平滑肌收缩的直接原因。钾通道的开放推动着细胞膜的复极化过程，起着稳定膜的作用，对于维持细胞膜的兴奋性极其重要。

1. 门控离子选择性通道

细胞膜上存在离子选择性通道，这些通道有的受膜电位控制，称为电压门控性通道；有的受不同的体液因素、激素或神经物质控制，称为配体门控性通道。配体可通过细胞膜上的G蛋白直接激活通道。这种通道也定位于胃肠平滑肌上。另外，配体也可通过第二信使激活、抑制或调节电压门控通道。

细胞膜的通道往往具有选择性，选择性高的一般只允许一种离子通过，如K^+或Ca^{2+}，但有些通道可通过的离子不止一种。在胃肠道有两种很重要的离子通道：K^+选择性通道和Ca^{2+}选择性通道，它们在调节胃肠平滑肌的节律性活动中起着决定性的作用。胃肠平滑肌Ca^{2+}和K^+通道的特性最初在两栖类动物中得到描述（Walsh等，1980，1981；Singer等，1980），之后陆续报道了哺乳动物肠管不同部位Ca^{2+}通道和K^+通道的特性（Benham等，1983，1986；Bolton等，1985；Andreas等，1989）。单个通道的离子流也可通过细胞膜片进行记录（Sanders等，1989；Szurszewski等，1987；Benham等，1983；Bolton等，1985）。膜片可通过吸入微电极尖端进行电分离，电极和细胞膜接触部位形成高阻封接，这样就可通过膜内侧向外模式或膜外侧向外模式记录膜片上一个或数个通道的电流。每种记录模式均具有各自的特点和功能。膜内侧向外模式可检测细胞内信使的作用；膜外侧向外模式可检测细胞外离子的作用；全细胞模式对于检测配体和第二信使的作用很重要。利用膜片钳技术可直观、具体地检测和描述离子通道的选择性、细胞膜上离子分布密度、激活与失活动力、配体和电压的依赖特性及胞外Ca^{2+}浓度变化的影响等。

2. 电压门控Ca^{2+}通道

在不同哺乳动物的胃肠平滑肌上已经检测出电压门控Ca^{2+}通道（Ganitkevich等，1986；Droogmans，1986；Mitra等，1985）。Ca^{2+}通道负载内向电流是形成快速的动作电位上升支的主要原因。细胞膜去极化到-40 mV时，Ca^{2+}通道迅速被激活，但激活以后失活过程比较缓慢。Ca^{2+}内流，膜发生去极化就可使Ca^{2+}通道失活。激活的电压范围为$-40\sim$ -10 mV，失活的电压范围为$-60\sim0$ mV，二者有重叠；当膜电位是$-40\sim-50$ mV时，一些Ca^{2+}通道仍然保持开放状态，通道负载有稳定的Ca^{2+}内向电流（Droogmans，1986；Mitra等，1985）。有些平滑肌细胞甚至在膜电位接近静息电位时，这种离子流仍然存在。Ca^{2+}通道属于电压门控性离子通道，但亦受递质及激素的调节。近年来，膜片钳记录以及生化和其他分子生物学方法的应用，不断在离子单通道水平上提供着Ca^{2+}通道活动的新观念，胞内细胞器的钙释放通道也被重组入人工双层膜进行研究。在Ca^{2+}通道活动特性、分子结构与调节机制等方面的研究获得了许多新的发展。

3. K^+通道

在胃肠平滑肌分离出了几种K^+通道（Singer等，1984，1987；Brown等，1980；Sims等，1985，1986）。这几种通道在电传导性、激活的电压范围及Ca^{2+}敏感性等方面有很大差别。分布比较广泛的是大电导Ca^{2+}激活K^+通道、电压敏感性K^+通道（Benham等，1986；Andreas等，1989；Singer等，1984，1987）和ATP敏感性K^+通道（K_{ATP}）。K^+通道负载的是外向电流，可被Ba^{2+}和tetraethylammonium阻断。大电导Ca^{2+}激活K^+通道的活性主要依赖于膜电位与细胞内游离Ca^{2+}浓度的变化，它的电导为100 pS。在静息状态下，当

胞质 Ca^{2+} 浓度比较低时（$<10^{-7}$ mol/L）时，K^+ 通道开放的数量很少，基本处于失活状态。当胞质 Ca^{2+} 浓度升高时，大量的大电导 K^+ 通道被激活，表现为开放时间延长，关闭时间缩短，开放频率增加。大电导 Ca^{2+} 激活 K^+ 通道被激活以后，引起胞膜快速地复极化，甚至产生超极化，从而使细胞在一次兴奋后很快回到静息状态，使钠、钙通道从失活状态恢复到备用状态，为下一次兴奋做好准备，因此，Ca^{2+} 激活 K^+ 通道参与静息电位的维持和调节峰电位发放的频率。第二种低电导电压敏感性 K^+ 通道，它的电导为 50 pS，这种通道的激活依赖于膜电位的变化。肌细胞膜发生去极化时该通道开放，它在推动复极化进程及维持静息膜电位方面起重要作用，在慢波平台期电压敏感性 K^+ 通道开放（Bolton 等，1985）。

近 20 多年来，在许多细胞类型中相继发现了 ATP 敏感 K^+ 通道，这些细胞包括心肌细胞、神经细胞、骨骼肌细胞、胰岛 B 细胞和平滑肌细胞等。研究表明（Edwards 等，1993；Nelson 等，1995；Hatakeyama 等，1995），细胞内的 ATP/ADP 比率可调节该种 K^+ 通道的活性，ATP/ADP 比率升高，抑制 K_{ATP} 通道开放。在正常生理条件下，胞内 ATP 的水平可使 K_{ATP} 通道活性受到较大抑制，即 ATP 敏感 K^+ 通道的活动依赖于细胞内 ATP 的浓度，胞内 ATP 浓度增高时可使通道开放的时间常数变小、关闭时间常数增加，由此导致通道开放频率变小。ATP 敏感 K^+ 通道的开放具有爆发性，并对 K^+ 有高度选择性，通道在细胞内侧面有 3～4 个选择性 ATP 受体结合位点，ATP 受体激动剂与受体结合后，则可抑制 ATP 敏感的 K^+ 通道，胞外 ATP 对这种通道不起作用。K_{ATP} 通道开放时，产生单通道电导为数十皮西门子（pS）的外向电流，使细胞膜超极化。在血管平滑肌中，一些扩张血管药物通过活化 K_{ATP} 通道使平滑肌松弛。优降糖（glyburide）是 K_{ATP} 通道的特异阻断剂，合成的 cromakalim（BRL-34915）和 lemakalim 等是 K_{ATP} 通道的典型激活剂，血管活性肠肽（VIP）也有活化作用。

1995 年，Hatakeyama 等（1995）报道了对兔食管肌层黏膜平滑肌中 K_{ATP} 通道的研究进展。用全细胞模式检测 K^+ 电流和各种试剂对该电流的实验研究，得到该细胞中的 K_{ATP} 通道有以下主要特征：①在膜静息电位附近（-70 mV）用 K_{ATP} 通道特异激活剂可诱发出持续的 K^+ 电流。②升高胞内 ATP 浓度可降低该电流，表明在膜静息时 K_{ATP} 通道的电流大小取决于胞内 ATP 的水平。③K_{ATP} 通道的电导在 -90～0 mV 范围与电压无关，但可被优降糖完全抑制。④与其他平滑肌中的 K_{ATP} 通道相似，卡巴可能抑制 lemakalim 诱发的 K_{ATP} 通道电流。但当胞内的 Ca^{2+} 被 EGTA 络合后，可降低卡巴可的抑制作用，提示胞内的 Ca^{2+} 包括在卡巴可作用通路中。⑤卡巴可作用的通路包括：与细胞膜上 M_3 受体亚型相互作用后，在胞内的信息传导通路中包括 Ca^{2+}、蛋白激酶 C 和酪氨酸激酶的作用。在胃肠平滑肌上还有其他 K^+ 通道，如内向整流 K^+ 通道和 apamin 敏感 K^+ 通道，但它们的特性和作用有待于进一步研究。

4. Cl^- 通道

在胃肠平滑肌和 Cajal 间质细胞上发现有几种不同的 Cl^- 通道，包括电压门控通道、蛋白激酶/神经肽调节通道、扩张门控通道、配体门控通道以及 Ca^{2+} 激活的 Cl^- 通道。Cl^- 通道在维持胃肠平滑肌特定部位的静息电位中发挥着很重要的作用，特别是，食管下括约肌的紧张性收缩部分依赖于激活的 Cl^- 通道（Zhang 等，2000）。

2008 年，Caputo 等以及 Yang 等检测到一种新型的 Ca^{2+} 激活的 Cl^- 通道、anoctamin 1（ANO_1）/$Tmem_{16a}$ 通道（Caputo 等，2008；Yang 等，2008）。在 ICC 表达 GFP 的 Kitþ/

copGFP小鼠中记录的起搏电流显示出电流与电压的关系，改变Cl^-成分后起搏电流的反向电位也发生了改变（Zhu等，2009）。另外，免疫组化和微阵列芯片研究证实了ANO_1/$Tmem_{18a}$和c-Kit在胃到结肠的分布（Gomez-Pinilla等，2009），表明Cl^-通道是所有ICC细胞的功能性标志物（Takaki等，2010）。

5. 非选择性电压门控阳离子通道

钾离子和钠离子混合型高电导阳离子通道，其电导高达$400\sim500$ pS。这种通道负载有内向去极化电流。当膜电位在-70 mV时被激活。通过这些通道的电流与起步电位的去极化有关，可激发肠管一定部位的慢波活动。

6. Ca^{2+}通道和K^+通道对胃肠节律性电活动的控制

平滑肌细胞膜上的Ca^{2+}通道和Ca^{2+}激活K^+通道组成了维持平滑肌节律性电活动的结构基础，是产生生物电活动的基本装置。Ca^{2+}激活K^+通道的活动与Ca^{2+}通道密切相关，Ca^{2+}通道是节律性电活动的动力机构，它激活后可诱发内向Ca^{2+}电流，这种内向电流可使肌细胞膜发生去极化，肌浆Ca^{2+}浓度提高。然而肌膜去极化和细胞Ca^{2+}浓度提高使Ca^{2+}通道失活，激活K^+通道，诱发外向K^+电流。内向Ca^{2+}电流的减弱和外向K^+电流的增强，促进细胞恢复到静息电位水平。去极和复极的速度、振幅以及时程决定于Ca^{2+}通道数和K^+通道数的相对比例，同时受神经体液因素、其他电压门控性通道的参与情况、平滑肌细胞相互之间以及平滑肌细胞起步细胞之间的偶联关系。

7. Na^+-K^+泵

在平滑肌细胞膜上也存在生电性Na^+-K^+泵，即Na^+和K^+依赖式ATP酶。膜电位的高低主要由Na^+-K^+泵决定。当生电泵活动时，可产生生电电位，其主要作用是使细胞内的Na^+主动转运到膜外，K^+转运到膜内，使细胞内有较高的K^+浓度（膜内为162 mmol/L，膜外为5 mmol/L），膜外有较高的Na^+浓度（膜外为136 mmol/L，膜内为14 mmol/L），从而建立膜内外的离子梯度，为离子扩散提供动力。生电泵的能量由ATP提供，每消耗一分子ATP，可以排出3个Na^+，摄入2个K^+，由于Na^+和K^+的不均等交换，其生电性作用可使静息膜电位增加$10\sim30$ mV。如果用哇巴因阻断生电Na^+-K^+泵的主动转运作用或以Li^+代替Na^+，则静息膜电位值大大降低。此外，还有实验观察到，膜内还有生电Ca^{2+}泵和Cl^-泵影响Na^+-Cl^-或Na^+-Ca^{2+}的主动转运，从而影响平滑肌细胞的静息电位。

三、静息电位

根据大量单一平滑肌细胞内实验的测量结果，胃肠平滑肌细胞静息膜电位的实测值为$-50\sim-60$ mV。近年来，应用电压钳技术和膜片钳技术，对与胃肠平滑肌细胞静息电位有关的离子电流和离子通道的研究取得了一些新进展。1993年，Farrugia等（1993a，1993b）报道了在狗和人空肠环行肌细胞记录到一种外向K^+电流。用膜片钳技术也确定在狗和人空肠环行肌中有一种电压依赖性K^+电流。在狗胃肠标本中该K^+通道在-65 mV时开放概率增大，5 mV时达最大开放。人胃肠标本中该K^+通道在-75 mV时活化，$+10$ mV时达到最大开放概率，单通道电导为220 pS。两种标本的K^+通道可被氟灭酸（flufenamic acid）活化，并伴有膜的超极化；也可以被奎宁丁（quinidine）和tetralthylammonium阻断，并伴有膜的去极化。大量实验均已证明胃肠平滑肌静息电位主要是由K^+的跨膜运动所形成，但K^+平衡电位为-86 mV，而平滑肌的静息电位比K^+的平衡电位小。如果静息电位仅由K^+、Na^+、Cl^-的扩散所形成，那么按Nernst公式计算的静息电位值就应等于实际所测的值。可是计算所得仅为-37 mV，比实测值-55～-60 mV又低。有资料表明平滑肌静息电位的形成，除了与膜内外分布的K^+、Na^+、Cl^-的平衡电位有关外，还与其他离子特别是Ca^{2+}的参与有关。有人认为还可能与钠泵的生电作用有关，即钠泵对Na^+、K^+不等量的转运，使运出膜外的Na^+量超过同时运入膜内的K^+量，使膜内负电荷相对增加，因而加大了外正内负的静息电位值。可见胃肠平滑肌细胞的静息膜电位虽然主要由K^+的平衡电位形成，但实际静息膜电位距K^+的平衡电位甚远，这是由于Na^+、Cl^-、Ca^{2+}以及生电钠泵亦参与了静息膜电位的形成。

四、节律性电活动

1. 慢波

在静息电位的基础上可记录到一种缓慢的、自动节律性的去极化传导波，这种电变化称为慢波（slow wave）电位。慢波电位是一种既不同于动作电位（它不直接引起收缩反应，而动作电位则伴有收缩反应），也不同于局部电位（慢波可以传播，局部电位则不能传播）的电变化。尽管胃、小肠、大肠各个部位的慢波电位大小、时程以及节律有所不同，但其慢波电位均各有固定的频率，故又称基本电节律（basic electrical rhythm，BER）。在基本电节律的基础上还有一种类似心脏起搏点组织的起搏电位，这种电位称为前电位，当前电位去极化发展到阈电位水平时，即可产生动作电位。胃肠平滑肌慢波的波幅约为10～15 mV，持续时间可长达数秒至数十秒，波形、频率和扩布距离可因种属、记录部位而异。

用细胞内微电极记录，慢波多表现为单相波，包括初期的去极化和缓慢的复极化平台（见图1-10）。细胞外记录可有多种波形。慢波产生的机制还不十分清楚，有两种见解：

（1）可能与细胞膜钠泵活动的周期性减弱或停止有关。

钠泵的生电作用，即钠泵对Na^+、K^+不等量的转运，维持了膜外正内负的静息电位值。如果钠泵活动减弱或停止，可使钠泵的生电作用减弱或消失，而使静息电位发生自动去极化。

（2）可能与细胞膜钠电导和氯电导的变化有关。

胃肠平滑肌细胞内的$[Na^+]$和$[Cl^-]$均较骨骼肌细胞和心肌细胞为高，而$[K^+]$则偏低，而且细胞膜对Na^+和Cl^-的通透性也较骨骼肌细胞为高，因此，Na^+、Cl^-通透性略有增加或K^+的通透性略有下降，都使膜电位向Na^+、Cl^-平衡电位的方向发展造成膜电位不稳定而自动去极化。

慢波是肌源性的，在脱离了外来神经支配和内在神经被河豚毒素阻断的肌肉标本上，这种去极化波仍存在。神经和激素不参与慢波电活动的产生，但可影响和改变慢波电活动。例如在慢波周期中的适当时间给予ACh，则可引起一个类似心肌期前收缩的过早慢波。

前电位出现在峰电位底部之前，是一个很小的局部去极化，相当于电紧张电位，类似心脏的起搏点电位，故又称平滑肌起搏电位。在基本电节律的基础上，当前电位发展到阈电位水平时，即可触发动作电位，故前电位又称发生器电位，一般认为前电位与电压依从性Ca^{2+}通道和（或）Na^+通道的开放与产生一过性的内向电流有关。

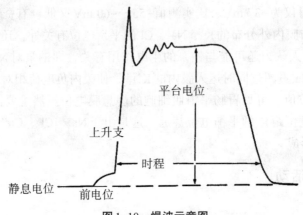

图1-10　慢波示意图

2. 动作电位

胃肠平滑肌细胞的动作电位有两种类型：短时程的峰电位和长时程有平台的单向动作电位。峰电位的振幅一般约为60 mV，时程大约为数毫秒，它可为电、化学和机械牵张等刺激所触发，也可为慢波电位的前电位所触发。

峰电位的升支一般认为主要是Ca^{2+}由膜外向内流引起，也可能有Na^+内流的参与。峰电位的降支主要为K^+外流复极化所致。有平台的动作电位的特点是动作电位复极化过程十分缓慢，它可延缓长达数秒之久，产生一个平台。有平台的动作电位有利于延长肌肉持续收缩的时间。其形成与峰电位的形成机制基本相同，也具有离子依赖性，Ca^{2+}和Na^+都参与了有平台的动作电位的产生。

3. IMC

在消化间期，胃肠电活动呈现周期性的变化，这种变化由胃或小肠上部开始向肛门方向移行，因此将这种周期性电活动称为消化间期综合肌电（interdigestive myoelectric complex，IMC）（见图1-11）。这种时相性特征，在狗、羊、猪、猫、兔、大鼠、豚鼠等动物的消化道中，都普遍存在。Fleckenstein等用直径2.6 mm、长220 cm的特制导管，在其头端的不同长度处，安装圆形双极电极，将此导管经口腔送入胃和小肠上部，这样在健康空腹的人体上，亦获得了同样的消化间期综合肌电。在健康空腹情况下，胃肠平滑肌的慢波电位总是不断地规律发生，但负载在慢波上的峰电位，则具有明显的周期性活动规律。Code等（1975）将IMC分为四期。以狗为例：Ⅰ相，很少或者没有峰电活动，负载峰电位的慢波少于5%，无明显的蠕动或分节运动，故称为静止期。历时45～60 min。Ⅱ相具有间断的不规律的峰电活动，故称为不规律峰电活动期，此期峰电位和收缩活动逐渐增多，带有峰电位的慢波达5%～95%，历时30～45 min。Ⅲ相发生在Ⅱ相之后，且常突然发生，在这一时相中，几乎每个慢波上都负载有大振幅成簇的峰电活动，带有峰电位的慢波达95%～100%，因此称为规律的峰电活动期。此期胃肠收缩运动强烈，小肠出现明显的分节运动或蠕动，历时5～15 min左右。在Ⅲ相结束再回到Ⅰ相前的较短时间内，仍有部分慢波上负载有峰电活动，但峰电位的数目突然减少，历时约5 min，称为Ⅳ相。此期是转入新周期的移行阶段。在清醒空腹情况下，胃肠道的这种综合肌电，总是按照四个时相的顺序，周而复始地规律进行。利用肠管外营养法，使狗一次连续禁食4～5天，在数个月内，反复观察100余次，注意到消化间期综合肌电的活动规律仍正常进行，并注意到同一只狗的Ⅲ相，趋向于每天的同一时间发生。消化间期综合肌电规律地从胃、十二指肠和空肠上部开始，缓慢地向小肠下端移行，且愈向下端（尾端）移行愈慢。

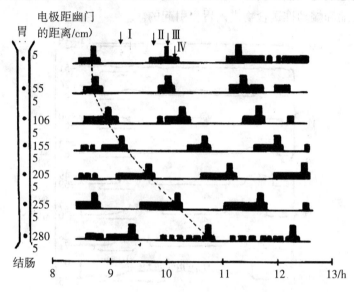

图1-11　狗消化间期综合肌电(IMC)移行情况示意图

五、胃肠平滑肌电活动的部位差异性

静息电位的幅度，慢波的波形、频率和起源的位置，峰电位发生的频率以及兴奋收缩偶联的方式等与消化管不同部位的神经肌肉功能密切相关。

1. 胃和食道

从胃的近端到远端环行肌的静息膜电位存在阶梯性变化（见图1-12）。在近端胃或胃底，膜电位比较低，大约为-50 mV，接近收缩阈值或在收缩阈值以上（Szurszewski等，1987；Morgan等，1981），常缺乏明显的胃电节律活动，当有兴奋性刺激信号时往往表现出紧张性收缩。胃中段或胃体部是自发起步活动部位，它的电静止期可被其正常的比较高的静息电位去极化打破（Szurszewski等，1987）。少量的兴奋或抑制神经输出都会使胃底强烈紧张性收缩或舒张，使其适应于接纳（容受性舒张）和将食物排入胃体（Morgan等，1981）。胃体既有紧张性收缩又有位相性收缩。由兴奋性神经递质诱发的紧张性收缩是通过肌细胞内钙释放介导的，伴随的静息电位降低不足以激活Ca^{2+}通道引起Ca^{2+}内流，故此处的紧张性收缩与外钙内流关系不大（Morgan等，1980）。胃体的位相性收缩决定于平台电位的振幅和时程。兴奋性递质诱发的平台电位振幅和时程微小变化也会使位相性收缩振幅发生显著的改变。内在的起步节律在胃体近端最高（5次/分），之后在通过胃体、胃窦和幽门时逐渐降低。慢波起源于胃体，移行到胃窦。起源于近端胃窦和幽门括约肌的慢波负载有峰电位的平台电位延长。总而言之，胃窦紧张性低，非常适合起源于胃体的慢波和收缩活动的移行（Szurszewski 等，1987；Morgan 等，1978；Sanders 等，1989）。胃窦慢波移行到幽门括约肌，它们起步于纵行肌和环行肌的外层（Sanders 等，1989），在到达环行肌内层时消失。环行肌内层是电静止的，可能与括约肌的内在张力的产生和维持有关。括约肌的开放是由远端胃窦膨胀激发的抑制性神经反射介导的，这种胃窦膨胀是由源于胃体位相性收缩和蠕动推送食物进入胃窦引起的。

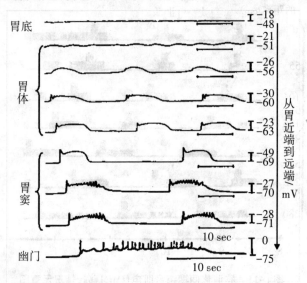

用细胞内记录法记录。由图可见自胃的近端到远端静息电位负值呈递增趋势，慢波的时程逐渐延长，峰电位在胃远端和幽门逐渐明显增大（仿 Johnson 等，1987）

图1-12　狗胃不同部位膜电位的阶梯性

Ohba 等（1977）对豚鼠胃环行肌的研究指出，豚鼠胃的纵行肌和环行肌都可以发生慢波电节律。其环行肌的电活动由两个成分组成：一个较低的第一成分和一个较高的第二成分。在第二成分的顶上常载有小的峰电位。膜电位的变化对峰电位和第二成分有明显的影响，但对第一成分则几乎没有作用。如果将膜电位固定在静息电位的水平，能记录到内向电流的节律波，其频率与固定前的慢波节律近似，这就提示其相当于慢波的第一成分，它可能决定着自发活动的慢波节律。

胃的周期性电活动也可区分为类似小肠IMC的四个时相，与其他各相相比，胃的Ⅲ相活动是最大的时相活动，但是胃在Ⅲ相时，胃平滑肌不能收缩到其最大的可能节律，在Ⅲ相时胃峰电活动最常见的活动类型是2～3个簇状放电为一组。Ⅱ相时的峰电簇状发放呈间断性，其振幅和每簇的频率也较Ⅲ相时少。胃Ⅲ相活动的时程为10～25 min，较小肠的长1～5倍。胃消化间期综合肌电的各时相可同时发生于胃体、胃窦，不像小肠那样从上端缓慢地向下移行。胃消化间期综合肌电的Ⅲ相一般总是发生在十二指肠Ⅲ相之前，但两个部位的Ⅲ相大约同时结束。

下食道括约肌的周期性活动与胃的周期性活动紧密相关。在静息情况下的紧张度常表现出周期性变化，在胃的Ⅲ相活动时，下食道括约肌的紧张度最大。在袋鼠下食道括约肌的峰电节律随胃周期活动的时相不同而变化，其最大的节律表现在胃Ⅲ相时发生。

2. 小肠

小肠慢波的波形与胃体的一样，由一个快速上升支和紧跟其后的稳定复极化平台电位组成。在黏膜交界的内薄层环行肌记录到的平台电位上负载有峰电位，但外厚层环行肌记录到的平台电位无峰电位负载。小肠慢波起源于纵行肌，这首先由 Bortoff 提出，以后在 Kobayashi 等的实验中被进一步肯定。在猫的空肠段，慢波沿纵行肌纤维的长轴方向扩布，其平均速度为 10 mm/s。在环行肌条，只有当其与纵行肌条相接触时才能记录到慢波。在平板样的标本制备中，除去部分纵行肌后，环行肌中慢波的振幅随着纵行肌的距离增加而呈递减性降低。另外，纵行肌的跨膜电位，首先是外向的，随后为内向的，而在环行肌则通常总是外向的。这说明慢波在环行肌层完全是被动的。然而，Langton 等（1989）和 Sanders 等（1989）报道，小肠慢波起源于环行肌肌间交界的起步部位，然后以电紧张的形式传向环行肌和纵行肌，除去环行肌肌间交界的薄层组织，环行肌和纵行肌的慢波消失。

许多研究指出，IMC Ⅲ 相在小肠的移行速度愈向下端（尾端）愈慢。从十二指肠移行到回肠末端，平均需时 105～134 min，上半段小肠中的移行速度平均为 5.7～11.7 cm/min，下半段小肠中则减慢为 0.9～2.5 cm/min。IMC Ⅲ 相从十二指肠移行到回肠末端的移行时间，一般均较 IMC 周期略长，因此，当一个 IMC Ⅲ 相移行到回肠后，下一个Ⅲ相就从十二指肠发生，并依其原来的移行速度向小肠下端扩布。在多数动物和人，移行性消化间期综合肌电仅在空腹情况下发生。不同动物小肠的程度不同，如羊小肠的长度约为狗小肠的 10 倍，但其周期长短则基本相同，说明 IMC Ⅲ 在小肠的移行速度与小肠的长度成正比。

3. 结肠

在狗结肠环行肌黏膜下交界处，肌细胞的静息膜电位为 -80 mV，递减为肌间交界处的 -45 mV。对于节律性电活动，Christensen 等首先提出，结肠的慢波起源于环行肌。以后 Caprillf 和 Onori 的实验中也观察到了这一点。在猫的结肠肌条中，除去黏膜后，其纵行肌层和环行肌层两侧都能记录到慢波。在完全除去纵行肌的环行肌层上，慢波仍能规律地发放；但是在完全除去环行肌后的纵行肌层上，则记录不到电活动的慢波。结肠纵行肌的慢波，只有在其与环行肌相连的情况下才能发生。在平板样的制备标本中，除去部分环行肌后，纵行肌的慢波振幅亦随着环行肌的距离增加而递减。这提示环行肌产生的慢波同样是以电紧张的形式向纵行肌扩布。然而，进一步的实验发现结肠的节律性电活动由肠壁两个起步部位来决定：一个部位是肌间交界处；另一个部位是黏膜下交界处。每个部位产生的慢波均具有各自的波形和频率，然后传向环行肌，并在此处综合（Sanders 等，1989；Szurszewski 等，1975；Bauer 等，1985；Smith 等，1987）。起源于黏膜下交界处的慢波频率为 5～6 次/分，波形与小肠和胃体慢波类似，平台电位持续 3～15 s（Sanders 等，1989）。平台电位的振幅随着慢波向肌间交界的传播而降低，这种降低趋势与膜静息电位的降低趋于一致，使平台电位保持在 -45 mV，基本接近于其机械收缩活动的阈电位水平。起源于环行肌肌间交界处的慢波，其频率为17次/分，波形呈正弦波（Sanders等，1989；Szurszewski等，1975；Bauer等，1985）。这种慢波被称为肌间电位振荡，可传向纵行肌，也可传向环行肌和黏膜下交界。它可以与起源于黏膜下交界处的慢波综合，偶尔可增强起源于黏膜下交界处的平台电位，激发6次/分的收缩活动。在纵行肌，肌间电位振荡产生快速动作电位，这些动作电位以及纵行肌的收缩频率受肠神经系统控制。环行肌不能产生快速动作电位，只是偶尔由纵行肌传向环行肌交界处。从肠神经系统传出的兴奋或抑制信号直接作用于两个起步部位，因为这里的神经分布最多（Hara等，1986），从这些神经元传出的信号会影响慢波和位相性收缩活动。另外发现，在小肠和结肠的两层肌肉之间，存在着电的相互作用。这种电的偶联，是由于两层细胞间低电阻联结的存在，为其提供了解剖学基础。

在人结肠肌条的研究中，没有确定慢波的起源部位。这是因为这种肌条的慢波很难记录出来。在Kirk和Duthie的研究中，共记录了26个肌条的电活动，但仅在5个肌条记录出自发的慢波，所以从这些实验中很难得出可靠的结论。

结肠也具有周期性运动和相应的峰电活动，但其与小肠、胃和下食道括约肌的周期性活动有很大的区别。狗结肠的周期性活动可分为两个时相，即静止相和活动相，活动相也称收缩相，由平均时程为7 min的爆发性峰电簇所组成。活动相有两个类似的收缩，一个为长时程的，其节律为0.5～2次/分，一个为短时程的，其节律为4～6次/分，短时程的收缩有时可重叠在长时程收缩之上。与小肠不同，结肠的周期性活动在结肠的不同部位是不同的。其周期为30～45 min，结肠的峰电活动可向口端和尾端两个方向移行，但以向尾端的移行为主。收缩相在结肠的移行超过结肠长度的一半时，称为结肠的移行性综合肌电（MMC），结肠MMC的周期平均为50 min，结肠MMC的发生与小肠MMCⅢ相在十二指肠的起始时间或其到达回肠末的时间均无相应的关系。

4. 直肠

在直肠可记录到两种不同频率的慢波活动：2～4次/分和6～9次/分，较高频率的电活动范围稍广，为6～10次/分，其中95%在6～9次/分范围内。在直肠距肛缘12～15 cm处，频率的变化范围更加窄，为6～8次/分（Taylor等，1974）。较慢频率的慢波频率为3次/分左右，与较快频率的慢波没有固定的联系。在与胃肌电同时记录时，该慢波与胃的3次/分的电活动不同而且没有交叉联系。尽管慢波活动的两种频率在正常人中均能记录到，但较快频率的慢波占主导地位。直肠电活动的起搏点可以是多源的，而且缺乏时空上的联系。在禁食情况下，用相距仅2～5 cm的电极记录到直肠的电活动，没有同步现象。不同位置记录到的电活动的内在频率和持续时间没有内在的联系。因此，在未刺激的直肠，其各个部分的平滑肌各自活动似乎没有共同的神经肌肉控制（Wegman等，1990）。

另外，胆囊和Oddi氏括约肌亦有周期性的运动，在狗的胆囊有两种周期性运动的类型：一种为紧张性收缩，大约与十二指肠的MMCⅡ相同时开始，在十二指肠Ⅲ相活动开始前结束；另一种类型为胆囊周期性的位相性收缩，其开始时间和持续时间均与胃窦MMCⅢ相开始时间和时程密切相关。

Oddi氏括约肌周期性活动的资料，多半是用负鼠的浆膜埋植电极所获得，Oddi氏括约肌的峰电发放节律呈明显的周期性变化，其整个周期亦可区分为3～4个时相，与十二指肠MMC的四个时相一致。但是在Ⅰ相时，Oddi氏括约肌缺乏完全的静止相，只是峰电发放的节律最低。Ⅲ相时峰电的节律最高。Ⅲ相的时程及其开始与十二指肠Ⅲ相活动基本一致。

食道下括约肌、胃、胆囊和Oddi氏括约肌的周期性活动，没有表现出在器官内部或从这些器官向小肠的移行。所以，这些器官的周期性活动，是一种不移行的综合电活动。

5. 胃肠道慢波节律的阶梯性

从胃体到直肠都能记录到慢波电节律，不同的胃肠道节段，具有不同的节律（见图1-13、表1-3）。慢波在胃肠道各段的自然节律及其扩播的特性，通常多用舒张振荡学说（relaxation oscillator theory）来阐明。振荡器都有其内在的自身节律，当一个振荡器与其他振荡器发生偶联时，其自身节律可以改变，获得相同的节律，这是因为具有低的内在节律的一方被迫承担了较高的振荡节律。

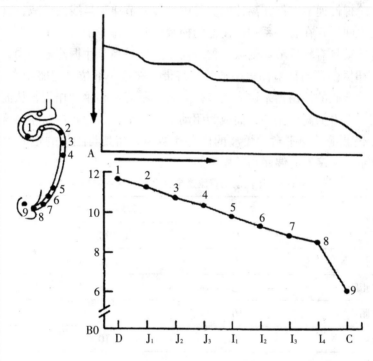

D:十二指肠;J:空肠;I:回肠;C:结肠。图A:小肠慢波频率沿小肠下行而递减;图B:小肠收缩波频率与慢波同步递减。图中数字代表小肠不同部位

图1-13　人小肠慢波和收缩波频率的阶梯性变化

由于胃肠平滑肌的细胞多半具有振荡器的特性，故胃肠道的任何部位都可产生自发的电活动，即胃肠道的很多部位具有电活动起步点的作用。关于胃电慢波的起步点位置，许多人都进行了研究。Kelly和Code沿狗胃大弯和胃小弯的中线，将胃纵行切开分为两半后，再重新缝合起来，并在切开两半的相应部位，各理植四个电极，在手术创伤恢复后，断续记录胃电3个月，观察到大弯侧胃电慢波起始于胃体上部，以5.2次/分的规律节律，向幽门方向扩布。而小弯侧的胃电慢波，在手术后不久，表现为多源性的且呈不规律的节

律，每分钟仅3.2次。随手术后两侧胃肌的逐渐愈合，小弯侧胃电慢波亦逐渐增多，在手术14天后，小弯侧胃电慢波同大弯侧相一致。以后将胃横切，观察到横切面以上部位的慢波节律没有变化，横切面以下部位的慢波节律较横切前约减少1次/分，但没有改变胃大小弯两侧慢波的节律一致性，因此认为狗胃电慢波起源于胃体大弯侧的上部以振荡器偶联的方式向小弯侧和幽门方向扩布，使整个胃的慢波节律，都与其起步点的节律一致。

在胃和十二指肠之间，其慢波频率没有相互关系。但亦有报告指出，胃窦部的慢波能通过胃幽门部的稀疏纵行肌纤维，扩布到十二指肠冠，周期性地增加十二指肠部的慢波除极。尤其在胃排空时，胃窦的慢波能反复地以积分的方式引起胃十二指肠连接部位发生相应的运动。

小肠的慢波节律，沿胃肠道向尾端呈递减现象，在十二指肠和空肠上部数厘米处慢波的节律相同，再向尾端则呈阶梯性递减（见表1-3）。不同动物的在体实验中，均观察到慢波节律呈阶梯性递减。但在离体的实验中，慢波节律却呈线性递减，这些结果说明，在小肠平滑肌之间，存在有一系列振荡器的松弛偶联。每一个节律平台上，具有最高节律的振荡器，能驱动具有较低节律的振荡器，而发生与最高节律振荡器相同的节律。在平台的末端是高节律振荡器与低节律振荡器的交替带，在这一部位，起驱动作用的高频振荡器，对其下方松弛偶联的振荡器来讲，其节律太高，不能再起驱动作用，从而使平台尾端的振荡器，脱离了上方的高频振荡，而成为驱动下一个平台的起始振荡器。这样在整个小肠就形成了许多慢波的节律平台。慢波的形态和振幅，随其与幽门的距离增加而有很大的改变，这也提示其振荡器的偶联是很松弛的。

表1-3　不同动物胃肠道电活动慢波频率的阶梯性变化

部位	慢波频率/次/分		
	人	狗	猫
胃	3	5	4
十二指肠	12	18	18
空肠	10	17	16
回肠	8	10	12
右结肠	10和3	—	5
左结肠	7和3	—	5
直肠	6和3	—	—
肛管	16和7	—	—

六、胃肠平滑肌电活动与收缩活动的偶联关系

胃肠道的运动形式有多种，如紧张性收缩、分节运动和蠕动等，它们通常都是依赖胃肠平滑肌的电活动实现的。

胃肠平滑肌在静息膜电位的情况下，只有一定的紧张性。紧张性的大小取决于静息膜电位的高低。静息膜电位的周期性波动形成了慢波的自发基本电节律。周期性自发的电节

律起源不明。基本电节律可影响胃肠平滑肌的紧张性，即紧张性收缩。递质、激素和药物均可改变膜的通透性从而影响各类肌张力。

慢波电位的重要作用在于它能引起动作电位。慢波电位本身不能引起胃肠平滑肌的收缩，但是当慢波电位的上升支接近或达到顶峰时，在其上产生的前电位升高到阈水平时，就可触发一个或一连串的峰形动作电位，这类电活动控制着胃肠平滑肌的节律性收缩。有平台的动作电位由于复极化十分缓慢，故其胃肠平滑肌保持较长时间的收缩，这对维持胃肠内压力的稳定十分有利。在通常情况下，慢波电位多起源于胃肠的纵行肌（胃的环行肌也可发生），纵行肌的慢波电位沿着联结环行肌的肌条可被动地扩布到环行肌，从而影响环行肌的肌紧张和收缩活动。慢波电位可决定蠕动波的方向，决定蠕动的节律和速度。

动作电位控制着胃肠的节律性运动。峰电位常单个或成串出现，它与胃肠的收缩有密切关系。峰电位经常重叠在慢波的平台或顶峰上，因此，其出现总是与慢波的频率相同。峰电的振幅和时程与胃肠收缩运动的振幅和时程之间，具有正相关关系。峰电或峰电簇的出现比小肠收缩运动提前 0.1～0.3 s。有平台的动作电位由于复极化十分缓慢，与某些胃肠平滑肌保持较长时间收缩有关。

在胃肠平滑肌的兴奋-收缩偶联中，起关键作用的是 Ca^{2+}，而平滑肌肌质网又不发达，其中 Ca^{2+} 含量很低，所以它收缩时所需的 Ca^{2+} 只有在动作电位产生时才从细胞外液移入细胞内。

第五节　胃肠平滑肌的运动功能

一、胃肠运动的起源

生命起源于原始的海洋。原始的水生生物不仅要对付与其直接接触的液体环境，而且对流经其机体的液体也要进行处理。进化发展为这些生物提供了理想的生存手段。复杂的鞭毛摆动为细菌和多细胞生物的运动和摄食提供了方便，因为，它们要从周围的液体环境中获取营养物质。胃肠道的产生和发展同时需要发展一种推动营养物质通过消化道的办法。最简单的生物可分泌消化酶分解与其身体表面接触的营养，然后通过身体表面的囊状凹陷吸收消化产物。营养物质出入身体均按流体力学的原理进行。随着生物的进化，多细胞生物逐渐有了游泳能力，脊索动物头、尾的出现决定了动物向前的运动方向，同时产生了"口""肛"的分化及其在消化道的极化。这种极化也导致了肠管不同部位结构和功能的分化：如肠管头端具有摄食功能，肠管前段具有感受、贮存和分泌功能，肠管后段则具有消化和吸收功能。然而，这种功能上的分化首先需要发展一种内在机制使营养物通过肠管。肠壁上的肌肉组织为肠管内容物的推进提供了结构基础。

肠管是由中胚层细胞发展而来的，中胚层的多潜能细胞具有形成多种组织包括有收缩功能的肌肉组织的能力。最原始的肠管从入口到出口在结构上可能是均一的，可是进化导致了执行不同功能的器官及具有不同形态结构区域的出现。

二、离体胃肠平滑肌的运动

离体胃肠平滑肌通常具有自发性节律收缩，胃肠道部位不同，这种自发收缩的频率和振幅也不同。离体胃肠平滑肌自发性收缩的发生不依赖于外在神经与体液因素，是平滑肌的一种肌源性活动，可能与 Cajal 间质细胞（ICC）、肠神经丛的活动有关（Keef 等，1997；Horowitz 等，1999），但确切机制目前还不十分清楚。资料报道显示，在自发性收缩起始部位多分布有 ICC（Smith 等，1987；Prosser 等，1995；Sanders 等，1996；Cayabyab 等，1997），同时 ICC 的化学性抑制剂可消除离体胃肠肌条的节律性活动（Prosser 等，1995；Sanders 等，1996a）。钠离子通道阻断剂河豚毒素（TTX）与胆碱能 M 受体阻断剂阿托品对大鼠胃肠道平滑肌的自发性节律收缩无明显影响（Mungan 等，1992），TTX 可增强狗小肠节律性收缩，但对其电活动无明显影响（Cayabyab 等，1997）。然而，肠神经丛中神经递质的大量释放对自发性节律收缩具有调节作用。比如，NO 可降低节律性收缩幅度，这一作用可能是通过 ICC 起作用的（Cayabyab 等，1997；Keef 等，1997）。但是神经细胞并不是释放 NO 的唯一细胞。Publicover 等（1993）报道，肠神经细胞释放的 NO 可刺激 ICC 细胞 NO 的产生，后者反过来可抑制平滑肌的收缩。

Osborne 等（1986）报道，两栖类动物的神经具有抗 TTX 作用，所以 TTX 不影响两栖类动物离体胃肠平滑肌的自发性收缩。鱼类与此不同，TTX、阿托品或 5-HT 受体拮抗剂二甲麦角新碱可减弱或消除鳕鱼离体肠肌的自发性收缩，表明其对胆碱能神经和血清素能神经具有一定的依赖性（Jensen 等，1985；Karila 等，1995；Olsson 等，2000）。NO 对肠道自发收缩具有一定的调节作用，其释放以后可对抗肠道兴奋性信号的输出（Karila 等，1995；Olsson 等，2000）。据报道，NO 对哺乳动物电活动和机械活动的抑制作用可能是通过作用于 ICC 起作用的（Keef 等，1997）；另外，NO 也可抑制 ACh 的释放（Hryhorenko 等，1994；Hebeiss 等，1996）。

三、消化管运动的基本类型

1. 紧张性收缩

消化管平滑肌经常保持轻微的持续收缩状态（称为紧张性收缩）。它与保持消化管腔内一定的基础压力、维持胃肠等器官的形态和位置有关。另外，消化管各种运动也是在紧张性收缩的基础上进行的。

2. 蠕动

蠕动（peristalsis）是消化管平滑肌的特征性运动形式，是环行肌顺序收缩和舒张产生的向前推进运动波；同时蠕动发生时，口端的纵行肌舒张伴有肛端纵行肌的收缩。蠕动可将肠内容物由近端肠管推送进入远端肠管。迷走神经和交感神经切除后蠕动仍可发生，说明蠕动是由肠神经系统介导的肠管局部反射活动。Kunze 和 Furness（1999）对控制哺乳动物消化道蠕动的局部反射研究进展进行了综述，认为局部反射的内在感觉神经元可被黏膜上皮细胞释放的 5-HT 刺激，而肠内容物中的化学物质及平滑肌牵张刺激诱发的收缩均可引起 5-HT 的释放。内在感觉神经元受刺激后，通过上行兴奋反射和下行肠反射控制蠕动的发生。

3. 分节运动

当肠管被食糜充盈时，肠壁的牵张刺激可引起该段肠管一定间隔距离的环行肌收缩，收缩环将肠管分成许多邻接的小节段；随后原来收缩的部位发生舒张，而原来舒张的部位发生收缩。如此反复进行，使肠管内的食糜与消化液充分混合，这种运动形式被称为分节运动（segmentation contraction）。分节运动的主要作用是使食糜与消化液充分混合，并与肠壁紧密接触，有利于消化和吸收，但对食糜无明显的推进作用。

4. MMC

胃肠平滑肌在离体情况下具有自发性活动，在整体情况下同样具有自发性活动。整体情况下的自发性活动发生在空腹状态，表现为单个的局部收缩，这种收缩可沿胃肠平滑肌移行，并与消化间期综合肌电（IMC）的发生协调一致、相伴发生，前者是后者的动因，后者是由前者触发的，称此自发性活动为移行性复合运动（migrating motor complexes，MMC）。与 IMC 一致，MMC 也具有明显的时相性：即 I 相是静止期，此期胃肠道没有明显的收缩活动；II 相伴有不规律的单个收缩；III 相出现强烈的节律性收缩（Furness 等，1987）。在禁食状态的硬骨鱼离体胃肠的移行性收缩中虽然只观察到了类似于 III 相的活动，但仍认为这种活动与 MMC 类似（Karila 等，1995；Olsson 等，1999）。

MMC 的起源和调控比较复杂，到目前为止其发生的机理还不十分清楚。但资料显示肠神经系统对于协调 MMC 在不同肠段的移行是很必要的（Frantzides 等，1990）。同样，外来神经可调节 MMC 的频率使之更加规律（Torsoli 等，1993）；体液因素也可调节MMC，如胃动素对 MMC 的调节起十分重要的作用（Lee 等，1983；Holloway 等，1985）。

在食后数小时，胃和小肠接近排空的情况下，MMC 就重新在胃和小肠发生。小肠MMC III 相强烈的收缩带就开始沿小肠向下移行清扫，其收缩的强度远较食后和 II 相时的收缩强。因此，这种强烈收缩的 MMC III 相尾向移行带，就如同小肠的清道夫（house keeper）一样，能清除小肠中的残留食物、分泌物和脱落的上皮细胞，并将其排到结肠。在反刍类动物，MMC III 相的强烈收缩，也是将小肠内容物向尾端推移的主要动力。

关于小肠 MMC 各相活动对小肠内容物的推进速度，目前尚有争论。但总的看法是 II 相和食后类型的运动推移速度较快，III 相较慢，I 相最慢。III 相的清道夫功能，不是以较快的速度推移小肠内容物，而主要是对肠腔内容物的完全清理，故要求 III 相有一定的收缩强度和持续时间。肠腔和胆道的分泌物能以润滑剂的方式，增强 MMC 的清扫作用，这些分泌物如同清洁剂一样，伴随十二指肠 III 相活动而分泌。

小肠内有细菌过度繁殖的患者，小肠常缺乏 MMC III 相，这进一步支持 MMC III 相的清扫作用，而不是快速地推进。这些患者的 II 相和食后类型的收缩均正常，故能有效地推移小肠内容物，但却不能有效地阻止小肠内细菌的繁殖。当用药物破坏鼠的 MMC 周期后，小肠中细菌就过度繁殖。所以 MMC III 相的生理意义，就在于完全清扫肠腔的内容物，为后来的进食和消化做好准备，并限制有害细菌的繁殖，保持肠腔的清洁。

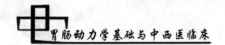

四、胃肠不同部位的运动特点及结构基础

1. 食管

食道平滑肌收缩运动具有扩布特性（progressive character）。平滑肌反应的潜伏期梯度（gradient of latency of response）造成了食道蠕动，反应与刺激的时序性分离（temporal dissociation）是食道平滑肌运动外周调控的明显特点。牵拉（stretch）或电刺激离体的食道平滑肌段，可在刺激部位诱发收缩运动并向食管末端移行。因而，离体食道平滑肌段不仅具备对刺激发生收缩反应的能力，而且这种收缩运动还具有尾向移行特性。

食道环行肌的机械收缩通常都伴随峰电活动，但有时亦出现电－机械分离（electromechanical dissociation）。例如，低频刺激可诱发峰电，但不发生收缩运动；高频迷走刺激可诱发机械收缩却不伴峰电活动。

2. 胃

解剖学通常将胃分为贲门部、胃底、胃体及胃窦四部。从运动机能角度，生理学家将胃分为首区和尾区。前者包括胃底和胃体口侧部，其功能主要为接纳和贮存食物。后者含胃体尾侧部、胃窦和胃十二指肠部，其功能主要通过收缩运动以研磨食物，并且与胃液充分混合，成为小颗粒的食糜后，按小肠消化吸收速度逐次排入十二指肠。两区分界线约在胃大弯口侧1/3位点和胃小弯1/2位点上下。两个胃区界线的划分是以其肌电活动的特点和运动形式为依据的。胃首区的肌电活动是一种膜电位缓慢而低幅度的去极化，它使该区胃肌发生持续的紧张性收缩。在胃尾区则可观察到尾向传播的周期性慢波电变化以及由它诱发的蠕动波。

（1）胃首区的收缩运动形式

胃首区的收缩运动有如下形式，即缓慢的持续收缩（slow sustained contractions）、快速的位相性收缩（rapid phasic contractions）和胃底波（fundal wave）。胃首区的位相性收缩常常叠加于持续性收缩之上，但上述三种形式的运动亦可单独发生。胃首区的运动常表现为全区平滑肌的同时动作，因此可以将胃首区看作一个运动单位。胃首区的收缩是非移行性的，这些收缩轮番地压缩和松解其中的内容物。

（2）胃首区的主要机能

①接纳并贮存食物：空腹时胃腔很小，但进食后胃内容积可增至500～5000 mL，胃腔随着大量食物涌入而充满时，胃内压很少超过10 mmHg（1.33 kPa），这种特性与以下两个因素有关：

容受性舒张（receptive relaxation）：这是指进食时胃首区主动舒张，腔内压随之降低，准备接纳食物的特征性反射活动。在吞咽时，通过迷走神经使胃底部与食道下括约肌同时舒张。

胃首区的顺应性（acceptive relaxation）：胃底与上部胃体的肌肉能适应腔内食物增多而长度延伸2～3倍，但胃腔内压改变不大，因而可容纳数十倍于原容积的食物。Kelly（1974）将气囊放入狗胃首区并使其逐渐扩张至300 mL时，胃腔内压从零增至10 cmH$_2$O（0.981 kPa），然而从300 mL连续扩张至700 mL时，胃内压几乎不再升高。通过胃管将空气迅速注入人的胃时，最初200～600 mL使胃内压上升4～7 mmHg（0.53～0.93 kPa），其后，在达到1600 mL前胃内压没有进一步增高。切除胃首区或切除迷走神经会明显地破坏胃对扩张的顺应机能，在术后动物，胃内压随胃扩张而显著升高。一般认为，这种顺应性与胃首区平滑肌的额电位-张力特性（超极化松弛）以及长度-张力特性有关。

但是在某些情况下，胃充胀亦可引起收缩反应。给麻醉狗胃内灌注154 mmol/L的盐水，当胃容量大于160 mL时，胃可发生强力蠕动收缩。将气囊导入胃瘘病人的胃内进行充气，当胃内压增高一倍时，有时亦使胃发生强烈收缩。

胃首区是固体和黏性食物的主要贮存部位。率先进入胃内食物以其重力克服胃壁阻力，很快进入胃窦部与胃液混合，但大部分食物则随吞咽顺序在胃底、胃体形成层次，保持相对安全的状态。胃首区运动对该区内容物的混合作用甚小，食物在这里可以停留一小时左右而基本上不被搅动。并且胃液渗入食团的速度相当缓慢，因而首区胃腔中央的内容物长时间维持中性pH。故唾液淀粉酶在胃腔中仍继续消化食物。

胃内食物向下的重力以及向上的胃壁托力作用，使其液体静压与垂直高度成正比。重力仅对胃腔内密度不同的食物分布发生影响，胃内气体上升，致密物质下沉。饮料及胃液溢于食团外面，可迅速到达胃窦。X射线造影剂硫酸钡的密度大，因而很快就沉至胃的下部。所以，性状与密度不同的物质在胃内的分布位置及存留时间是不一样的。

②对食物的挤压和推进：胃首区缓慢的持续收缩并无搅拌食物与胃液混合的作用，但胃内食物却因首区胃壁的紧缩而长时间处在被挤压的状态。随着胃内容物的排空，胃首区逐渐收紧，使胃内压始终等于或稍高于腹内压，并迫使胃内容物向胃尾区缓慢移动。为此，Cannon将肉食动物胃首区比作稳定地尾向传送食糜的漏斗（hopper）。

③对液体排空的作用：胃首区的紧张性收缩强度是胃内压高低的决定因素。当胃泌素或胆囊收缩素抑制胃首区紧缩，使胃内压降低时，胃内液体物质的排空亦随之减慢。胃内液体的排空率与胃内压呈线性关系。一般认为，胃首区收缩增强时液体排空加速，胃首区收缩减弱时液体排空减慢。因此，胃首区紧缩引起的胃内压改变在调节胃内液体排空上具有重要作用。但胃首区对固体物质排空的影响则远小于对液体排空的作用。胃尾区及胃十二指肠连接部在调节固体食物排空速度中具有重要作用。

（3）胃尾区的蠕动

直接肉眼观察和摄影技术显示，胃尾区的特征性运动是环行的蠕动波，前为舒张环，后为收缩环。在胃体中部形成宽约2 cm的收缩带，经胃窦向幽门方向移行。胃蠕动波的特点为：蠕动波频率与基本电节律相同，在人胃通常为每分钟3次左右。蠕动波由胃体移行至幽门约需1 min，因而在胃壁上可见2～3个尾向移行收缩波。但不是每个基本电节律在通过胃壁各部时都诱发动作电位和收缩。因而并非每个蠕动波都能到达幽门，有时行至胃窦部即已消失，有的起始部位较低，有的基本电节律不诱发蠕动收缩。故收缩波可有间隙，但两个收缩波之间的时间间隔总是两个基本电节律时间间隔的倍数。蠕动波开始的部位依赖于胃壁的张力及胃内压大小；胃内压越高，蠕动波开始的部位越接近幽门。胃壁的伸张、神经递质释放、激素及旁分泌物质等局部因素都是基本电节律诱发动作电位及胃肌收缩的决定性因素。

蠕动波的传递方向与基本电节律一致。蠕动波移行的速度亦取决于基本电节律的扩布速度，即越近幽门移行速度越快。

蠕动波在胃体部初始时较浅，越近幽门收缩幅度越大。一般认为收缩力逐渐增强主要是由胃壁肌层结构特点所引起的。此外，还与胃窦部胃腔较胃体部逐渐缩小有关；因而在胃壁张力相同时腔内压与腔内径成反比。胃壁的实际收缩幅度还与影响动作电位发生的各种因素有密切的关系。收缩波引起的腔内压改变可高达 100 cmH₂O（9.81 kPa），持续 1～2 s。随着蠕动波的尾向移行，胃窦部胃腔逐渐缩窄。在终末胃窦（在人长约 5 cm），其扩布速度很高，使幽门与终末胃窦几乎同时收缩，称终末胃窦紧缩。由于幽门通道窄小，其关闭甚至比终末胃窦更早发生。

（4）胃尾区运动的生理意义

禁食动物胃窦在移行性运动综合波（MMC）的周期性活动中，每 1～2 h 发生 20～30 min Ⅲ 相强烈收缩。空腹时的 Ⅲ 相收缩波能完全闭合（occlude）胃腔，将残留在胃的大量物质通过幽门排至十二指肠。这种强烈的收缩很可能就是 Carlson 等学者描述的饥饿收缩。

进餐后，胃尾区的活动立即转变为中等幅度的 Ⅱ 相收缩。餐后的蠕动波通常不闭合胃腔，而将邻近胃壁的食糜向幽门推进。当蠕动波来临时，胃窦内压升高，少量含直径 0.1 mm 左右的小颗粒食糜克服幽门阻力排入十二指肠。随之，终末胃窦持续紧缩，幽门关闭，食糜排出终止。此时终末胃窦腔的内容物被升高 10～25 mmHg（1.33～3.33 kPa）的内压强力挤压研磨。胃腔中央的食糜不能前行，而被反向推回近侧胃窦和胃体部。之后，胃窦和幽门舒张，直至下一个蠕动波到来。胃内容物如此反复地被推进、研磨并挤返，直至将固体食物研磨为小颗粒，并与胃液混合为糊状食糜为止。

切除远端胃窦和幽门后，固体食物存留胃内被研磨的正常过程遭受破坏，大颗粒物质排空提早并加速。故胃窦部在滞留、混合、研磨固体食物以及调节胃排空中具有重要作用。胃窦部对液体推进和排空的作用较小。液体从狗胃迅速排空而与胃窦是否收缩关系不大。人液体排空时，尾区胃腔保持开放而腔内压改变甚小。Kelly 等认为胃尾区收缩的主要作用是研磨和混合固体食物，推进是次要的，胃尾区的收缩很可能会延缓液体排空。因为胃泌素、胆囊收缩素增强尾区胃收缩时，胃的液体排空亦同时减慢。而胃尾区重复切割并去除外来神经支配使胃尾区收缩明显减弱时，却对胃的液体排空速度影响甚小。

（5）胃的排空（gastric emptying）

正常情况下，食糜由胃排入十二指肠的速度保持在一个比较合适的范围内，从而将小肠的分泌和吸收功能维持在一定程度，使之不至于过强过快。大量文献报道，多种因素可影响胃排空的速度。其中主要因素有胃充胀、摄食的频率、胃和小肠内食糜的物理性状和化学组成（如固体、液体、渗透压、碳水化合物、脂肪、蛋白质等），这些因素会影响幽门括约肌和胃壁肌肉的紧张性。当胃内部分食糜排入十二指肠后胃排空速度减慢主要是由于十二指肠 CCK 和胃泌素的释放引起的（Liddle 等，1986）。对虹鳟鱼胃排空的研究结果表明，CCK 对鱼类的胃排空的调节具有很重要的作用（Olsson 等，1999）。除 CCK 以外，神经递质和激素，如乙酰胆碱、去甲肾上腺素、缓激肽、5-羟色胺、VIP、胃动素、CGRP 等对胃排空也具有很重要的作用（Torsoli 等，1993；Daniel 等，1994b）。另外，NO 合酶活性的抑制可延迟胃排空，主要是由于胃不同部位的活动与幽门的强烈收缩不协调导致的（Orihata 等，1994）。

3. 小肠

（1）十二指肠的位置

十二指肠为小肠的开始段，起自幽门，止于十二指肠空肠曲，移行为空肠，长约25～30 cm，在胃幽门与空肠之间，呈马蹄形环抱胰头。除其上部3～4 cm被腹膜包裹而可活动外，其余均位于腹膜后较固定。十二指肠较短，起始部称十二指肠球部，紧接在幽门的下端，其运动与胃及十二指肠下部的运动不同。在胃排空时，胃窦末端收缩，十二指肠球部充盈，食糜进入十二指肠。这样，十二指肠以一个任意的方式改变它的形状，不能使其内容物向前或向后推移，因此，十二指肠中常有食糜存在。

（2）十二指肠的运动

十二指肠的收缩形式有两种，即离心收缩和向心收缩。离心收缩时，收缩限于2 cm长的肠段内，这种收缩肠腔内压力不发生改变，也不推进食糜，不能使节段排空，只能将食糜与胆汁和胰液混合。向心收缩能使2 cm以上的肠段排空，同时引起肠腔内压力升高达2.7 kPa。空虚的节段在环状收缩消失时就再次被充盈。十二指肠末端的收缩频率为每分钟12次，由其电活动频率所控制。十二指肠球部纵行肌有其固有的相对较快的基础电节律，每分钟12次，它的起步点位于胆总管开口处附近。胃窦的电节律比十二指肠的电节律明显少，它主要是借助胃小弯的部分纵行肌纤维通过幽门连接传递到十二指肠球部。虽然十二指肠球部纵行肌有其固有的每分钟12次的电节律，但它也受胃电活动的影响，这两种电节律相互作用，结果使每第5个左右的十二指肠的去极化可由胃窦传来的去极化所增强，这种增强在猴的幽门交界处远至17 mm以外都能记录出来。增强的十二指肠去极化通常跟着就发生收缩，胃窦与十二指肠节律的偶联说明了十二指肠的收缩大多数是在胃窦收缩之后出现的。十二指肠球部是一个灵敏的感受器区域，它对从胃进入十二指肠球部的食糜性质发生反应，同时，渗透压平衡、中和胃酸以及小肠消化都从这里以及紧接的以下的几个厘米的十二指肠开始。

（3）小肠的运动形式

小肠的运动形式主要有紧张性收缩、分节运动、袖状运动和蠕动。此外，尚有黏膜和绒毛的运动。

①紧张性收缩：小肠平滑肌的紧张性是其他运动形式有效进行的基础。当小肠的紧张性降低时，肠腔扩张，肠内容物的混合与运转变慢；当小肠紧张性升高时，食糜在小肠内的混合与运转就加快。

②分节运动：分节运动（segmentation movement）是小肠最主要的运动形式，与小肠的消化和吸收功能相一致。分节运动是以环行肌为主、规律地收缩和舒张的交替性收缩。它受起源于胆总管开口处附近的纵行肌的基本电节律所控制。在实验中观察到，狗十二指肠的基本电节律平均为19.6±0.7次/分。故每一电节律的周期约为3.1 s，而峰电活动多负载于基本电节律（慢波）的降支部分，这就意味着肌肉收缩的节律也是每分钟大约19.6次。Cannon（最早）对分节运动的描述是这样写的：节律性分节运动是小肠中最常见的机械活动过程。在一段肠袢内常见一小团食物静静地停着，突然地在食团内出现一种不很明显的活动，一会儿沿着食团的纵轴以规律的间隔出现环状收缩，并将食团分为若干卵圆形小块。过一会儿，每个卵圆形小块又被分成两半，每个半份又和它邻近的小块迅速融接到一

起，合并成一个节段。再过一会儿，新的节段又被分割开来，而相邻的一半又融接到一起，形成又一次的组合，如此反复进行。

由于分节运动发生在基本电节律之后，是以基本电节律的活动为基础的，所以，分节运动的频率和基本电节律的频率相同。小肠的基本电节律在小肠上部较快，愈向下愈慢，且呈阶梯性。人小肠的基本电节律比狗的慢，在十二指肠平均为11.8次/分；而在回肠末为9.39次/分。分节运动在空腹时多半很少或不存在，但进食后立即增强，并呈周期性的强弱变化。惊恐一类的刺激，能通过中枢神经系统引起肾上腺髓质释放肾上腺素，通过血液循环抑制小肠的分节运动。刺激迷走神经或给予抗胆碱酯酶药物，如毒扁豆碱或奎尼丁等，都能使分节运动加强。在负鼠，胆囊收缩素能刺激十二指肠环行肌发生位相性收缩。人在消化时释放的胆囊收缩素对小肠分节运动的影响，目前还不清楚。

虽然分节运动仅有轻微的推动作用，但食糜的运动仍然向下端推移。仅仅一次分节收缩，能使该收缩波下的食糜向两端移动，因为小肠上部的收缩频率较下部高，所以，结果是食糜在小肠中向下推移比向上推移的多。此外，食糜在小肠中的推移除收缩所造成的压力外，肠腔内阻力的变化也能影响食糜的推移，分节收缩能增加小肠中的阻力，但小肠上部的收缩节律大，下部的收缩节律小，故小肠下部的阻力小于小肠上部，这也是分节运动造成食糜向下推移的原因。

另外，在小肠还有一种袖状运动，与分节运动相似，但有一定的区别（见图1-14）。

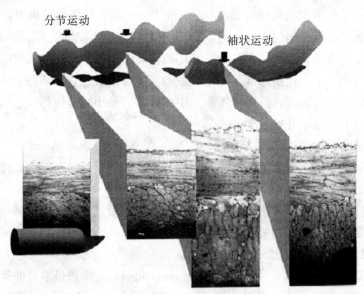

四个组织图为环行肌层交界处，×600（见 Thuneberg 等，2001）

图1-14　成年小鼠回肠分节运动和袖状运动比较

③蠕动：小肠的蠕动（peristalsis）由纵行肌和环行肌的顺序舒缩引起，是一种推进性运动。在食糜前端有一舒张波，后侧形成收缩环将食糜推移或长或短的一段距离。小肠蠕动波行进速度很慢，每分钟约1～2 cm。每个蠕动波仅把食糜推进一短段距离（约数厘米），而后消失。其意义在于使经过分节运动的食糜向前推进一步，到达新肠段后再开始分节运动。小肠蠕动在餐后大大增加。

小肠蠕动由肠腔内食糜的机械扩张引起，是壁内神经系统活动的结果，因为去除外来神经并不消除蠕动反射，但窒息或在肠黏膜涂抹可卡因却使蠕动消失。目前认为，肠壁中的牵张感受器受肠腔食糜的机械扩张刺激，其冲动经内在神经丛的特殊通路，引起支配食团前端环行肌的传出纤维释放肾上腺素能抑制性介质（ATP或肽能物质），促使该部环行肌舒张；并且使支配相应位置纵行肌的传出纤维释放乙酰胆碱，引起该部纵行肌收缩；纵行肌、环行肌的协同动作在食团前端造成一个舒张波。同时还有长潜伏期的后行通路，使支配食团后侧纵行肌的传出纤维释放抑制性介质（ATP或肽能物质），支配该部环行肌的传出纤维释放乙酰胆碱，引起纵行肌舒张、环行肌收缩。其协同动作在食团后侧形成一个收缩环。5-羟色胺是蠕动反射中感觉神经元与运动神经元之间的兴奋性递质。在这里，食团前端环行肌收缩时间较食团后侧环行肌收缩滞后，有相当于全蠕动波周期1/4即90°相位差。而食团前端纵行肌收缩则比后侧纵行肌超前90°。正是这种由内在神经系统发动的纵行肌、环行肌超前或滞后的舒缩协同动作，在肠壁上形成一个舒张波在前、收缩波在后的蠕动波，推送食团移动。随着食团的推移，舒缩波亦沿小肠向下扩布。以六甲双胺（hexamethonium）阻滞神经节活动可消除环行肌的舒缩，但不影响较早发生的纵行肌收缩；在这种情况下，灌注拟胆碱能药物（bethanechol）可诱发沿小肠推动的小肠波。这是由于药物提高了环行肌的兴奋性，促使在慢波基础上发生动作电位的缘故。在整体内，小肠蠕动又受外来神经以及胃肠道激素的影响。

在小肠还发现一种推进速度极快（2～25 cm/s）、传递较远的强烈蠕动波，这种蠕动波称蠕动冲。它可以在几分钟内把食糜从小肠始端一直推送到小肠末端，有时还到达大肠。蠕动冲可由进食时的吞咽动作以及食糜进入十二指肠引起。但有人认为，人类小肠一般不发生蠕动冲，但当小肠受到强烈的异物刺激，如感染时，就可能发生蠕动冲。它的作用是尽快地把小肠内容物驱入大肠，以缓解小肠异物的刺激。在十二指肠和回肠末端，还可出现逆蠕动，其运动方向与蠕动相反。因此，食糜可以在相应肠段内来回移动，有利于食物的充分消化吸收。目前认为，人在正常情况下逆蠕动很少发生或不发生。

④超速扩布的峰电簇：在研究红霉素诱发小肠电活动改变的实验中，石宣政、张经济等（1990）观察到狗的小肠还有一种超速扩布的峰电簇（ultra-rapid propagating bursts of spikes），其扩布速度较蠕动冲还快一倍以上，平均为58.8±28.6 cm/s。这种峰电簇可发生于小肠慢波的各个部位，且对慢波呈强烈的抑制作用。根据小肠峰电簇的发放与胃电活动的关系，可分为两型：Ⅰ型较为多见，其特征是胃的一次强烈峰电活动传至小肠后，在2～6 min内，使小肠峰电簇反复发放，但开始发放的峰电簇较密集，扩布速度较快；Ⅱ型超速扩布的峰电簇，总是在胃的强烈峰电簇之后发生。此时每个胃电慢波都负载强烈峰电活动，每一簇胃峰电均引起一次小肠超速峰电簇发放，故小肠峰电簇间隔均匀，与胃电慢波节律一致（5次/分）。该型扩布速度略慢，平均为33.8±11.9 cm/s，其他均与Ⅰ型相似。

超速扩布的峰电簇一旦在小肠上端发生，即迅速沿小肠扩布，一般均达小肠的全长，这种峰电簇可自发产生，但多数是由红霉素诱发的。在研究巴豆油对小肠电活动影响的实验中，注意到巴豆油亦可诱发这类电活动。

⑤短的推进性运动：小肠内的食糜可被其短的弱的推进性运动（short propulsive movements）向下缓慢地推移。如果长的、强有力的推进性运动将食糜快速地向下推移甚

远，而不能使其在小肠内有充足的时间进行消化和吸收，就将对身体产生不利的影响。用X射线照相术的研究证明，起源于十二指肠上部的环状收缩，像一条细弱的皱状波缓缓移向空肠上部，也使部分食糜缓慢地向前推进。这种收缩不是蠕动，其扩布的速度平均为1.2 cm/s，推进的距离一般为15 cm左右。

对小肠内容物混有钡剂的人，用X射线观察时常见其阴影前后摆动，这种运动是小肠壁先上部后下部的连续性收缩所引起的，并不是小肠的摆动运动，因为人的小肠肌肉已被证明，没有特殊的摆动运动。

虽然进食后小肠的运动增强，但其对食糜的推移能力却减弱。在狗的实验中，将与体温相同的等张溶液注入小肠上部，测定其推移速度，以反映小肠推移的能力。结果证明狗进食后，其推移率减慢约80%。这种降低是由于小肠收缩加强，肠腔变窄，液体流动的阻力增加所致。另一方面，在张力缺乏的肠腔内，由于阻力减小，食糜向下推移却异常地快。小肠活动与其内食糜的推移关系可用药物的作用来说明，吗啡能引起十二指肠痉挛，抑制抑制性神经的活动，诱发移行性肌电综合波，增强胃肠平滑肌的位相性收缩和紧张性收缩，结果使胃肠道内容物向下部的推移率降低，于是发生便秘。

4. 结肠

（1）结构特点

人类结肠的纵行肌集中成三条带（称结肠带）。在结肠带之间，只有很薄的一层纵行肌。由于结肠带短、肠管长和环行肌的收缩，盲肠和升结肠常折叠成带状（称结肠袋），这种结肠袋不是固定的结构。结肠的近端被回盲括约肌所关闭，而由肥厚环行肌形成的有力的肛门内括约肌关闭着结肠的远端。在乙状结肠处，结肠带变宽，一厚层纵行肌将肛门括约肌包裹，纵行的末端在此处呈扇状散开，终止于会阴部的肌膜和皮肤上，它们收缩时能提高和缩短肛管。肛管远端的内括约肌被横纹肌包裹，这些横纹肌分成两组，即浅层肛门外括约肌和深层肛门外括约肌，它们与肛门内括约肌的平滑肌或多或少地发生重叠。肛提肌呈拱形包绕在肛管的最上部，但肛管的后侧没有肛提肌纤维或横纹肌附着。肛提肌与外括约肌属同一神经支配，除排便时外，它们都处于收缩状态。由于肛提肌的收缩，肛管上部向前，上肛管与直肠之间形成直角。排便时肛提肌舒张，肛管与直肠之间的角度消失。另外，通常排便时股髋关节弯曲超过90°时，肛管与直肠之间的角度也消失。骨盆的底部是由横纹肌组成的盆膈构成，肛门穿过盆膈，且受盆膈支持。

根据结肠内容物的推进方向和形态，结肠可分为升结肠、横结肠、降结肠和乙状结肠四部分。

①升结肠：长约15～20 cm，为盲肠延续，向上沿右腹外侧行至右季肋部至肝右叶下方转向左前下方，移行于横结肠，移行处所形成的弯曲称结肠右曲（或称结肠肝曲），升结肠的前面及两侧被腹膜覆盖，后面借疏松的结缔组织附着于腹后壁，活动性较小，位置比较恒定。

②横结肠：长约50 cm，起自结肠右曲横行向左至左季肋部，在脾门附近呈锐角转弯下行，续于降结肠，转弯处形成结肠脾曲。脾曲位置比肝曲略高，并且更贴近腹后壁。横结肠除右曲仅部分被腹膜覆盖外，其余部分完全被腹膜包裹并形成较宽的横结肠系膜。系膜向肝曲及脾曲逐渐变短，而中间较长，因此，整个横结肠呈弓状下垂。横结肠的前面有

胃结肠韧带和大网膜附着，后面邻接十二指肠和胰；上面有肝、胆、胃、胰尾和脾脏下端，下为小肠袢。

③降结肠：起自脾曲，沿左腹外侧垂直下降至髂嵴移行为乙状结肠，全长15～20 cm。降结肠管较升结肠小，位置也较深。它的前面通常覆盖有小肠袢，沿结缔组织固定于腹后壁，活动性很小。

④乙状结肠：乙状结肠是位于降结肠和直肠之间的一段，因该段肠管呈"乙"字形弯曲，故有其名。乙状结肠完全被腹膜包裹，乙状结肠系膜将乙状结肠固定于左髂窝和小骨盆后壁，系膜根部附着缘常呈"人"字形，该段肠管的形状、位置和长度个体差异较大。

（2）结肠的运动

结肠的运动少而缓慢，对刺激的反应也较迟钝，这些特点对于以暂时贮存粪便的大肠是适宜的。大肠的主要运动形式有袋状往返运动、分节推动运动、多袋推进运动及蠕动。后两种运动可将结肠的内容物向前推进。

①袋状往返运动：这是一种推进性运动，多见于空腹和安静时。结肠壁在不同的结肠部位同时有肠运动波，引起环行肌收缩，产生很多袋形。由于这种运动波之间并不协调一致，所以，粪便并不向前推进，只是做短距离来回移动，这有利于水和电解质的吸收，使粪便失去水分。乙状结肠类似的收缩则与形成椭圆形粪块有关。这种运动在进食后或结肠受到拟副交感药物刺激时减少，此时分节推进运动及多袋推进运动则增多。每天大便一次以上的人，其各种推进性运动是每天习惯上只大便一次的人的3倍。

②分节推进运动和多袋推进运动：一个结肠袋中的内容物被向下推移一段或更远的距离，而不返回到原来的部位，这种运动称为分节（段）推进运动。尽管下面结肠袋周围肌肉的收缩，能把肠内容物挤向两个方向，但其内容物的实际移动方向还是向肛门端的，这是因为在这种运动中向下移动的距离大，而逆向推移的距离只有向下推移距离的二分之一到三分之一。

在相当长的一段结肠壁上同时发生许多袋状收缩，并使其内容物向下缓慢推移的这种运动，称为收缩性多袋推进运动。在这种推进运动的作用下，被推移到下段结肠中的内容物又刺激相应的肠壁，发生多袋推进运动，使肠内容物继续下移。分节推进运动可为胆碱能刺激所引起，亦可被5-羟色胺、前列腺素 E_1 和摄食所增加，而为阿托品、儿茶酚胺及睡眠所减弱。如果邻近几段结肠大致同时收缩，则其中部分或全部的结肠内容物移向邻近的结肠腔中，能使该段结肠袋间的褶皱消失。进食和拟副交感神经的药物能增强这种多袋推进运动。

③蠕动：结肠蠕动是由向前推进的收缩波所组成的，它能将结肠中的粪块以每分钟1～2 cm的速度稳定地向前推送。在蠕动波的前面肌肉舒张并常充满气体，在收缩波的后面仍继续保持收缩，维持5 min以上，使该段肠管闭合。结肠的逆蠕动虽然发生，但非常罕见。

正常人，结肠内容物向前推进的速度为平均8 cm/h，而逆向返回的速度为3 cm/h，所以，真正向前的推进速度为5 cm/h。每周大便少于4次的便秘患者，结肠内容物向前推进的速度仅为1 cm/h。正常人进食后，结肠的推进速度加快，达14 cm/h，但其逆向返回的速度不变，故饭后结肠实际向前推进的速度为10 cm/h，较空腹时约快一倍。

④胃结肠反射和集团推进运动：在进食时或进食后的即刻，由于食物对胃壁的机械刺激，反射性地使结肠运动增强，称为胃结肠反射。这一反射的部分原因，尚包括进食引起的回肠排空加强，从回肠进入结肠的食糜，促使结肠内容物的净推进速度从 5 cm/h 增加到 10 cm/h。回肠排空最快的人，结肠的净推进速度可达 34 cm/h。但是胃结肠反射在一些回肠内容物不能进入结肠的患者也能够发生，这说明胃结肠反射的单独存在。有人提出，在胃结肠反射中可能有体液因素参与，但在进食后 10 min 内，结肠运动的强度即达高峰，所以多数人认为这一反射主要是神经性调节。在给予抗胆碱能药物后，该反射的早期反应消失，但较晚时结肠运动的加强可能与激素的释放有关。食物中的脂肪是食后结肠运动增强的主要刺激物，但还没有证明脂肪引起肠壁释放的胆囊收缩素在这一反射中的作用。蛋白食物和氨基酸能抑制脂肪引起的结肠反应，所以在混合食物中，对结肠的兴奋和抑制是保持平衡的。

进食或谈论食物都能引起右结肠的活动增强，从而引起集团推进运动。右结肠的运动将其内容物推移到肝曲及横结肠后，从横结肠的中段开始，就出现一系列的多袋性推进运动或蠕动，使肠内容物以每分钟 2～5 cm 的不同速度向前推进，直达乙状结肠和直肠。有时由于进食引起回肠排空加速，集团推进运动可由盲肠开始，从而使盲肠中的内容物能较快速地推移到乙状结肠和直肠。所以集团推进运动或集团蠕动是一种范围较广、推进距离较远的运动形式。对住院病人的研究证明，只有在饭后随便走动的病人，进食才能引起集团运动，而吃饭时及饭后仍然躺卧的病人，进食很少引起集团运动。这可能就是长期卧床的人容易发生便秘的原因。

（李红芳　汪江碧　田治峰）

参考文献

张经济. 消化道生理学. 广州：中山大学出版社，1990：143-144.

周吕. 胃肠动力学. 北京：科学出版社，1999：16-19.

Adelstein R S, Pato M D, Conti M A. The role of phosphorylation in regulating contractile proteins. Adv Cyclic Nucl Res, 1981, 14: 361

Adelstein R S. Regulation of contractile proteins by phosphorylation. J Clin Invest, 1983, 72: 1863-1866.

Akimoto K, Mizuno K, Osada S, et al. A new member of the third class in the undifferentiated mouse embryonal carcinoma cell line and also in many tissues and cells. J Biol Chem, 1994, 269: 12677-12683.

Aksoy M O, Murphy R A, Kamm K E. Role of Ca^{2+} and myosin light chain phosphorylation in regulation of smooth muscle cells. Am J Physiol, 1982, 242: C109-C116.

Albertí E, Mikkelsen H B, Wang X Y, et al. Pacemaker activity and inhibitory neurotransmission in the colon of Ws/Ws mutant rats. Am J Physiol Gastrointest Liver Physiol,

2007, 292: G1499-G1510.

Alessi D, MacDougall L K, Sola M M, et al. The control of protein phosphatase-1 by targeting subunits: the major myosin phosphatase-1 by targeting subunits: the major myosin phosphatase in avian smooth muscle is a novel form of protein phosphatase-1. Eur J Biochem, 1992, 210: 1023-1035.

Alexandre D, Anouar Y, Jegou S, et al. A cloned frog vasoactive intestinal polypeptide/pituitary adenylate cyclase activating polypeptide receptor exhibits pharmacological and tissue distribution characteristic of both VPAC₁ and VPAC₂ receptors in mammals. Endocrinology, 1999, 140: 1285-1293.

Alexander S. K, Ko M, Li J, et al. Molecular Mechanism of Telokin-mediated Disinhibition of Myosin Light Chain Phosphatase and cAMP/cGMP-induced Relaxation of Gastrointestinal Smooth Muscle. J Biol Chem, 2012, 287: 20975-20985.

Allbritton N L, Meyer T. Localized calcium spikes and propagating calcium waves. Cell Calcium, 1993, 14: 691-697.

Allescher H D, Kurjak M, Huber A, et al. Regulation of VIP release from rat enteric nerve terminals: evidence for a stimulatory effect of NO. JAMA, 1996, 34(4): G568-G574.

Amano M, Ito M, Kimura K. Phosphorylation and activation of myosin by Rho-associated kinase(Rho-kinase). J Biol Chem, 1996, 271: 20246-20249.

Ambache N. The electrical activity of isolated mammalian intestines. J Physiol, 1947, 106: 139-53.

Amrani Y, Magnier C, Enouf J, et al. Ca²⁺ increase and Ca²⁺-influx in human tracheal smooth muscle cells: role of Ca²⁺ pools controlled by sarco-endoplasmic reticulum Ca²⁺-ATPase 2 isoform. Br J Pharmacol, 1995, 115: 1204-1210.

Andrea J E, Walsh M P. Protein kinase C of smooth muscle. Hypertension, 1992, 20: 585-595.

Andreas C, Sanders K M. Ca²⁺-activated K⁺ channels of canine colonic myocytes. Am J Physiol, 1989, 257: C470-C478.

Applegate D, Feng W, Green RS, et al. Cloning and expression of a novel acidic calponin isoform from rat aortic vascular smooth muscle. J Biol Chem, 1994, 269: 10683-10690.

Arimura A. Perspectives on pituitary adenylate cyclase activating polypeptide(PACAP)in the neuroendocrine, endocrine, and nervous system. Jpn J Physiol, 1998, 48: 301-331.

Aronsson U, Holmgren S. Muscarinic M₃-like receptors, cyclic AMP and L-type calcium channels are involved in the contractile response to cholinergic agents in gut smooth muscle of the rainbow trout, Oncorhynchus mykiss. Fish Physiol Biochem, 2000, 23: 353-361.

Barany M. Biochemistry of smooth muscle contraction. San Diego, C A: Hcademic Press, 1996.

Barnett M S, Manning C D, Price W J, et al. Initial biochemical and functional characterization of cyclic nucleotide phosphodiesterase isozymes in canine colonic smooth muscle. J Pharmacol Exp Ther, 1993, 264: 801-812.

Barr L, Berger W, Dewey M N. Electrical transmission of the nexus between smooth muscle cells. J Gen Physiol, 1968, 51: 347-369.

Bauer A J, Sanders K M. Gradient in excitation-contraction coupling in canine gastric antral circular muscle. J Physiol(Lond), 1985, 369: 283-294.

Becker P L, Singer J J, Walsh J V, et al. Regulation of calcium concentration in voltage-clamped smooth muscle cells. Science Wash D C, 1989, 244: 211-214.

Benham C D, Bolton T B, Lang R J, et al. Calcium-activated potassium channels in single smooth muscle cells of rabbits jejunum and guinea-pig mesenteric artery. J Physiol(Lond), 1986, 371: 45-67.

Benham C D, Bolton T B. Patch-clamp studies of slow potential-sensitive potassium channels in longitudinal smooth muscle cells of rabbit jejunum. J Physiol(Lond), 1983, 340: 469-486.

Benham C D, Tsien R W. A novel receptor-operated Ca^{2+}-permeable channel activated by ATP in smooth muscle. Nature Lond ,1987, 328: 275-278.

Bennet M V L, Goodenough D M. Gap junctions, electrotonic coupling and intracellular communication. Neuosci Res Progtam Bull, 1978, 16: 373-486.

Bennett M V L, Bario L C, Bargiello TA, et al. Gap junctions: new tools, new answers, new questions. Neuron, 1991, 6: 305-320.

Berridge M J, Irvine R F. Inositol phosphates and cell signalling. Nature, 1989, 341: 197-205.

Berridge M J. Inositol triphosphate and calcium signaling. Nature Lond, 1993, 361: 315-325.

Birnbaumer L, Codia J, Mattera R, et al. Regulation of hormone receptors and adenolate cyclases by guanine nucletide binding N profeins. Res Prog Horm, 1985, 41: 53-58.

Birukov K G, Stepanoval O V, Nanaev A K, et al. Expression of calponin in rabbit and human aortic smooth muscle cells. Cell Tissue Res ,1991, 266: 579-584.

Bitar K N, Bradford P J, Putney J W Jr, et al. Cytosolic calcium during contraction of isolated mammalian gastric muscle cells. Science, 1986a, 232: 1143-1145.

Bitar K N, Bradford P J, Putney J W Jr, et al. Stoichiometry of contraction and Ca^{2+} mobilization by inositol 1,4,5-triphosphate in isolated gastric smooth muscle cells. J Biol Chem, 1986b, 261: 16591-16596.

Bitar K N, Burgess G M, Putney J W, et al. Source of activator calcium in isolated guinea pig and human gastric muscle cells. Am J Physiol, 1986c, 250: G280-G286.

Bitar K N, Hillemeier C, Biancani P, et al. Regulation of smooth muscle contraction in rabbit internal anal sphincter by protein kinase C and ins (1,4,5)P₃. Am J Physiol, 1991, 260: G537-G542.

Bitar K N, Hillemeier C, Biancani P. Differential regulation of smooth muscle contraction in rabbit internal anal sphincter by substance P and bombesin. Life Sci, 1990, 47: 2429-2434.

Bitar K N, Ibitayo A, Patil S B. Hsp27 modulates agonist-induced association of translocated RhoA and PKC-α in muscle cells of colon. J Appl Physiol, 2002, 92: 41-49.

Bitar K N, Kaminski M S, Hailat N, et al. Hsp27 is a mediator of sustained smooth muscle contraction in response to bombesin. Biochenm Biophys Res Commun, 1991, 181: 1192-1200.

Bitar K N, Makhlouf G M. Receptors on smooth muscle cells: characterization by contraction and specific antagonists. Am J Physiol, 1982, 242: G400-G407.

Bitar K N. Function of gastrointestinal smooth muscle: From signaling to contractile proteins. Am J Med, 2003, 115(3A): 15S-23S.

Bitar K N. Hsp27 phosphorylation and interaction with actin-myosin in smooth muscle contraction. Am J Physiol, 2002, 282: G894-G903.

Bogactheva N V, Ma Y, Urosev D, et al. Localization of calponin binding sites in the structure of 90 kDa heat shock protein (Hsp90). FEBS Lett, 1999, 457: 369-374.

Bolton T B, Lang R J, Takewaki T, et al. Patch and whole-cell voltage clamp of single mammalian visceral and vascular smooth muscle cells. Experientia, 1985, 41: 887-894.

Bond M, Somlyo A V. Dense bodies and actin polarity in vertebrate smooth muscle. J Cell Biol,1982, 95: 403-413.

Brandt P, Neve R L, Kammesheidt A, et al. Analysis of the tissue-specific distribution of mRNAs encoding the plasma membrane calcium-pumping ATPases and characterization of an alternately spliced form of PMCA4 at the cDNA and genomic levels. J Biol Chem, 1992, 267: 4376-4385.

Briejer M R, Akkermans L M A, Schuurkes J A J. Interactions of serotonin with multiple recptors and neurotransmitters in the guinea-pig isolated colon. Arch Int Pharmacodyn Ther, 1995, 329(1): 121-133.

Brophy C M, Molinaro J R, Dickinson M. The macoromolecular associations of heat shock protein-27 in vascular smooth muscle. Surgery, 2000, 128: 320-326.

Brown B H. Intestinal smooth muscle electrical potentials recorded from surface electrodes. Med & Biol Eng, 1975, 13: 97-103.

Brown D A, Adams P R. Muscarinic suppression of a novel voltage-sensitive K^+ current in a vertebrate neurone. Nature, 1980, 283: 673-676.

Bulbring E. Membrane potentials of smooth muscle fibers of the taenia coli of the guinea-pig. J Physiol, 1954, 125: 302-315.

Burcher E, Mussap C, Stepphenson J A. Autoradiogarphic localization of receptors in peripheral tissues // Buck S H. The Tachykinin Receptors. Totowa, New Jersey: Humana Press, 1994: 125-163.

Burgess G M, McKinney J S, Fabiato A, et al. Calcium pools in saponin-permeabilized guinea pig hepatocytes. J Biol Chem, 1983, 258: 15336-15345.

Burka J F, Blair R M J, Hogan J E. Characterization of the muscarinic and serotonergic receptors of the intestine of the rainbow trout (Salmo gairdneri). Can J Pharmacol, 1989, 67: 477-482.

Burns A J, Lomax A E J, Torihashi S, et al. Interstitial cells of Cajal mediate inhibitory neurotransmission in the stomach. Proc Natl Acad Sci USA, 1996, 93: 12008-12013.

Burnstock G, Straub R W. A method for studying the effects of ions and drugs on the resting and action potentials in smooth muscle with external electrodes. J Physiol, 1958, 140: 156-167.

Caputo A, Caci E, Ferrera L, et al. TMEM16A, a membrane protein associated with calcium-dependent chloride channel activity. Science, 2008, 322: 590-594.

Carvajal J A, Germain A M, Huidobro-Toro J P, et al. Molecular mechanism of cGMP-mediated smooth muscle relaxation. J Cell Physiol, 2000, 184: 409-420.

Cayabyab F S, Jimenez M, Vergra P, et al. Influenence of nitric oxide and vasoactive intestinal peptide on the spontaneous and triggered electrical activities of the canine ileum. Can J Physiol, 1997, 75: 383-397.

Chacko S, DiSanto M, Wang Z, et al. Contractile protein changes in urinary bladder smooth muscle during obstruction-induced hypertrophy. Scand J Urol Nephrol Suppl, 1997, 184: 67-76.

Chalovich J M. Actin mediated regulation of muscle contraction [review]. Pharmacol Ther, 1992, 55: 95-148.

Chang W J, Ying Y S, Rothberg K G, et al. Purification and characterization of smooth muscle cell caveolae. J Cell Biol, 1994, 126: 127-138.

Chen Q, Channell M, Van Breemen C. The superficial buffer barrier in vascular smooth muscle. Can J Physiol, 1986, 251: C356-C361.

Chen W, Lah M, Robinson P J, et al. Phosphorylation of phospholamban in aortic smooth muscle cells and heart by calcium/calmodulin-dependent protein kinase II. Cell Signal, 1994, 6: 617-630.

Choudhury N, Khromov A S, Somlyo A P, et al. Telokin mediates Ca^{2+} desensitization through activation of myosin phosphatase in phasic and tonic smooth muscle. J Muscle Res Cell Motil, 2004, 25: 657-665.

Chow B K C. The goldfish vasoactive intestinal polypeptide receptors: functional studies and tissue distribution. Fish Physiol Biochem, 1997, 17: 213-222.

Clapp L H, Sims S M, Singer J J, et al. Role for diacylglycerol in mediating the actions of Ach on M-current in gastric smooth muscle cells. Am J Physiol, 1992, 263: C1274-C1281.

Cobine C A, Callaghan B P, Keef K D. Role of L-type calcium channels and PKC in active tone development in rabbit coronary artery. Am J Physiol Heart Circ Physiol, 2007, 292: H3079-H3088.

Code C F. The interdigestive myoelectric complex of the stomach and small bowel of dogs. J Physiol, 1975, 246: 289-293.

Colburn J C, Michnoff C H, Hsu L C, et al. Sites phosphorylated in myosin light chain in contracting smooth muscle. J Bio Chem, 1988, 263: 19166-19173.

Cooke P. A filamentous cytoskeleton in vertebrate smooth muscle fibers. J Cell Biol, 1976, 68: 539-556.

Cornwall T L, Pryzwansky K B, Wyatt T A, et al. Regulation of sarcoplasmic reticulum protein phosphorylation by localized cyclic GMP-dependent protein kinase in vascular smooth muscle cells. Mol Pharmacol, 1991, 40: 923-931.

Coronado R, Morrissette J, Sukhareva M, et al. Structure and function of ryanodine receptors. Am J Physiol, 1994, 266: C1485-C1504.

Daniel E E, Bodie G, Mannarino M, et al. Changes in membrane cholesterol affect caveolin-1 localization and ICC-pacing in mouse jejunum. Am J Physiol Gastrointest Liver Physiol, 2004, 287: G202 - G210.

Daniel E E, Daniel V P, Duchon G, et al. Is the nexus necessary for cell-to-cell coupling of smooth muscle? J Menbr Biol, 1976, 28: 207-239.

Daniel E E, Haugh C, Woskowska Z, et al. Role of nitric oxide-related inhibition in intestinal polypeptide. Am J Physiol, 1994a, 266: G31-G39.

Daniel E E, Tougas G, Allescher HD, et al. Mediators and enteric nerve pathways controlling gastric emptying. Dig Dis Sci, 1994b, 39 (12): S63-S68.

Daniel E E, Vergara P, Mao Y K, et al. CCK-8, a neuromodulator of NO, VIP and ACh release in canine intestine: Functional and ligand binding studies. Biomed Res, 1994c, 15: (Suppl 2): 51-56.

Daniel E E. Physiology and pathophysiology of the interstitial cell of Cajal: From Bench to Bedside Ⅲ. Iteraction of interstitial cells of Cajal with neuromediators: an interim assessment. Am J Physiol Gastrointest Liver Physiol, 2001, 281:G1329-G1332.

Davison P F, Hong B S, Cooke P. Classes of distinguishable 10 mm cytoplastoc filaments. Exp Cell Res, 1977, 109: 471-474.

Dekker L V, Parker P J. Protein kinase C: a question of specificity. Trends Biochem Sci, 1994, 19: 73-77.

DeLanerolle P, Condit J R, Tanenbaum M, et al. Myosin phosphorylation, agonist concentration and contraction of tracheal smooth muscle. Nature, 1982, 298: 871-872.

Deweg M N, Barr L. Intercellular connection between smooth muscle cells: the nexus. Science, 1962, 127: 670-672.

Dillon P F, Aksoy M O, Driska S P, et al. Myosin phosphorylation and cross-bridge cycle in arterial smooth muscle. Science, 1981, 221: 495-497.

Droogmans G, Callewaert G. Ca^{2+}-channel current and its modification by the dihydropyridine agonist BAY k8644 in isolated smooth muscle cells. Pflugers Arch, 1986, 406: 259-265.

Edwards G, Weston A H. The pharmacology of ATP-sensitive potassium channel. Annu Rev Pharmacol, 1993, 33: 597-637.

Ehlert F J, Thomas E A, Gerstin E H, et al. Muscarinic receptors and gastrointestinal smooth muscle // Eglen R M. Muscarinic Receptor Subtypes in Smooth Muscle. Boca Raton,

New York, London, Tokyo: CRC Press, 1997: 87-147.

Ekblad E, Sundler F. Distinct receptors mediate pituitary adenylate cyclase activating polypeptide and vasoactive intestinal peptide- induced relaxation of the rat ileal longitudinal muscle. Eur J Pharmacol, 1997, 334: 61-66.

Epperson A, Hatton W J, Callaghan B, et al. Molecular markers expressed in cultured and freshly isolated interstitial cells of Cajal. Am J Physiol Cell Physiol, 2000, 279: 529-539.

Eto M, Kitazawa T, Yazawa M, et al. Histamine-induced vasoconstriction involves phosphorylation of a specific inhibitor protein for myosin phosphatase by protein kinase C alpha and delta isoforms. J Biol Chem, 2001, 276: 29072-29078.

Eto M, Ohmori T, Suzuki M, et al. A novel protein phosphatase-1 inhibitory protein potentiated by protein kinase C. Isolation from porcine aorta media and characterization. J Biochem, 1995, 118: 1104-1107.

Farrugia G, Rae J L, Sarr M G, et al. Potassium current in circular smooth muscle of human jejunum activated by fenamites. Am J Physiol, 1993a, 265: G873-G879.

Farrugia G, Rae J L, Szurszewski J H. Characterization of an outward potassium current in canine jejunal circular smooth muscle and its activation by fenamites. J Physiol, 1993b, 468: 297-310.

Faussone M S. Relationships between neurokinin receptor- expressing interstitial cells of Cajal and tachykininergic nerves in the gut. J Cell Mol Med, 2006, 10: 20-32.

Fleischmann B K, Murray R K, Kotlikoff M I. Voltage window for sustained elevation of cytosolic calcium in smooth muscle cells. Proc Nall Acad Sci, 1994, 91: 11914-11918.

Francis S H, Corbin J D. Cyclic nucleotide- dependent protein kinases: intracellular receptors for cAMP and cGMP action. Crit Rev Clin Lab Sci, 1999, 36: 275-328.

Frantzides C T, Condon R E, Dumas B T, et al. Effects of enteric neural defunctioning on small bowel motility. Am J Physiol, 1990, 259: G226-G232.

Fujii T, Yamana K, Ogoma Y, et al. Interaction of calponin with hospholipids. J Biochem, 1995, 117: 999-1003.

Fujimoto T, Nakade S, Miyawaki A, et al. Localization of inositol 1,4,5- trisphosphate receptor-like protein in plasmalemmal caveolae. J Cell Biol, 1992, 119: 1507-1511.

Fujimoto T. Calcium pump of the plasma membrane is localized in caveolae. J Cell Biol, 1993, 120: 1147-1157.

Furness J B, Costa M. The Enteric Nervous system. Edinburgh: Churchill Livingstone, 1987.

Furukawa K, Nakamura H. Characterization of the $(Ca^{2+}-Mg^{2+})$ATPase purified by calmodulin-affinity chromatography from bovine aortic smooth muscle. J Biochem, 1984, 9: 1343-1350.

Furukawa K, Tawada-Iwata Y, Shigekawa M. Modulation of plasma membrane Ca^{2+} pump by membrane potential cultured vascular smooth muscle cells. J Biochem, 1989, 10: 1068-1073.

Gabella G, Blundell D. Gap junctions of the muscles of the small and large intestine. Cell

Tissue Res, 1981, 219: 469-488.

Gabella G, Blundell D. Nexuses between the smooth muscle cells of the guinea-pig ileum. J Cell Biol, 1979, 82: 239-247.

Gabella G, Blundell D. Effect of stretch and contraction on caveolae of smooth muscle cells. Cell Tissue Res, 1978, 190: 255-271.

Gabella G. Quantitative morphological study of smooth muscle cells of the guinea-pig taenia coli. Cell Tissue Res, 1976, 170: 161-186.

Gabella G. Structure of intestinal musculature // Motility and circulation. Vol. I. Handbook of physiology, sect. 6: the gastrointestinal system. New York: American Physiological Society, 1989: 103-115.

Gabella G. Structure of muscles and nerves in the gastrointestinal tract // Physiology of the gastrointestinal tract. New York: Raven Press, 1987: 82-101.

Gabella G. Structure of muscles and nerves in the gastrointestinal tract // Physiology of the gastrointestinal tract. New York: Raven Press, 1987: 335-381.

Galione A. Cyclic ADP-ribose: a new way to control calcium. Science Wash D C, 1993, 259: 3258-3326.

Ganitkevich V Y, Shuba MF, Smirnov S V. Potential-dependent calcium inward current in a single isolated smooth muscle cell of the guinea-pig taenia caeci. J Physiol, 1986, 380: 1-16.

Garcia-Lopez P, Garcia-Marin V, Martínez-Murillo R, et al. Updating old ideas and recent advances regarding the interstitial cells of Cajal. Brain Res Rev, 2009, 61: 154-169.

Garfield R E, Thilander G, Blennerhassett M G, et al. Are gap junctions necessary for cell-to-cell coupling of smooth muscle? An update. Can J Physiol Pharmacol, 1992, 70: 481-490.

Geiger B, Volk T, Volberg T, et al. Molecular interactions in adherens-type contacts. J Cell Sci, 1987, 8(suppl): 251-272.

Geiger B. A 130 kD protein from chicken gizzard: its localization at the terminal of microfilament bundles in cultured chicken cells. Cell, 1979, 18: 193-205.

Gerthoffer W T, Gunst S J. Invited review: focal adhesion and small heat shock proteins in the regulation of actin remodeling and contractility in smooth muscle. J Appl Physiol, 2001, 91: 963-972.

Giannini G, Conti A, Mammarella S, et al. The ryanodine receptor calcium channel genes are widely and differentially expressed in murine brain and peripheral tissues. J Cell Biol, 1995, 128: 893-904.

Glasgow I, Mattar K, Ktantis A. Rat gastroduodenal motility in vivo: involvement of NO and ATP in spontaneous motor activity. Am J Physiol, 1998, 275: G889-G896.

Goligorsky M S, Colflesh D, Gordienko D, et al. Branching points of renal resistance arteries are enriched in L-type calcium channels and initiate vasoconstriction. Am J Physiol, 1995, 268(37): F251-F257.

Gomez-Pinilla P J, Gibbons S J, Bardsley M R, et al. Ano. is a selective marker of interstitial cells of Cajal in the human and mouse gastrointestinal tract. Am J Physiol Gastrointest Liver Physiol, 2009, 296: G1370-1381.

Gong M C, Fuglsang A, Alessi D, et al. Arachidonic acid inhibits myosin light chain phosphatase and sensitizes smooth muscle to calcium. J Biol Chem, 1992, 267: 21492-21498.

Goodnight J, Mischak H, Mushiniski J F. Selective involvement of protein kinase C isozymes in differentiation and neoplastic transformation. Adv Cancer Res, 1994, 64: 159-209.

Grider J R, Jin J G. Vasoactive intestinal peptide release and L-citrulline production from isolated ganglia of the myenteric plexus-evidence for regulation of vasoactive intestinal peptide release by nitric oxide. Neuroscience, 1993, 54(2): 521-526.

Grider J R, Makhlouf G M. Contraction mediated by Ca^{2+} release in circular and Ca^{2+} influx in longitudinal intestinal muscle cells. J Pharmacol Exp Ther, 1988, 244: 432-437.

Grider J R. Interplay of somatostatin, opiod, and GABA neurons in the regulation of the peristaltic reflex. Am J Physiol, 1994, 267: G696-G701.

Grider J R. Interplay of VIP and nitric oxide in regulation of the decending relaxation phase of peristalsis. Am J Physiol, 1993, 267: G334-G340.

Griendling K K, Rittenhouse S E, Brock T A, et al. Sustained diacylgglycerol formation from inositol phospholipids in angiotensin II-stimulated vascular smooth muscle cells. J boil Chem, 1986, 261: 5901-5906.

Griendling K K, Taubman M B, Akers M, et al. Characterization of phosphatidylinositol-specific phospholipase C from cultured vascular smooth muscle cells. J Biol Chem, 1991, 266: 15498-15504.

Haeberle J R. Calponin decreases the rate of cross-bridge cycling and increases maximum force production by smooth muscle myosin in an in vitro mitility assay. J Biol Chem, 1994, 269: 12424-12431.

Hara Y, Kubota M, Szurszewski J H. Electrophysiology of the smooth muscle in the small intestine of some mammals. J Physiol, 1986, 372: 521-537.

Harmar A J, Arimura A, Gozes I, et al. International Union of Pharmacology X V III. Nomenclature of receptors for vasoactive intestinal peptide and pituitary adenylate cyclase-activating polypeptide. Pharmacol Rev, 1998, 50: 265-270.

Harris D E, Warshaw D M. Smooth and skeletal muscle both exhibit low duty cycles at zero load in vitro. J Biol Chem, 1993, 268: 14764-14768.

Hartshorne D J. Biochemistry of the contractile process in smooth muscle. // Johnson L R. Physiology of the gastrointestinal tract. 2nd ed. New York: Raven Press, 1987: 423-435.

Hartshorne D J, Ito M, Erdodi F. Role of Protein Phosphatase Type 1 in Contractile Functions: Myosin Phosphatase. J Biol Chem, 2004, 279: 37211-37214.

Hatakeyama N, Wang Q, Goyal R K, et al. Muscarinic suppression of ATP-sensitive K^+ channel in rabbit esophageal smooth muscle. Am J Physiol, 1995, 268: C877-C885.

Hebeiss K, Kilbinger H. Differential effects of nitric oxide donors on basal and electrically evoked release of acetylcholine from guinea-pig myenteric neurons. Br J Pharmacol, 1996, 118 (8): 2073-2078.

Helper D J, Lash J A, Hathaway D R. Distribution of isoelectric variants of the 17000-dalton myosin light chain in mammalian smooth muscle. J Biol Chem, 1988, 263: 15748-15753.

Henderson R H, Duchon G, Daniel E E. Cell contacts in duodenal smooth muscle layers. Am J Physiol, 1971, 221: 564-574.

He W Q, Peng Y J, Zhang W C, et al. Myosin light chain kinase is central to smooth muscle contraction and required for gastrointestinal motility in mice. Gastroenterology, 2008, 135: 610-620.

Himpens B, Matthijs G, Somlyo A V, et al. Cytoplasmic free calcium, myosin light chain phosphorylation, and force in phasic and tonic smooth muscle. J Gen Physiol, 1988, 92: 713-729.

Hiroki J, Shimokawa H, Higashim M, et al. Inflammatory stimuli upregulate Rho-kinase in human coronary vascular smooth muscle cells. J Mol Cell Cardiol, 2004, 37: 537-546.

Hofmann F. The biology of cyclic GMP-dependent protein kinases. J Biol Chem, 2005, 280: 1-4.

Holloway R, Blank E, Takahashi I, et al. Motilin: a mechanism incorporating the opossum lower sphincter into the migrating motor complex. Gastroenterology, 1985, 80: 507-515.

Horowitz A, Menice C B, Laporte R, et al. Mechanisms of smooth muscle contraction. Physiological Reviews, 1996, 76(4): 967-1003.

Horowitz B, Ward S M, Sanders K M. Cellular and molecular basis for electrical rhythmicity in gastrointestinal muscles. Annu Rev Physiol, 1999, 61: 19-43.

Hryhorenko L M, Woskowska Z, Fox-Threlkeld J E. Nitric oxide(NO)inhibits release of acetylcholine from nerves of relationship to motility and release of nitric oxide. J Pharmacol Exp Ther, 1994, 271(2): 918-926.

Hug H, Sarre T F. Protein kinase C isoenzymes: divergence in signal transduction? Biochem J, 1993, 291: 329-343.

Huizinga J D, Farraway L, Denhertog A. Generation of slow-wave-type action potentials in canine colon smooth muscle involves a non-L-type Ca^{2+} conductance. J Physiol Lond, 1991, 442: 15-29.

Huizinga J D, Lammers W J. Gut peristalsis is governed by a multitude of cooperating mechanisms. Am J Physiol Gastrointest Liver Physiol, 2009, 296: G1-G8.

Huizinga J D, Thuneberg L, Kluppel M, et al. W/kit gene required for interstitial cells of Cajal and for intestinal pacemaker activity. Nature, 1995, 373: 347-349.

Huot J, Lambert H, Lavoie J N, et al. Characterization of 45-kDa/54-kDa Hsp27 kinase, a stress sensitive kinase which may activate the phosphorylation-dependent protective function of mammalian 27-kDa heat-shock protein Hsp27. Eur J Biochem, 1995, 227: 416-427.

Ibitayo A I, Sladick J, Tuteja S, et al. Hsp27 in signal transduction and association of with contractile proteins in smooth muscle cells. Am J Physiol, 1999, 277: G445-G454.

Ibitayo A I, Tsunoda Y, Nozu F, et al. Src kinase and PI 3-kinase as a transduction pathway in ceramide-induced contraction of colonic smooth muscle. Am J Physiol, 1998, 38: G705-G711.

Iino M, Tsukioka M. Freeback control of inositol trisphosphate signaling by calcium. Mol Cell Endocrinol, 1994, 98:141-146.

Iino S, Horiguchi K. Interstitial cells of Cajal are involved in neurotransmission in the gastrointestinal tract. Acta Histochem Cytochem, 2006, 39: 145-153.

Ikebe M, Brozovich F V. Protein kinase C increases force and slows relaxation in smooth muscle: evidence for regulation of the myosin light chain phosphatase. Biochem Biophys Res Commun, 1996, 14: 370-376.

Ikebe M, Hartshorne D. The role of myosin phosphorylation in the contraction-relation cycle of smooth muscle. Experientia, 1985, 41: 1006-1012.

Isacson C K, Lu Q, Karas R H, et al. RACK1 is a BK_{Ca} channel binding protein. Am J Physiol Cell Physiol, 2007, 292: C1459-C1466.

Ito M, Nakano T, Erdodi F, et al. Myosin phosphatase: structure, regulation and function. Mol Cell Biochem, 2004, 259: 197-209.

Iversen L L. History of tachykinin receptors // Buck S H. The Tachykinin Receptors. Totowa, New Jersey: Humana Press, 1994: 23-37.

Jensen J, Holmgren S, Jonsson A C. Substance P-like immunoreactivity and the effects of tachykinins in the intestine of the Atlantic cod, Gadus morhua. J Auton Nerv Syst, 1987, 20: 25-33.

Jensen J, Holmgren S. Neurotransmitters in the intestine of the Atlantic cod, Gadus morhua. Comp Biochem Physiol, 1985, 82C: 81-89.

Jensen J, Holmgren S. The gastrointestinal canal // Burnstock G. The Autonomic Nervous System. Comparative Physiology and Evolution of the Autonomic Nervous System. Chur Switzerland: Harwood Academic Publisher, 1994: 119-167.

Jiang M J, Morgan K G. Agonist-specific myosin phosphorylation and intracellular calcium during isometric contractions of arterial smooth muscle. Pfluegers Arch, 1989, 413: 637-643.

Johannes F J, Prestle J, Eis S. PKCm is a novel typical member of the protein kinase C family. J Biol Chem, 1994, 269: 61440-61448.

Juhaszova M, Ambesi A, Lindenmayer G E, et al. Na^+-Ca^{2+} exchanger in arteries: identification by immunoblotting and immunofluoresence microscopy. Am J Physiol, 1994, 266 (35): C234-C242.

Kamm K E, Stull J T. The function of myosin and myosin light chain kinase phosphorylation in smooth muscle. Annu Rev Pharmacol Toxicol, 1985, 25: 593-620.

Kaneko T, Amano M, Maeda A. Identification of calponin as a novel substrate of Rho-kinase. Biochem Biophys Res Commun, 2000, 273: 110-116.

Karczewski P, Kelm M, Hartmann M, et al. Role of phospholamban in NO/EDRF-induced relaxation in rat aorta. Life Sci, 1992, 51: 1205-1210.

Kargacin G, Fay F S. Ca^{2+} movement in smooth muscle cells studied with one- and two-dimensional diffusion models. Biophys J, 1991, 60: 1088-1100.

Karila P, Holmgren S. Enteric reflexes and nitric oxide in the fish intestine. J Exp Biol, 1995, 198(11): 2405-2411.

Karnam S M. Signaling for Contraction and Relaxation in Smooth Muscle of the Gut. Annu Rev Physiol, 2006, 68: 345-374.

Kasuga M. Role of SH-PTP_2, a protein-tyrosine phosphatase with Src homology 2 domains, in insulin-stimulated Ras activation. Mol Cell Biol, 1994, 14: 6674-6682.

Keef K D, Murray D C, Sanders K M, et al. Basal release of nitric oxide induces an oscillatory motor pattern in canine colon. J Physiol, 1997, 499: 773-786.

Keith A. A new theory of the causation of enterostasis. Lancet, 1915, 2: 371-375.

Kelley C A, Takahashi M, Yu J H, et al. An insert of seven amino acids confers functional differences between smooth muscle myosins from the intestines and vasculature. J Biol Chem, 1993, 268: 12848-12854.

Kelly K A. Differential responses of the canine gastric corpus and antrum to electric stimulation. Am J Physiol, 1974, 226: 230-234.

Khalil R A, Morgan K G. Phenylephrine-induced translocation of protein kinase C and shortening of two types of vascular cells of the ferret. J Physiol, 1992, 455: 585-599.

Khalil R F, Lajoie C, Resnick M S, et al. Ca^{2+}-independent isoforms of protein konase C differentially translocate in smooth muscle. Am J Physiol, 1992, 263: C714-C719.

Khromov A S, Wang H, Choudhury N, et al. Smooth muscle of telokin-deficient mice exhibits increased sensitivity to Ca^{2+} and decreased cGMP-induced relaxation. Proc Natl Acad Sci USA, 2006, 103: 2440-2445.

Kim N, Cao W, Song I S, et al. Distinct kinases are involved in contraction of cat esophageal and lower esophageal sphincter smooth muscles. Am J Physiol Cell Physiol, 2004, 287: C384-C394.

Kimura K, Ito M, Amano M, et al. Regulation of myosin phosphatase by Rho and Rho-associated kinase(Rho-Kinase). Science, 1996, 273: 245-248.

Kitazawa T, Eto M, Woodsome T P, et al. Agonists trigger G protein-mediated activation of the CP117 inhibitor phosphoprotein of myosin light chain phosphatase to enhance vascular smooth muscle contractility. J Biol Chem, 2000, 275: 9897-9900.

Kitazawa T, Gaylinn B D, Denney G H, et al. G-protein-mediated Ca^{2+} sensitization of smooth muscle contraction through myosin light chain phosphorylation. J Biol Chem, 1991, 1708-1715.

Kitazawa T, Kobayashi S, Horiuti K, et al. Receptor-coupled permeabilized smooth muscle. Role of the phosphatidylinositol cascade G-proteins and modulation of the contractile response to Ca^{2+}. J Biol Chem, 1989, 264: 5339-5342.

Kitazawa T, Takizawa N, Ikebe M, et al. Reconstitution of protein kinase C- induced contractile Ca^{2+} sensitization in Triton X-100 dememebranated rabbit arterial smooth muscle. J Physiol, 1999, 520: 139-152.

Knoepp L, Beall A, Woodrum D, et al. Cellular stress inhibits vascular smooth muscle relaxation. J Vasc Surg, 2000, 31(2): 343-353.

Knopf J L, Lee M, Sultzmann L A, et al. Cloning and expression of multiple protein kinase C cDNAs. Cell, 1986, 46: 491-502.

Ko E A, Park W S, Earm Y E. Extracellular Mg^{2+} blocks endothelin-1-induced contraction through the inhibition of non- selective channels in coronary smooth muscle. Pflugers Arch, 2004, 449: 195-204.

Kobayashi S, Somlyo A V, Somlyo A P. Heparin inhibits the inositol 1,4,5-triphosphate- dependent but not the independent calcium release induced by guanine necleotide in vascular smooth muscle. Biochem Biophys Res Commun, 1988, 153: 625-631.

Krantis A, Mattar K, Glasgow I. Rat gastroduodenal motility in vivo: interactions of GABA and VIP control of spontaneous relaxations. Am J Physiol, 1998, 275: G897-G903.

Kuemmerle J F, Makhlouf G M. Activation of Cl$^-$ channels by contractile agonists depolarizes longitudinal muscle and triggers Ca^{2+} influx via voltage-sensitive Ca^{2+} channels. Gastroenterollogy, 1994, 106: A527-A535.

Kuemmerle J F, Makhlouf G M. Agonist- stimulated cyclic ADP ribose. Endogenous modulator of Ca^{2+}-induced Ca^{2+} release in intestinal longitudinal muscle. J Biol Chem, 1995, 270: 25488-25494.

Kuemmerle J F, Murthy K S, Makhlouf G M. Agonist-activated, ryanodine-sensitive, IP$_3$- insensitive Ca^{2+} release channels in longitudinal muscle of intestine. Am J Physiol, 1994, 266: C1421-C1431.

Kumer D, Gustarsson S. A illustrated guide to gastrointestinal motility. London: John Wiley & Sons, Ltd, 1985: 33-45.

Kunze W A A, Furness J B. The enteric nervous system and regulation of intestinal motility. Annu Rev Physiol, 1999, 61: 117-142.

Kwon S C, Ozaki H, Hori M, et al. Isoproterenol changes the relationship between cytosolic Ca and contraction in guinea pig taenia caecum. JPN J Pharmacol, 1993, 61: 57-64.

Kwong N K, Brown B H, Whittaker G E, et al. Electrical activity of the gastric antrum in man. Br J of Surg, 1970, 57: 913-916.

Landry J, Huot J. Regulation of actin dynamics by stress- activated protein kinase 2 (SAPK2)- dependent phosphorylation of heat-shock protein of 27 kDa(Hsp27). Biochem Soc Symp, 1999, 64: 79-89.

Landry J, Lambert H, Zhou M. Human Hsp27 is phosphorylated at serines 78 and 82 by heat shock and mitogen- activated kinases that recognize the same amino acid motify as S6

Kinase Ⅱ. J Biol Chem, 1992, 267: 794-803.

Langton P, Ward S M, Carl A, et al. Spontaneous electrical activity of interstitial cells of Cajal isolated from canine proximal colon. Proc Natl Acad Sci USA, 1989, 86: 7280-7284.

Lassegue B, Alexander R W, Clark M, et al. Phosphatidylcholine is a major source of phosphatidic acid and diacylglycerol in angiotensin Ⅱ-stimulated vascular smooth muscle cells. Biolchem J, 1993, 292: 509-517.

Lazarides E. Intermediate filaments as mechanical integrators of cellular space. Nature, 1980, 283: 249-256.

Lee H C. Cyclic ADP-ribose: a new member of a super family of signaling cyclic nucleotides. Cell Signal, 1994, 6: 591-600.

Lee K, Chang T M, Chey W Y. Effect of rabbit antimotilin serum on myoelectric activity and plasm motilin concentration in fasting dog. Am J Physiol, 1983, 245: G547-G553.

Lee M R, Li L, Kitazawa T. Cyclic GMP causes Ca^{2+} desensitization in vascular smooth muscle by activiting the myosin light chain phosphatase. J Biol Chem, 1997, 272: 5063-5068.

Lee Y R, Lee C K, Park H J, et al. c-Jun N-terminal kinase contributes to norepinephrine-induced contraction through phosphorylation of caldesmon in rat aortic smooth muscle. J Pharmacol Sci, 2006, 100: 119-125.

Leinweber B, Parissenti A M, Gallant C. Regulation of protein kinase C by the cytoskeletal protein calponin. J Biol Chem, 2000, 275: 40329-40336.

Leinweber B D, Leavis P C, Grabarek Z, et al. Extracellular regulated kinase(ERK) interaction with actin and the calponin homology(CH)domain of actin-binding proteins. Biochem J, 1999, 344(1):117-123.

Li C G, Rand M J. Nitric oxide and vasoactive intestinal polypeptide mediate non-adrenergic, noncholinergic inhibitory transmission to smooth muscle of the rat gastric fundus. Eur J Pharmacol, 1990, 191: 303-309.

Liddle R A, Morita E T, Conrad C K, et al. Regulation of gastric emptying in humans by cholecystokinin. J Clin Invest, 1986, 77: 992-996.

Lincoln T M, Cornwell T L, Komalavilas P, et al. The nitric oxide cyclic GMP signaling system // Barany M. Biochemistry of Smooth Muscle Contraction. San Diego:Academic Press, 1996: 257-268.

Lincoln T M, Cornwell T L. Intracellular cyclic GMP receptor proteins. FASEB J, 1993, 7: 328-338.

Litten R Z, Suba E A, Roth B L. Effects of a phorbol ester on rat aortic contraction and calcium influx in the presence and absence of BAY K 8644. Eur J Pharmacol, 1987, 144: 185-191.

Liu L, Warner F J, Conlon J M, et al. Pharmacological and biochemical investigation of receptors for the toad gut tachykinin peptide, bufokinin, in its species of origin. Naunyn-Schmiedeberg's Arch Pharmacol, 1999, 360: 187-195.

Lompre A M, Anger M, Levitsky D. Sarco(endo)plasmic reticulum calcium pumps in the cardiovascular system: function and gene expression. J Mol Cell Cardiol, 1994, 26: 1109-1121.

Lucchesi P A, RomanoF D, Scheid C R, et al. Interaction of agonists and selective antagonists with gastric smooth muscle muscarinic receptors. Naunyn-Schmiedeberg's Arch Pharmacol, 1989, 339: 145-151.

Lytton J, Westlin M, Burk S E, et al. Functional comparisons between isoforms of the sarcoplasmic or endoplasmic reticulum family of calcium pumps. J Biol Chem, 1992, 267: 14483-14489.

Mabuchi K, Li B, Ip W, et al. Association of calponin with desmin intermediate filamenys. J Bio Chem, 1997, 272: 22662-22666.

MacDonald J A, Walker L A, Nakamoto R K, et al. Phosphorylation of telokin by cyclic nucleotide kinase and the identification of in vivo phosphorylation sites in smooth muscle. FEBS Lett, 2000, 479: 83-88.

Maggi C A, Giuliani S. Characterization of the apamin-and$_L$-nitroarginine-resistant NANC inhibitory transmission to the circular muscle of the guinea-pig colon. J Auton Pharmacol, 1996, 16: 131-145.

Mahoney C W, Huang K P. Selective phosphorylation of cationic polypeptide aggregated with phosphatidylserine/diacylglycerol/ Ca^{2+}/detergent mixed micelles by Ca^{2+}-independent but not Ca^{2+}-dependent protein kinase C isozymes. Biochemistry, 1995, 34: 3446-3454.

Makhlouf G M, Murthy K S. Signal transduction in gastrointestinal smooth muscle. Cell Signal, 1997, 9: 269-275.

Malmqvist U, Arner A. Correlation between isoform composition of the 17 kDa myosin light chain and maximal shortening velocity in smooth muscle. Eur J Physiol, 1991, 418: 523-530.

Mao Y K, Wang Y f, Moogk C, et al. Locations and molecular forms of PACAP and sites and characteristics of PACAP receptors in canine ileum. Am J Physiol, 1998, 274: G217-G225.

Masuo M, Reardon S, Ikebe M, et al. A novel mechanism for the Ca^{2+} sensitizing effect of protein kinase C on vascular smooth muscle: inhibition of myosin light chain phosphatase. J Gen Physiol, 1994, 104: 265-286.

Matsui T, Amano M, Yamamoto T, et al, Kaibuchi K. Rho-associated kinase, a novel serine/threonine kinase, as a putative target for small GTP binding protein Rho. EMBO J, 1996, 15: 2208-2216.

McCarron J G, McGeown J G, Reardon S, et al. Calcium-dependent enhancement of calcium current in smooth muscle by calmodulin-dependent protein kinase Ⅱ. Nature Lond, 1992, 357: 74-77.

McCarron J G, Walsh J V, Fay F S. Sodium/calcium exchange regulates cytoplasmic calcium in smooth muscle. Pfluegers Arch, 1994, 426: 199-205.

McDonald T F, Pelzer S, Trautwein W, et al. Regulation and modulation of calcium channnels in cardiac, skeletal and smooth muscle cells. Physiol Rev, 1994, 74: 365-507.

McHenry L, Murthy K S. Grider J R, et al. Inhibition of muscle cell relaxation by somatostatin: tissue-specific, Camp-dependent, pertussis toxin-sensitive. Am J Physiol, 1991, 261: G45-G49.

McPherson P S, Campbell K P. The ryanodine receptor/Ca^{2+} release channel. J Biol Chem, 1993, 268: 13765-13768.

Meloche S, Landry J, Huot J, et al. p38 MAP kinase pathway regulates angiotensin II-induced contraction of rat vascular smooth muscle. Am J Physiol Heart Circ Physiol, 2000, 279: H741-H751.

Michael J. Inositol trisphosphate and calcium signalling. Nature, 1993, 361: 315-325.

Michalak M, Milner R E, Burns K, et al. Calreticulin. Biochem J, 1992, 285: 681-692.

Mikoshiba K, Furuichi T, Miyawaki A. Structure and function of IP_3 receptors. Semin Cell Biol, 1994, 5: 273-281.

Miller-Hance W C, Miller J R, Wells J N, et al. Biochemical events associated with activation of smooth muscle contraction. J Biol Chem, 1988, 263: 13979-13982.

Missiaen L, De Smedt H, Droogmans G, et al. Calcium ion homeostasis in smooth muscle. Pharmacol Ther, 1992, 56:191-231.

Missiaen L, Raeymaekers L, Wuytack F, et al. Phospholipid-protein interactions of the plasma-membrane Ca^{2+}-transporting ATPase. Evidence for a tissue-dependent functional difference. Biochem J, 1989, 263: 687-694.

Mitra R, Morad M. Ca^{2+} and Ca^{2+}-activated K^+ currents in mammalian gastric smooth muscle cells. Science, 1985, 229: 269-272.

Mochly-Rosen D. Localization of protein kinases by anchoring proteins: a theme in signal transduction. Science, 1995, 268: 247-251.

Moore E D, Etter E F, Philipson K D, et al. Coupling of the Na^+/ Ca^{2+} exchanger, Na^+/ K^+ pump and sarcoplasmic retuculum in smooth muscle. Nature Lond, 1993, 365: 657-660.

Morgan K G, Gangopadhyay S S. Invited review: cross-bridge regulation by thin filament-associated protein. J Appl Physiol, 2001, 91: 953-962.

Morgan K G, Muir T C, Szurszewski J H. The electrical basis for contraction and relaxation in canine fundal smooth muscle. J Physiol(Lond), 1981, 311: 475-488.

Morgan K G, Schmalz P F, Go V L, et al. Electrical and mechanical effects of molecular variants of CCK on antral smooth muscle. Am J Physiol, 1978, 235: E324-E329.

Morgan K G, Szurszewski J H. Mechanisms of phasic and tonic actions of pentagastrin on canine gastric smooth muscle. J Physiol Lond, 1980, 301: 229-242.

Mori D, Hori M, Murata T, et al. Synchronous phosphorylation of CPI-17 and MYPT1 is essential for inducing Ca^{2+} sensitization in intestinal smooth muscle. Neurogastroenterol Motil, 2011, 23: 1111-1122.

Mungan Z, Arimura A, Ertan A, et al. Pituitary adenylate cyclase-activating polypeptide relaxes rat gastrointestinal smooth muscle. Scand J Gastroenterol, 1992, 27: 375-380.

Murphy R A. Contraction of muscle cells // Berne R M, Levy M N. Physiology. 2nd ed. St.

Louis: CV Mosby, 1988: 315.

Murphy R A. Muscle cells of hollow organs. News Physiol Sci, 1988, 3: 124-230.

Murray J A, Ledlow D C, et al. Guanylate cyclase inhibitors: effect on tone, relaxation, and cGMP content of lower esophageal sphincter. Am J Physiol, 1992, 263: G97-G101.

Murthy K S, Grider J R, Makhlouf G M. InsP$_3$-dependent Ca^{2+} mobilization on circular but not longitudinal muscle cells of intestine. Am J Physiol, 1991, 261: G937-G944.

Murthy K S, Kuemmerle J F, Makhlouf GM. Agonist-mediated activation of PLA$_2$ initiates Ca^{2+} in intestinal longitudinal smooth muscle. Am J Physiol, 1995, 269: G93-G102.

Murthy K S, Makhlouf G M. Agonist induced translocation of Ca^{2+}-independent PKC-mediates sustained contraction in intestinal smooth muscle. Gastroenterology, 1995, 108: A992-A999.

Murthy K S, Makhlouf G M. Fluoride activates G protein-dependent and -independent pathways in dispered intestinal smooth muscle cells. Biochem Biophys Res Comm, 1994, 202: 1681-1687.

Murthy K S, Makhlouf G M. Phosphoinositide metabolism in intestinal smooth muscle: preferential production of Ins 1,4,5 P$_3$ in circular muscle cells. Am J Physiol, 1991, 261:G945-G951.

Murthy K S, Severi C, Grider L R, et al. Inhibition of IP$_3$ and IP$_3$-dependent Ca^{2+} mobilization by cyclic nucleotides in isolated gastric muscle cells. Am J Physiol, 1993, 104: 656-658.

Nagal R, Kuro M, Babij P, et al. Vertebrate smooth muscle myosin heavy chains (MHCs) exist as two isoforms with molecular masses of 204 and 200 kDa (MHC204 and MHC200) that are generated from a single gene by alternative splicing of Mrna. J Biol Chem, 1989, 264: 9734-9737.

Nahorski S R, Wilcox R A, Mackrill J J, et al. Phosphoinositide-derived second messengers and the regulation of Ca^{2+} in vascular smooth muscle. J Hypertens, 1994, 12: S133-S143.

Nakamura F, Mino T, Yamamoto J, et al. Identification of the regulatory site in smooth muscle calponin that is phosphorylated by protein kinase C. J Biol Chem, 1993, 268: 6194-6201.

Nakamura K, Koga Y, Sakai H, et al. cGMP-dependent relaxation of smooth muscle is coupled with the change in the phosphorylation of myosin phosphatase. Circ Res, 2007, 101: 712-722.

Nakamura K, Kuraoka A, Kawabuchi M, et al. Specific localization of gap junction protein, connexin 45, in the deep muscular plexus of dog and rat small intestine. Cell Tissue Res, 1998, 292: 487-494.

Nelson M T, Patlak J B, Worley J F, et al. Calcium channels, potassium channels, and voltage dependence of arterial smooth muscle tone. Am J Physiol, 1990, 259(28): C3-C18.

Nelson M T, Quayle J M. Physiological roles and properties of potassium channels in arterial smooth muscle. Am J Physiol, 1995, 268: C799-C822.

Nicoll D A, Philipson K D. Molecular studies of the cardiac sarcolemmal sodium-calcium exchanger. Ann N Y Acad Sci, 1991, 639: 181-188.

Niggli V, Adunyah E S, Carafoli E. Acidic phospholipids, unsaturated fatty acids, and limited proteolysis mimic the effect of calmodulin on the purified erythrocyte $Ca^{2+}-$ ATPase. J Biol Chem, 1981, 256: 8588-8592.

Nishimura J, Kolber M, van Breemen C. Norepinephrine and GTP- g- S increase myofilament Ca^{2+} sensitivity in a toxin permeabilized arterial smooth muscle. Biochem Biophys Res Commun, 1988, 157: 677-683.

Nishizuka Y. Protein kinase C and lipid signaling for sustained cellular response. FASEB J, 1995, 9: 484-496.

Nishizuka Y. The molecular heterogeneity of protein kinase C and its implications for cellular regulation. Nature Lond, 1988, 334: 661-665.

Nishizuka Y. Intracellular signaling by hydrolysis of phospholipids and activation of protein kinase C. Science Wash DC, 1992, 256: 607-614.

Nixon G F, Mignery G A, Somlyo A V. Immunogold localization of inositol 1,4,5- trisphosphate receptors and characterization of ultrastrictural features of the sarcoplasmic reticulum in phasic and tonic smooth muscle. J Muscle Res Cell Motil, 1994, 15: 682-700.

Noack T, Deitmer P, Lammel E. Characterization of membrane currents in single smooth muscle cells from the guineapig gastric antrum. J Physiol Lond, 1992, 451: 387-417.

O'Donnell M E, Owen N E. Regulation of ion pumps and carriers in vascular smooth muscle. Physiol Rev, 1994, 74: 683-721.

Ohba M, Sakamoto Y, Tomita T. Effects of sodium, potassium and calcium ions on the slow wave in the circular muscle of the guinea-pig stomach. J Physiol, 1977, 267: 167-180.

Ohya Y, Kitamura K, Kuriyama H. Regulation of calcium current by intracellular calcium in smooth muscle cells of rabbit portal vein. Circ Res, 1988, 62: 375-383.

Oike M, Kitamura K, Kuriyama H. Histamine H_3- receptor activation augments voltage- dependent Ca^{2+} current via GTP hydrolysis in rabbit saphenous artery. J Physiol Lond, 1992, 448: 133-152.

Olson C, Holmgren S. PACAP and nitric oxide inhibit contractions in proximal intestine of the Atlantic cod, Gadus morhua. J Exp Biol, 2000, 203: 575-583.

Olsson C, Aldman G, Larsson A, et al. Cholecystokinin affects gastreic emptying and stomach motility in the rainbow trout Oncorhynchus mykiss. J Exp Biol, 1999, 202: 161-170.

Olsson C, Gibbins I. Nitric oxide synthase in the gastrointestinal tract of the estuarine crocodile, Crocodylus porosus. Cell Tissue Res, 1999, 296: 433-437.

Ono Y, Fujii T, Ogita K, et al. The structure, expression and properties of additional members of the protein kinase C family. J Biol Chem, 1988, 263: 6927-6932.

Ordög T, Ward S M, Sanders K M. Interstitial cells of Cajal generate electrical slow waves in the murine stomach. J Physiol. 1999, 518: 257-69.

Orihata M, Sarna S K. Inhibition of nitric oxide synthase delays gastric emptying of solid meals. J Pharmacol Exp Ther, 1994, 271: 660-670.

Osada S, Mizuno K, Saido T C, et al. A phorbol ester receptor/protein kinase, nPKCh, a new member of the protein kinase C family predominantly expressed in lung and skin. J Biol Chem, 1990, 265: 22434-22440.

Osborne P, Campbell G. A pharmacological and immunohistochemical study of the splanchnic innervation of ileal longitudinal muscle in the toad Bufo marinus. Naunyn-Schmiedeberg's Arch. Pharmacol, 1986, 334: 210-217.

Ostrom R S, Ehlert F J. M_2 muscarinic receptor inhibition of agonist- induced cyclic adenosine monophosphate accumulation and relaxation in the guinea- pig ileum. J Pharmacol Exp Ther, 1997, 280: 189-199.

Othman A, Al S. The importance of interstitial Cells of Cajal in the Gastrointestinal Tract. Saudi J Gastroenterol. 2013, 19: 3-15.

Otto B, Steusloff A, Just I, et al. Role of Rho proteins in carbachol-induced contractions in intact and permeabilized guinea-pig intestinal smooth muscle. J Physiol, 1996, 496: 317-329.

Ozaki H, Zhang L, Buxton I L, et al. Negative-feed back regulation of excitation-contrction coupling in gastric smooth muscle. Am J Physiol, 1993, 263: C1160-C1171.

Park W S, Han J, Kim N, et al. Endothelin-1 inhibits inward rectifier K^+ channels in rabbit coronary arterial smooth muscle cells through protein kinase C. J Cardiovasc Pharmacol, 2005, 46(5): 681-689.

Park W S, Ko E A, Han J, et al. Endothelin-1 acts via protein kinase C to block K_{ATP} channels in rabbit coronary and pulmonary arterial smooth muscle cells. J Cardiovasc Pharmacol, 2005, 45: 99-108.

Parker C A, Takahashi K, Tang J X, et al. Cytoskeletal targeting of calponin in differentiated, contractile smooth muscle cells of the ferret. J Physiol, 1998, 508(1): 187-198.

Parker C A, Takahashi K, Tao T, et al. Agonist-induced redistribution of calponin in contractile vascular smooth muscle cells. Am J Physiol, 1994, 267: C1262-C1270.

Pfitzer G, Sonntag-Bensch D, Brkic-Koric D. Thiophosphorylation-induced Ca^{2+} sensitization of guinea pig ileum contractility is not mediated by Rho-associated kinase. J Physiol, 2001, 533 (3): 651-664.

Prins N H, Briejer M R, van Bergen P J E, et al. Evidence for $5-HT_7$ receptors mediating relaxation of human colonic circular smooth muscle. Br J Pharmacol, 1999, 128: 849-852.

Prosser C L. Rhythmic electrical and mechanical activity in stomach of toad and frog. Am J Physiol, 1995, 269: G386-G395.

Publicover N G, Hammond E M, Sanders K M. Amplification of nitric oxide signaling by interstitial cells isolated from canine colon. Proc Natl Acad Sci, 1993, 90: 2087-2091.

Puetz S, Lubomirov L T, Pfitzer, G. Regulation of smooth muscle contraction by small GTPases. Physiology, 2009, 24: 342-356.

Raeymaekers L, Wuytack F. Ca^{2+} pumps in smooth muscle cells. J Muscle Res Cell Motil, 1993, 14: 141-157.

Raeymaekers L, Wuytack F, Batra S, et al. A comparative study of the calcium accumulation by mitochondria and microsomes isolated from the smooth muscle of the guinea-pig taenia coli. Pflugers ARCH, 1977, 368: 217-226.

Rembold C M, Murphy R A. [Ca^{2+}] - dependent myosin phosphorylation in phorbol-diester-stimulated smooth muscle contraction. Am J Physiol, 1988, 255(Cell Physiol 24): C719-C723.

Ross C A, Danoff S K, Schell M J, et al. Three additional inositol 1,4,5- trisphosphate receptors molecular cloning and differential localization in brain and peripheral tissues. Proc Natl Acad Sci, 1992, 89: 4265-4269.

Rothberg K G, Heuser J E, Donzell W C, et al. Caveolin, a protein component of caveolae membrane coats. Cell, 1992, 68: 673-682.

Rouse J, Cohen P, Trigon S, et al. A novel kinase cascade triggered by stress and heat shock that stimulates MAPKAP kinase-2 and phosphorylation of the small heat shock proteins. Cell, 1994, 78: 1027-1037.

Sakmann B, Neher E. Single channel recording. New York & London: Plumun Press, 1983.

Sala F, Hernandez-cruz A. Calcium diffusion modeling in a spherical neuron. Biophys J 1990, 57: 313-324.

Sanders K M, Vogalis F. Organization of electrical activity in the canine pyloric canal. J Physiol, 1989, 416: 49-66.

Sanders K M, Warder S M. Electrical rhythmicity in gastrointestinal muscles // Bolton T B, Tomita T. Smooth Muscles Excitation. London: Academic Press Ltd, 1996: 417-426.

Sanders K M. Electrophysiology of dissociated gastrointestinal muscle cells // Wood J D. Motility and circulation. Vol. I. Handbook of physiology, sect. 6: the gastrointestinal system. New York: American Physiological Society, 1989: 163.

Seko T, Ito M, Kureishi Y, et al. Activation of RhoA and inhibition of myosin phosphatase as important components in hypertension in vascular smooth muscle. Circ Res. 2003, 92(4): 411-418.

Selbie L A, Schmitz-Peiffer C, Sheng Y, et al. Molecular cloning and characterization of PKC ι, an atypical isoform of protein kinase C derived from insulin-secreting cells. J Biol Chem, 1993, 268: 24296-24302.

Shimizu H, Ito M, Miyahara M, et al. Characterization of the myosin-binding subunit of smooth muscle myosin phosphatase. J Biol Chem, 1994, 269: 30407-30411.

Shimoda L A, Sylvester J T, Sham J K. Inhibition of voltage- gated K^+ current in rat intrapulmonary artery myocytes by endothelin-1. Am J Physiol, 1998, 274: L842-L853.

Shirazi H, Iizuka K, Fadden P, et al. Purification and characterization of the mammalian myosin light chain phosphatase holoenzyme: the differential effects of the holoenzyme and its subunits on smooth muscle. J Bio Chem, 1994, 269: 31598-31606.

Simmons M, Karpitskiy V V. Molecular characterization and functional expression of a substance P receptor from the sympathetic ganglion of Rana catesheiana. Neuroscience, 1997, 79: 1219-1229.

Sims S M, Singer J J, Walsh J V Jr. Cholinergic agonists suppress a potassium current in freshly dissociated smooth muscle cells of the toad. J Physiol Lond, 1985, 367: 503-529.

Sims S M, Walsh J V Jr, Singer J J. Substance P and acetylcholine both suppress the same K^+ current in dissociated smooth muscle cells. Am J Physiol, 1986, 251: C580-C587.

Singer H A, Barker K M. Calcium dependence of phorbol 12, 13-dibutyrate-induced force and myosin light chain phosphorylation in aryterial smooth muscle. J Pharmacol Exp Ther, 1987, 243: 814-821.

Singer J J, Walsh J V Jr. Characterization of calcium-activated potassium channels in single smooth muscle cells using the patch-clamp technique. Pflugers Arch, 1987, 408: 98-111.

Singer J J, Walsh J V Jr. Large conductance Ca^{2+} activated K^+ channels in smooth muscle cell membrane. Biophys J, 1984, 45: 68-74.

Singer J J, Walsh J V Jr. Passive properties of the membrane of single freshly isolated smooth muscle cells. Am J Physiol, 1980, 239: C153-C161.

Slodzinski M K, Juhaszova M, Blaustein M P. Antisense inhibition of Na^+/Ca^{2+} exchange in primary cultured arterial myocytes. Am J Physiol, 1995, 269(38): C1340-C1345.

Small J V, Gimona M. The cytoskeleton of the vertebrate smooth muscle cell. Acta Physiol Scand, 1998, 164: 341-348.

Small J V, Herzog M, Barth M, et al. Super contracted state of vertebrate smooth muscle cell fragments reveals myofilament length. J Cell Biol, 1990, 111: 2451-2461.

Small J V, Sobreszek A. The contractile apparatus of smooth muscle. Int Rev Cytol, 1980, 64: 241-252.

Small J V. Studies on isolated smooth muscle cells: the contractile apparats. J Cell Sci 1977, 24: 327-349.

Smith T K, Reed B J, Sanders K M. Interaction of two electrical pacemakers in muscularis of canine proximal colon. Am J Physiol, 1987, 252: C290-C299.

Smith T K, Reed J B, Sanders K M. Origin and propagation of electrical slow waves in circular muscle of canine proximal colon. Am J Physiol, 1987, 252: C215-C224.

Smith T R, Ward S M, Zhang L, et al. Beta- adrenergic inhibition of electrical and mechanical activity in canine colon: role of cAMP. Am J Physiol, 1993, 264: G708-717.

Sobieszek A. Vertebrate smooth muscle myosin. Enzy- matic and structural properties. // Stephens N L.The biochemistry of smooth muscle. Baltimore: University Park Press, 1977: 413-443.

Somlyo A P, Somly A V, Shuman H. Electron probe analysis of vascular smooth muscle. J Cell Biol, 1979, 81: 316-335.

Somlyo A P, Somly A V. Ultrastructure of smooth muscle // Danid E E. Methods in pharmacology. New York: Plenum Press,1975: 3-43.

Somlyo A P, Somlyo A V. Signal transduction and regulation in smooth muscle. Nature, 1994, 372: 231-236.

Somlyo A P. Ultrastructure of vascular smooth muscle // Bethesda M D. The Cardiovascular System. Vascular smooth muscle. Am Physiol Soc, 1980: 33-68.

Somlyo A V, Bond M, Somlyo AP, et al. Inositol trisphpsphate-induced calcium release and contraction in vascular smooth muscle. Proc Natl Acad, 1985, 82: 5231-5235.

Sparrow M P, Mohammed M A, Arenr A, et al. Myosin composition and functional properties of smooth muscle from the uterus of pregnant and nonpregant rats. Pfuegers Arch, 1988, 412: 624-633.

Squire J M. Vertebral smooth muscle. In the structural basis of muscular contraction. New York: Plenum Press. 1981: 459-465.

Stehno- Bittel L, Stuerk M. Spontaneous sarcoplasmic reticulum calcium release and extrosion from bovine, not porcine, coronary artery smooth muscle. J Physiol Lond, 1992, 451: 49-78.

Stokoe D, Engel K, Campbell D G, et al. Identification of MAPKAP kinase 2 as a major enzyme responsible for the phosphorylation of the small mammalian heat shock proteins. FEBS Lett, 1992, 313: 307-313.

Strasser P, Gimona M, Moessler H, et al. Mammalian calponin: identification and expression of genetic variants. FEBS Lett, 1993, 330: 13-18.

Suematsu E, Hirata M, Hashimoto T, et al. Inositol 1,4,5-trisphosphate releases Ca^{2+} from intracellular store sites in skinned single cells of porcine coronary artery. Biochem Biophys Res Commun, 1984, 120: 481-485.

Sun Y D, Benishin C G. Effects of calcitonin gene-related peptide on cyclic AMP production and relaxation of longitudinal muscle of guinea pig ileum. Petides, 1995, 16: 293-297.

Surks H K, Mochizuki N, Kasai Y, et al. Regulation of myosin phosphatase by a specific interaction with cGMP-dependent protein kinase 1 alpha. Science, 1999, 286: 1583-1587.

Sward K, Mita M, Wilson D P, et al. The role of RhoA and Rho-associated kinase in vascular smooth muscle contraction. Curr Hypertens Rep, 2003, 5(1): 66-72.

Szurszewski J H. Electrical basis of gastrointestinal motility // Johnson LR. Physiology of the gastrointestinal tract. 2nd ed. New York: Raven Press, 1987, 383.

Szurszewski J H. Mechanism of action of pentagastrin and acetylcholine on the longitudinal muscle of the canine antrum. J Physiol Lond, 1975, 252: C215.

Tada M. Molecular structure and function of phospholamban in regulating the calcium pump from sarcoplasmic reticulum. Ann N Y Acad Sci, 1992, 671: 92-102.

Takahashi K, Hiwada K, Kokubu T. Isolation and characterization of a 34,000- dalton calmodulin- and F- actin- binding protein from chicken gizzard smooth muscle. Biochem Biophys Res Commun, 1986, 141: 20-26.

Takahashi K, Nadal-Ginard B. Molecular cloning and sequence analysis of smooth muscle calponin. J Biol Chem, 1991, 266: 13284-13288.

Takaki M, Suzuki H, Nakayama S. Recent advances in studies of spontaneous activity in smooth muscle: ubiquitous pacemaker cells. Prog Biophys Mol Biol, 2010, 102: 129-135.

Takuwa Y, Kelley G, Takuwa N, et al. Protein phosphorylation changes in bovine carotid artery smooth muscle during contraction relaxation. Mol Cell Endocrinol, 1988, 60: 71-86.

Takuwa Y, Takuwa N, Rasmussen H. Carbachol induces a rapid and sustained hydrolysis of polyphosphoinositide in bovine tracheal smooth muscle measurements of the mass of polyphosphoinositides, 1,2-diacylgcerol, and phosphatidic acid. J Biol Chem, 1986, 261: 14670-14675.

Taylor A B, Kreulen D, Brosser C L. Electron microscopy of the connective tissue between longotudinal and circular muscle of the small intestine of cat. Am of Anat, 1977, 150:427-442.

Taylor C W, Traynor D. Calcium and inositol trisphosphate receptors. J Membr Biol, 1995, 145: 109-118.

Taylor I, Duthie H L, Smallwood R. The effect of stimulation on the myoelectrical activity of the rectosigmoid in man. Gut, 1974, 15: 599-607.

Thuneberg L, Johansen V, Rumessen J J, et al. Interstitial cells of ICC: Selective uptake of methylene blue inhibits slow wave activity // Roman C. Astrointestinal Motility. Lancaster, P A: MTP Press, 1983: 495-502.

Thuneberg L, Peters S. Toward a concept of strech-coupling in smooth muscle. I . Anatomy of intestinal segmentation and sleeve contractions. The Anatomical Record, 2001, 262: 110-124.

Tomlinson S, Macneil S, Brown B L. Calcium, cyclic AMP and hormone action. Clin Endocrinol, 1985, 23: 595-602.

Torihashi S, Ward S M, Nishikawa S I, et al. c-kit-dependent development of interstitial cells and electrical activity in the murine gastrointestinal tract. Cell Tissue Res, 1995, 280: 97-111.

Torsoli A, Severi C. The neuroendocrine control of gastrointestinal motor activity. J Physiol, 1993, 87: 367-374.

Usdin T B, Bonner T I, Mezey E. Two receptors for vasoactive intestinal polypetide with similar specificity and complementary. Endorinology, 1994, 135: 2662-2680.

Van Breemen C, Chen Q, Laher I. Superficial buffer barrier function of smooth muscle sarcoplasmic reticulum. Trends Pharmacol Sci, 1995, 16: 98-105.

Van Breemen C. Calcium requirement for activation of intact aortic smooth muscle. J Physiol Lond, 1977, 272: 317-329.

Van Nassauw L, Costagliola A, Van Op den Bosch J, et al. Region-specific distribution of the P2Y4 receptor in enteric glial cells and interstitial cells of Cajal within the guinea-pig gastrointestinal tract. Auton Neurosci, 2006, 126-127: 299-306.

Vanburen P, Work S S, Warshaw D M. Enhanced force generation by smooth muscle myosin in votro. Proc Natl Acad Sci, 1994, 91: 202-205.

Verboomen H, Wuytack F, Desmedt H, et al. Functional difference between SERCA2a and

SERCA2b Ca^{2+} pumps and their modulation by phospholamban. Bio Chem J, 1992, 286: 591–595.

Villa A, Podini P, Panzeri M C, et al. The endoplasmic–sarcoplasmic reticulum of smooth muscle immunocytochemistry of vas deferens fibers reveals specialized subcompartments differently equipped for the control of Ca^{2+} homeostasis. J Cell Biol, 1993, 121: 1041–1051.

Vivaudou M B, Clapp L H, Walsh Jr J V, et al. Regulation of one type of Ca^{2+} current in smooth muscle cells by diacylglycerol and acetylcholine. FASEB, 1988, 2: 2497–2504.

Volpe P, Martini A, Furlan S, et al. Calsequenstrin is a component of smooth muscles: the skeletal and cardiac–muscle isoforms are both present, although in highly variable amounts and ratios. Biochem J, 1994, 301: 465–469.

Vrolix M, Raeymaekers L, Wuytack F, et al. Cyclic GMP–dependent protein kinase stimulates the plasmalemmal Ca^{2+} pump of smooth muscle via phosphorylation of phosphatidylinositol. Biochem J, 1988, 255: 855–863.

Walsh J V Jr, Singer J J. Calcium action potentials in single freshly isolated smooth muscle cells. Am J Physiol, 1980, 239: C162–C174.

Walsh J V Jr, Singer J J. Voltage clamp of single freshly dissociated smooth muscle cells: current–voltage relationships for three currents. Pflugers Arch, 1981, 390: 207–210.

Walsh M P, Horowitz A, Clement–Chomienne O, et al. Protein kinase C mediation of Ca^{2+} –independent contractions of vascular smooth muscle. Biochem Cell Biol, 1996, 74: 51–65.

Walsh M P. Calmodulin and the regulation of smooth muscle contraction. Mol Cell Biochem, 1994, 135: 21–41.

Wang X Y, Paterson C, Huizinga J D. Cholinergic and nitrergic innervation of ICC–DMP and ICC–IM in the human small intestine. Neurogastroenterol Motil, 2003, 15: 531–543.

Ward S M, Beckett E A, Wang X, et al. Interstitial cells of Cajal mediate cholinergic neurotransmission from enteric motor neurons. J Neurosci. 2000, 20: 1393–1403.

Ward S M, Burke E P, Sanders K M. Use of rhodamine 123 to label and lesion interstitial cells of Cajal in canine colonic circular muscle. Anat Embryol Berl, 1990, 182: 215–224.

Ward S M, Burns A J, Torihashi S, et al. Mutation of the proto–oncogene c–kit blocks development of interstitial cells and electrical rhythmicity in murine intestine. J Physiol Lond, 1994; 480: 91–97.

Ward S M, Dalziel H H, Bradley M E, et al. Involvement of cyclic GMP in nonadrenergic, noncholinergic inhibitory neurotransmission in dog proximal colon. Br J Pharmacol, 1993, 264: G967–G974.

Ward S M, Morris G, Reese L, et al. Interstitial cells of Cajal mediate enteric inhibitory neurotransmission in the lower esophageal and pyloric sphincters. Gastroenterology. 1998, 115: 314–329.

Ward S M, Sanders K M. Interstitial cells of Cajal: primary targets of enteric motor innervation. Anat Res, 2001, 262: 125–135.

Warshaw D M, Mcbride W J, Work S S. Corkscrew like shortening in single smooth muscle cells. Science Wash DC, 1987; 236: 1457–1459.

Warshaw D M. Force: velocity relationship in single isolated toad stomach smooth muscle cells. J Gen Physiol, 1987; 89: 771–789.

Wegman E, Gandevia S, Aniss A. Concordance between colonic myoelectrical signals recorded with intramuscular electrodes in the human rectosigmoid in vivo. Gut, 1990, 31: 1289–1293.

Winder S, Walsh M. Inhibition of the actomyosin MgATPase by chicken gizzard calponin. Prog Clin Biol Res, 1990, 327: 141–148.

Winder S J, Walsh M P. Calponin. Curr Top Cell Regul, 1996, 34: 33–61.

Winder S J, Walsh M P. Calponin: thin filament–linked regulation of smooth muscle contraction. Cell Signal, 1993, 5: 677–686.

Wooldridge A A, MacDonald J A, Erdodi F, et al. Smooth Muscle Phosphatase Is Regulated in Vivo by Exclusion of Phosphorylation of Threonine 696 of MYPT1 by Phosphorylation of Serine 695 in Response to Cyclic Nucleotides. J Biol Chem, 2004, 279: 34496–34504.

Woollard D J, B ornstein J C, Furness J B. Characterization of 5–HT receptors mediating contraction and relaxation of the longitudinal muscle of guinea–pig distal colon in vitro. Naunyn–Schmiedeberg's Arch Pharmacol, 1994, 349: 455–462.

Wu K D, Lee W S, Wey J, et al. Localization and quantification of endoplastic reticulum Ca^{2+}–ATPase isoform transcripts. Am J Physiol, 1995, 269(Cell Physiol 38): C775–C784.

Wu K D, Lytton J. Molecular cloning and quantification of sarcoplasmic reticulum Ca^{2+}–ATPase isoforms in rat muscles. Am J Physiol, 1993, 26433: C333–C341.

Xia C, Bao Z, Yue C, et al. Phosphorylation and Regulation of G–protein–activated Phospholipase C–b3 by cGMP–dependent Protein Kinases. J Biol Chem, 2001, 276: 19770–19777.

Xu D, Yu B P, Luo H S, et al. Control of gallbladder contractions by cholecystokinin through cholecystokinin–A receptors on gallbladder interstitial cells of Cajal. World J Gastroenterol, 2008, 14: 2882–2887.

Xu L, Lai R A, Cohn A, et al. Evidence for a Ca^{2+}–gated ryanodine–sensitive Ca^{2+} release channel in visceral smooth muscle. Proc Natl Acad Sci, 1994, 91: 3294–3298.

Yamakawa M, Harris D E, Fay F S, et al. Mechanical transients of single toad stomach smooth muscle cells: effects of lowering temperature and extracellular calcium. J Gen Physiol, 1990, 95: 697–715.

Yamboliev I, Wiesmann K, Singer C, et al. Phosphatidylinodylinositol 3–kinases regulate ERK and p38 MAP kinases in canine colonic smooth muscle. Am J Physiol, 2000, 279: C352–C360.

Yang Y D, Cho H, Koo J Y, et al. TMEM16A confers receptor–activated calcium–dependent chloride conductance. Nature, 2008, 455: 1210–1215.

You C H, Lee K Y, Chey W Y, et al. Electrogastrographic study of patient with unexplained nausea, bloating and vomiting. Gastroenterology, 1980, 79: 311-314.

Zhang Y, Miller D V, Paterson W G. Opposing roles of K^+ and Cl^- channels in maintenance of opossum lower esophageal sphincter tone. Am J Physiol Gastrointest Liver Physiol, 2000, 279: G1226-1234.

Zhu M H, Kim T W, Ro S, et al. A Ca^{2+}-activated Cl^- conductance in interstitial cells of Cajal linked to slow wave currents and pacemaker activity. J Physiol, 2009, 587: 4905-4918.

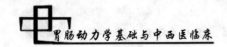

第二章 胃肠的外周神经
支配与功能

整个消化道除口、咽、食管上段和肛门外括约肌外，均受自主神经支配。自主神经包括交感神经（sympathetic nerve）和副交感神经（parasympathetic nerve），二者都是混合神经，即含有传入纤维和传出纤维。胃肠交感神经中传入纤维占50%，迷走神经中有80%的纤维是传入纤维。一般自主神经仅指支配内脏器官的传出神经。支配胃肠道的自主神经属于外来神经，它起源于消化道之外，主要在中枢神经系统和消化道之间传送信息。胃肠道的活动，除受外在神经支配外，消化道内在神经丛的活动，具有特别重要的意义。目前将消化道内在神经丛称为肠神经系统（enteric nervous system，ENS），它的细胞体位于消化管壁内，组成壁内神经丛（包括黏膜下神经丛和肌间神经丛），是调节胃肠道功能的独立整合系统，其结构和功能与中枢神经系统类似。它包括大量神经节细胞和无数神经纤维，后者包括进入壁内的外来交感神经纤维和副交感神经纤维。这些神经丛中含有运动神经元（支配平滑肌）、感觉神经元（感受消化道内机械、化学和温度等刺激）以及中间神经元。因此，当切除外来神经后，内在神经丛的神经细胞仍有机能上的联系，并能形成局部反射，例如切除小肠外来神经后，仍出现肠蠕动，缺乏ENS，将形成巨结肠病（Hirschsprung's disease），表现为结肠末端先天性无神经细胞，病人肠蠕动受抑制，表现为肠阻塞和严重长期便秘（Alan等，2009）。这种功能的自主性是通过肠神经系统的局部反射实现的。但在整体情况下，它们接受中枢神经系统输入的信号，即中枢神经系统通过交感神经和副交感神经将信息传送至肠神经系统而调节胃肠平滑肌的运动。由此可见自主神经和肠神经系统一起，共同调节消化道平滑肌的运动、腺体的分泌和血管的运动。

第一节 交感神经的分布及其对胃肠功能的调节

一、交感神经的分布

自主神经由节前和节后两个神经元组成。节前神经元轴突组成节前纤维（preganglionic fiber），从中枢发出后进入外周神经节内交换神经元；节后神经元的轴突组成节后纤维（postganglionic fiber），支配效应器官。支配胃肠道的交感神经主要发自脊髓胸5至腰2段的灰质侧角，它穿过交感链（不换神经元）到达椎前神经节（腹腔神经节，肠系膜上神经节、肠系膜下神经节）换神经元。支配胃、小肠、胰、肝、胆、阑尾、盲肠、升结肠和横结肠右半部的交感节前纤维，也即内脏神经，在腹腔神经节和肠系膜上神经节换元后，其节后纤维随动脉分支而进入胃肠壁。支配横结肠左半部、降结肠、乙状结肠和直肠上段的交感节前纤维在肠系膜下神经节换元，其节后纤维随肠系膜下动脉及其细支进入肠壁（见图2-1）。到达肠管的大部分交感神经纤维是节后纤维，它们的胞体位于上述神经节内。有部分进入肠管的交感神经纤维属于节前纤维，其与肌间神经丛发生联系，由后者的神经元细胞发出纤维支配到效应细胞。交感神经节前纤维末梢释放乙酰胆碱（ACh），具烟碱样效应，可被神经节阻断剂六羟季胺（hexamethonium）所阻断。节后纤维末梢主要通过释放去甲肾上腺素发挥作用。在胃肠道，末梢释放去甲肾上腺素的神经纤维都是外来的，因为切断外来的交感神经后，进行胃肠道壁内神经细胞的组织荧光染色，未发现一个含有儿茶酚胺的神经细胞（Gershon等，1981）。

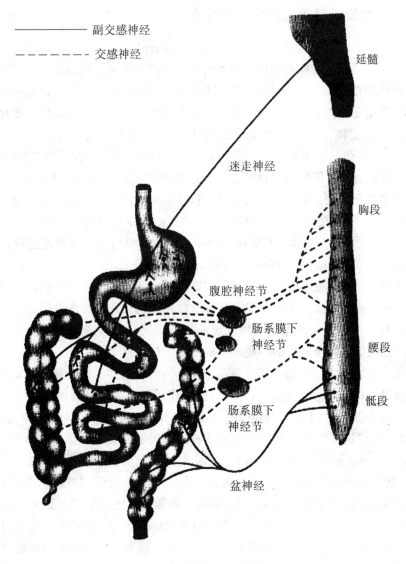

图2-1　胃肠道的自主神经支配

支配食管的交感节前纤维在颈下神经节或星状神经节换元，其节后纤维与迷走神经的食管支共同组成食管丛，再发出纤维至食管壁。

胃肠道的括约肌也受交感肾上腺能神经支配，其神经支配的密度常较其周围邻近的肌肉高。其功能虽然有种属的差异，但在大多数种属中，证明交感神经对食管下括约肌、胆道十二指肠括约肌和肛门括约肌均起兴奋作用。这种兴奋作用是通过去甲肾上腺素作用于平滑肌细胞的α受体而实现的。

支配胃肠道的交感神经终止于以下四个部位：（1）大部分交感神经与肠神经丛内的胆碱能神经元胞体接触，用突触前纤维包绕神经元的胞体可通过突触前抑制的方式，抑制ACh的释放；（2）支配消化道壁的血管平滑肌，使血管收缩；（3）进入腺体组织支配某些外分泌细胞的活动；（4）还有一些交感神经纤维直接支配小肠和大肠的环行肌层，其功能主要是抑制作用。在一些部位，如括约肌交感神经的功能主要表现为兴奋作用。

二、胃肠内肾上腺素能受体及其分布

交感神经节后纤维主要释放去甲肾上腺素（norepinephrine，NE），通过与消化道壁上的肾上腺素能受体结合发挥其作用。根据肾上腺素能受体被不同的激动剂所激活和被不同的阻断剂所阻断的性质，可分为α受体和β受体。α受体按照其功能和分布特性可进一步分为α_1受体和α_2受体两个亚型，α_1受体具有明显的缩血管效应，α_2受体主要存在于突触前膜，属于突触前受体，对交感神经释放NE具有反馈抑制效应（Docherty等，1998）。同样，β受体中的β_1受体因为具有强心作用而与β_2受体具有明显的部位和功能差异，β_2受体可诱发气管和血管平滑肌舒张。目前看来，这种分类方法中根据解剖分布特性有些过于简单，因为许多甚至绝大多数器官分布有β_1、β_2及α_1和α_2肾上腺素能受体。分子克隆实验表明α_1受体还可分为α_{1A}受体、α_{1B}受体和α_{1C}受体；α_2受体可分为α_{2A}受体、α_{2B}受体和α_{2C}受体；β受体有β_1受体、β_2受体和β_3受体三种亚型。然而有资料提示可能还存在其他的肾上腺素能受体（Granneman等，2001；Guimaraes and Moura，2001）。

所有的肾上腺素能受体均属于G蛋白偶联受体，不同亚型通过不同的G蛋白发挥其作用，如α_1受体、α_2受体和β_2受体分别通过G_q、G_i和G_s起作用。G蛋白偶联受体和肾上腺素能受体发挥作用的特点是激动剂诱发的反应比较迅速，数秒或数分钟就会出现明显的效应，但有些作用如与转录有关的一些效应则需要较长的时间。

传统认为在胃肠道主要分布有α_1受体、α_2受体和β_2受体。肾上腺素能α受体主要分布在肌间神经丛中的肠神经元上，NE通过α受体作用于节后胆碱能神经元的突触前膜，抑制兴奋性递质ACh的释放（Gershon等，1981；Vizi等，1971），这是一种轴突-轴突肾上腺素能-胆碱能抑制性突触。当节后胆碱能神经元的轴突被电刺激时，外源的NE可抑制ACh的释放（Gershon等，1981）；电刺激迷走神经引起消化道壁平滑肌收缩，若预先应用α受体激动剂，则会削弱这种效应（Mcintyre等，1992）。在肌间神经丛中的α受体可能是α_2受体，因为α_2受体激动剂可乐定（clonidine）的效应要比去氧肾上腺素（phenylephrine，主要激动α_1受体，对α_2受体作用较弱）强400倍（Wikberg，1978）。一般认为，突触前膜的α受体是α_2受体，自主神经系统中的胆碱能和肾上腺素能纤维的突触前膜上都有这种受体存在。交感神经对胃肠运动的抑制是通过肌间神经丛中胆碱能神经元上的α_2受体抑制

ACh 释放而实现的。从猫结肠分离的平滑肌细胞缺乏 α 受体，但在胃平滑肌细胞和豚鼠小肠纵行肌上发现有 $α_1$ 受体（Mcintyre 等，1992）。β 受体激动剂能使游离的平滑肌细胞松弛（Taniyama 等，1987），在肌间神经丛中的神经元上未见 β 受体，因此，认为 β 受体的松弛平滑肌效应是直接作用于肌细胞的。在小鼠回肠实验中，调节回肠平滑肌收缩的主要受体是 $β_3$ 受体、$β_2$ 受体和 $α_1$ 受体（Roland 等，2005）

三、交感神经对胃肠功能的调节作用

胃肠道交感神经的主要功能是抑制平滑肌的收缩，这种抑制作用可通过三种途径实现：（1）通常刺激内脏大神经引起小肠运动抑制，这是由于内脏大神经能引起肾上腺髓质释放肾上腺素和去甲肾上腺素，通过血液循环作用于胃肠道平滑肌的结果；（2）刺激到达肠管的交感神经纤维，经过较长的潜伏期后，小肠平滑肌也出现抑制现象。但这种抑制可能是由于血管收缩以及支配血管的交感神经末梢释放的肾上腺素能递质扩散，共同作用的结果；（3）终止在肠壁肌间神经丛中的交感神经纤维，通过对神经丛中节细胞活动的调节，从而引起肠平滑肌收缩抑制。但交感神经对节细胞的抑制作用，不是直接作用于节细胞，而是其末梢释放去甲肾上腺素作用于突触前膜，以突触前抑制的方式阻滞突触前膜 ACh 的释放。由于 ACh 是节细胞的兴奋性递质，阻滞 ACh 的释放，就会使节细胞的兴奋性降低，肠平滑肌收缩抑制。交感神经通过节细胞对肠平滑肌的抑制，只有在神经丛处于活动状态的情况下才表现出来。例如，当刺激迷走神经引起胃运动增强时，刺激下丘脑的加压区或防御区，能够迅速地引起胃运动完全抑制。但是在胃肠道壁内神经丛不活动时，刺激下丘脑同样的部位，对胃肠运动就没有任何影响。

交感肾上腺素能纤维对食管运动的作用还不明确。α 受体兴奋能引起食管管壁平滑肌的收缩，β 受体激动剂则抑制食管平滑肌的活动（刘博等，1999）。刺激支配食道下括约肌（lower esophageal sphincter，LES）的交感神经能引起 LES 收缩，此效应可被酚妥拉明（phentolamine，α 受体阻断剂）阻断。切除交感神经则使下食管括约肌压力降低，但有学者发现交感兴奋或阻断对下食管括约肌的活动无明显影响（刘博等，1999）。药理研究显示 α 受体兴奋时 LES 收缩；6-羟基多巴胺（6-hydroxydopamine）阻断肾上腺素能神经活动时 LES 压力降低。但用利舍平（resurpine）耗竭儿茶酚胺（catecholamine）并不改变负鼠 LES 基础压力，α 肾上腺素拮抗剂仅使负鼠和猫 LES 张力降低 25%，且作用常很短暂。但有报道显示当迷走神经被切除时，交感神经兴奋引起兔食管下端强烈收缩，该兴奋效应是由 α 受体介导的。心得安（propranolol，β 受体阻断剂）可使人的括约肌压力明显增加（刘博等，1999）。

交感神经对胃运动主要表现为抑制效应。实验注射胍乙啶（guanethidine）阻断交感神经末梢的递质释放时，清醒狗胃的紧张性增高，提示交感神经的自发紧张性活动使胃平滑肌张力降低。因而交感神经兴奋时胃头区紧缩被抑制，胃内压得以维持在较低水平。扩张胃窦或肠道，可通过脊反射使胃的紧张性降低。另外，刺激交感神经时，胃尾区的基本电节律频率降低、传播速度减慢、环行肌收缩力减弱。扩张十二指肠或空肠可反射性地引起胃窦节律减慢、收缩减弱；这种反射性抑制的部分传出途径是通过肾上腺素能交感神经起作用的。刺激下丘脑防卫区或其周围加压区时，除出现广泛血管收缩外，迷走冲动引起

的胃运动还被迅速抑制。如无进行性迷走冲动使胃运动兴奋时，交感神经刺激仅引起轻微的胃肌抑制。交感神经对胃运动的抑制可能是通过壁内神经结构中的α受体，以突触前抑制方式起作用的。因为刺激内脏大神经可抑制迷走神经增强胃运动的作用，而切断迷走神经后，交感神经抑制胃运动的效应亦随之消失。交感神经通过释放NE，与胃平滑肌细胞上β受体结合而抑制胃的收缩。冷加压实验或迷宫刺激实验诱导人的应激状态，可降低胃窦收缩幅度（Stangelline等，1984），延缓胃的排空（Thompson等，1983），该效应可被预先联合应用α受体阻断剂和β受体阻断剂所抑制，表明了肾上腺素能机制参与了该抑制效应。给狗静脉注射异丙肾上腺素能减弱由拟胆碱药物刺激所引起的胃窦收缩，这种效应可被β$_1$受体阻断剂和β$_2$受体阻断剂消除，同时β受体阻断剂心得安能加速胃的排空，这提示在生理情况下，交感神经的紧张性活动通过激活β受体从而抑制胃的排空。此外，肾上腺髓质释放的肾上腺素及去甲肾上腺素亦对胃运动有抑制作用。不过，一般情况下交感神经对胃运动的影响不大，因为高血压病人外科切除或药物阻断交感神经后，大多数仍有正常的胃运动功能。幽门管的内径改变不但与蠕动波到达终末胃窦有关，而且是神经控制活动的结果。虽然幽门的自主神经中交感及副交感的支配都很丰富，但交感纤维对胃十二指肠连接部收缩的抑制作用有明显优势，致使该部的自主神经支配以抑制效应为主。电刺激幽门的外来神经主要引起抑制作用。

交感神经对肠壁纵行肌和环行肌均具有抑制效应，但能引起黏膜肌层收缩。在消化过程中，黏膜肌层收缩加强，通过迷走神经能将其活动信息传入中枢，使中枢能够及时掌握小肠的活动情况。内脏大神经中的传入纤维也能向中枢传递黏膜受到刺激后发放的冲动。刺激交感神经抑制小肠的自发性节律运动，也抑制由局部机械性刺激引起小肠的收缩。交感神经对小肠的抑制有紧张性影响，对小肠远端的紧张性影响尤为明显，其机制如同在胃一样，在肌间神经丛交感神经抑制突触前ACh的释放。交感神经释放的去甲肾上腺素也直接作用于小肠平滑肌。肾上腺素能α受体和β受体均参与了交感神经对小肠的抑制性影响（刘博等，1999）：动物实验中，α$_1$受体激动剂去氧肾上腺素能抑制小肠平滑肌的收缩，并且该抑制效应可以被α$_1$受体阻断剂dihydrogotamine阻断；应用α$_2$受体激动剂抑制空肠和回肠的运动，且该作用可以被α$_2$受体阻断剂idzoxan阻断；另外，异丙肾上腺素可抑制小肠运动，心得安能解除刺激血管周围交感神经对小肠自发性运动的抑制；在人类，异丙肾上腺素能延缓口盲传送，该抑制效应能被β$_1$受体阻断剂氨酰心安（atenolol）解除，说明该效应可能与β$_1$受体有关。

交感神经的节前胆碱能纤维从腰部脊髓发出，通过交感神经链终止于肠系膜下神经节。交感神经的节后纤维通过肠系膜下和腹下神经支配结肠的远端，还有一部分节后纤维经内脏大神经到达结肠。很多肾上腺素能的交感节后纤维到达血管，能引起血管收缩，还有另一些纤维终止于肠神经丛，参与一些反射活动的调节，例如到达结肠的内在神经纤维，参与小肠-结肠反射（intestinocolonic reflex），即小肠扩张时，能反射引起结肠活动抑制。还有一些交感神经的节后纤维终止于结肠某些部位的平滑肌细胞及其附近，调节这些部位的局部机能。回盲括约肌的活动就是局部性的调节，扩张终末回肠引起括约肌舒张，盲肠黏膜受压力刺激则引起括约肌收缩，内脏神经兴奋也引起括约肌压力升高。支配乙状结肠肌肉和肛门内括约肌的大量肾上腺素能交感神经纤维，均参与排便反射的调节。在交感神经中，还有很多传向中枢的感觉纤维，它们接受结肠扩张时的饱满感觉和痛觉，它们是很多躯体反射、心血管反射和胃肠反射的传入纤维。脊前神经节不仅是传出神经的中间站，而且也是结肠和其他部位胃肠活动的整合中枢（integrating centers）。例如，从结肠壁内神经丛发出的感觉神经元，能兴奋肠系膜下神经节中的节后神经元，这一反射的感觉器是位于结肠壁的压力感受器，它能感受结肠的扩布性收缩和腔内压升高。肠系膜下神经节中节后神经元也能接受来自中枢神经中的节前神经元的冲动和兴奋，其节后的传出纤维，能降低或消除结肠远端的运动，故肠系膜下神经节能同时接受中枢和外周来的冲动以调节结肠的运动。大量事实证明，腹腔神经节和肠系膜上神经节中，节后神经元有三分之一到二分之一都能接受来自结肠的冲动而兴奋。交感神经对大肠运动的调节作用与小肠的相似，切断支配猫结肠的交感神经，可使结肠收缩加强，该效应主要是 α_2 受体介导，因为酚妥拉明（phentolaxmine，非选择性 α 受体阻断剂）和育亨宾（yohimbine，α_2 受体阻断剂）均能加强结肠收缩，表明交感神经对大肠运动功能具有紧张性调节作用。在人类，可乐定（α_2 受体激动剂）可能是通过抑制结肠运动而起到抗腹泻的作用，提示 α_2 受体参与了人结肠活动的调节。阻断 β 受体对大肠运动无影响。然而在大鼠的结肠有 β_1 受体和 β_2 受体的存在（刘博，1999），β 受体激动剂能抑制离体大鼠结肠的运动，β_1 受体阻断剂美托洛尔（metoprolol）和 β_2 受体阻断剂 IPS339 均能消除上述抑制效应，说明大鼠 β_1 受体和 β_2 受体均参与了交感神经对结肠运动的调节，但可能有种属差异性存在。

第二节　副交感神经的分布及其对胃肠运动的调节

一、副交感神经的分布

支配胃肠道的副交感神经有迷走神经和盆神经。迷走神经起源于延髓迷走运动背核（也有少数起源于孤束核或疑核），神经纤维出颅后，经颈、胸、腹部，沿途发出分支支配食管、胃、小肠、肝、胆囊、胰腺及横结肠左曲以上的大肠；盆神经起源于脊髓骶部第2至第4节的灰质侧角，它支配横结肠右曲及降结肠、乙状结肠、直肠和肛门内括约肌等。颈部食管由胸部迷走神经发出的喉返神经支配。在狗、猫、兔，颈部食管由迷走神经分支形成的咽食道神经支配，而在猴、豚鼠和大鼠，颈部食管则由上喉神经支配（Roman等，1981）。在人类虽未鉴别出类似的神经纤维，但一般认为支配环咽肌和食道上括约肌的运动神经细胞体可能位于疑核，其传出神经下行，且支配咽食道横纹肌的迷走神经属于躯体运动纤维，因其通路不含突触或次级神经元，仅以运动终板与肌纤维直接联系，神经递质ACh通过烟碱受体起作用，箭毒（curare）和琥珀酰胆碱（succinylchoine）可阻断此处神经-肌肉传递。支配胸部食管平滑肌的迷走神经起源于延髓第4脑室底部的背侧运动核，其轴突经迷走神经到达食管上段平滑肌，在胸部迷走神经呈丛状分布于食道中下部平滑肌。在膈肌食管裂孔上方，左右迷走神经形成食管丛后，继续沿食管长轴下行，至食管下段合成前（腹）、后（背）两个迷走神经干。前干在胃左动脉近小弯处分出肝支，然后沿小弯附近的胃前壁下行，并在食道-贲门接合部右侧放射状或陆续发出胃前支至胃前壁，支配胃底和胃体上部。其中一支较粗，似乎为前迷走神经干的延续，沿胃小弯伴胃左动脉平行走向，称胃小弯主要前神经或大的胃前神经。沿途还有分支到胃左动脉神经丛及后迷走神经干的分支交通。有一条胃支分布至幽门括约肌。大的胃前神经通常分出一条幽门支，经小网膜下部分布到胃窦和幽门，有些纤维可以到达幽门括约肌。肝支的部分纤维沿肝动脉左侧下降，分布到终末胃窦、幽门括约肌及十二指肠球部。迷走神经后干的最大分支为腹腔支，它与交感神经共同组成腹腔丛，由此发出分支随血管分布于小肠并分布到胰、脾和大肠右半部，即盲肠、阑尾、升结肠和横结肠的右三分之二。支配胃肠平滑肌的副交感节前纤维进入胃肠壁，与壁内神经丛中的节细胞形成突触，其节前纤维末梢释放ACh，通过N（N_1）受体引起胃肠壁内节后神经元兴奋，此效应可被六羟季胺阻断；节后纤维支配的靶细胞包括平滑肌细胞、腺细胞、内分泌细胞等。副交感节后纤维主要为胆碱能纤维，末梢释放ACh，通过M受体引起靶细胞反应，其效应可被阿托品所阻断；少部分为非胆碱能、非肾上腺素能纤维，末梢通过释放VIP、肽类、嘌呤类或其他物质影响胃肠运动。

二、胃肠内胆碱能受体及其分布

1. 类型

支配消化道的副交感神经主要通过释放ACh与相应的胆碱能受体结合发挥其调节作用。根据药理学特性，胆碱能受体可分为胆碱能毒蕈碱受体（muscarinic receptor，M受体）和烟碱受体（nicotinic receptor，N受体）。N受体可再分为N_1受体和N_2受体两种亚型，N_1受体分布于中枢神经系统和周围神经系统的自主神经节突触后膜上，可被六羟季铵特异性阻断，N_2受体位于神经-骨骼肌接头的终板膜上，可被十羟季铵特异性阻断。在药理学中，M受体主要根据其拮抗剂在受体结合实验和功能实验中的不同作用而进行分型。1987年以前，以是否被M_1受体拮抗剂哌仑西平（pirenzepine）阻断M受体被分为M_1和M_2两大药理学类型，在此两大药理学类型中，其中M_2受体又被分为M_2心肌型（M_2A型）和M_2腺体型（M_2B）型。此后，M_2A被称为M_2，而M_2B被称为M_3，此即M受体最普遍的药理学分型（Goyal，1989）。M_1受体可被telenzepine和pirenzepine较特异地阻断；M_2受体可被methoctramine、gallamine和AF-DX116等较特异地阻断；而M_3受体最易被hexahydrosiladifenidol（HHSiD）和4-di-aphenyl acetoxy-N-methylpiperidine methiodide（4-DAMP）阻断（Doods等，1987）。自1987年以来，有五种M受体基因被克隆（Bonner等，1988），使胆碱能M受体研究进入分子生物学时代。此后，对M受体亚型在各重要器官组织的表达及其细胞内信息传递机制的研究，极大地丰富和更新了人们对这一"古典"受体的认识。根据Bonner等（1988）建议，这五种M受体基因及其表达的蛋白被称为M_1、M_2、M_3、M_4和M_5，此即M受体的分子生物学分型。到目前为止，M受体的两种分型（即药理型和分子型）已被广泛接受，Buckley等（1989）报道，M_1、M_2和M_3的基因表达蛋白、受体结合功能与药理型中的M_1、M_2和M_3非常一致。另有报道称，M_4基因产物也与药理型M_4一致（Lazareno等，1990）。起初从通过克隆受体cDNA表达的M受体蛋白命名为m_1，m_2，m_3，m_4和m_5，而药理型M受体称为M_1，M_2，M_3，M_4和M_5，而M受体的药理型作用是通过其分子型决定的，因此现在统一用 M_1、M_2、M_3、M_4 和 M_5 代表药理型和分子型（Minoru等，2004）。

2. 消化道 M 受体的分布及作用

在 M_1—M_5 基因敲除小鼠实验中发现，M_3 基因敲除小鼠平滑肌收缩明显减弱，M_2 基因敲除小鼠也有类似作用，但减弱幅度不如 M_3，M_1、M_4 和 M_5 基因敲除小鼠的平滑肌收缩不受影响（Frank等，2003），这表明平滑肌上主要分布的受体为 M_3 和 M_2 受体。分布于消化道的 M 受体多为 M_2 受体和 M_3 受体（Frederick等，2003），偶有 M_1 受体的发现。整个消化道从食管到大肠及胆道系统均有 M 受体分布。

（1）食管中下段平滑肌的收缩以及吞咽所致的食管蠕动均可被阿托品（M 受体阻断剂）所阻断（Diamant等，1989）；对猫和豚鼠的在体实验发现，M_3 受体是主要的功能类型，因为 4-DAMP 有着较高的特异性（Blank等，1989）。但 Sahn 等在单个平滑肌细胞实验中发现，ACh 诱发的猫食管环行肌收缩最易被 methoctramine 抑制，而食管下括约肌细胞则被 HHSiD 阻断，作者称 M_2 和 M_3 可能分别是调节食管环行肌和食管下括约肌收缩功能的主要受体。离体平滑肌条实验发现（Preiksaitis等，1996），M_3 是调节食管收缩的主要 M 受体，作者用反转录多聚酶链反应（Reverse Transcriptase-Polychain Reaction，RT-PCR）技术发现 M_3 受体 mRNA 在食管有表达，而 M_2 和其他亚型 mRNA 则检测不到。上述单个平滑肌细胞实验结果与在体实验和平滑肌条实验结果不一致的原因现在还不清楚，可能与单个平滑肌细胞在胶原酶作用下细胞膜受体发生变化有关。

（2）有关胃肌 M 受体亚型的资料十分有限。在大鼠胃平滑肌条实验中，Lin 等（1997）应用 RT-PCR 技术检测到 M_2 和 M_3 受体 mRNA 的存在。作者用压力传感系统记录大鼠胃运动，发现 M_3 受体拮抗剂 Zamifenacine 可选择性抑制其收缩活动，提示在功能上 M_3 是调节胃运动的主要受体。

（3）关于小肠平滑肌 M 受体亚型的资料较多且看法不完全一致。1988 年 Maeda 等在猪和鼠的实验中首先分析了 M 受体分子亚型的分布，发现回肠全层组织（包括平滑肌层）有 M_2 受体 mRNA 和 M_3 受体 mRNA 的表达。Shi 等（1996）应用 Northern 印迹（即 RNA 印迹）技术和 RNA 酶保护实验，发现在狗小肠平滑肌中 M_2 受体 mRNA 和 M_3 受体 mRNA 均可检测到，而 M_2 的表达水平约是 M_3 的 4 倍。然而利用受体亚型特异性抗血清做的免疫沉淀实验发现，除 M_2 和 M_3 外，M_1 和 M_4 也可在鼠和兔的回肠中检测到。在豚鼠、大鼠、狗和人的整体、离体及单个平滑肌细胞众多实验中均发现 M_3 型是调节小肠平滑肌的主要 M 受体，尽管其含量只有 M_2 的 1/4 左右。也有研究证实，M_3 是调节狗小肠移行性运动复合波（Migrating Motor Complex，MMC）的主要平滑肌受体，这类实验大多是在含环行肌和纵行肌的全层平滑肌上进行的，而实际上环行肌和纵行肌的收缩机制可能很不一样。Shi 和 Sarna 等（1997）在分别分析狗小肠环行肌和纵行肌实验后发现，虽然 M_3 是调节环行肌收缩的主要受体，M_3 和 M_2 两者都参与纵行肌的收缩，因为 M_2 受体拮抗剂 Methoctramine 在离体或在体实验中用较低浓度即可显著抑制纵行肌收缩，而对环行肌无明显影响。这一发现与在豚鼠回肠纵行肌所进行的实验结果一致。

（4）Maeda 等在猪与鼠大肠组织检测到 M_2 和 M_3 两类受体 mRNA 的表达。1991 年 Zhang 等在狗大肠环行肌组织，用 M 受体亚型特异性拮抗剂 ^3H 标记的 M 受体结合物

QNB，发现各受体拮抗剂竞争性结合程度由强至弱依次为：4-DAMP（38 nmol/L）＞methoctramine（210 nmol/L）＞AF-DX116（648 nmol/L）＞pirenzepine（2422 nmol/L），提示 M_3 受体拮抗剂和 M_2 受体拮抗剂与大肠环行肌 M 受体的结合率远超过 M_1。作者还发现 M_1 受体拮抗剂 Pirenzepine（对 M_2 和 M_3 受体亲和力极低）的竞争性结合呈现两个不同的亲和点，即高亲和点和低亲和点。这两个点分别与 Pirenzepine 在下颌腺（仅含 M_3 受体）和心肌（仅含 M_2 受体）的亲和点非常吻合，提示在结肠环行肌含 M_2 和 M_3 两种受体。作者同时做了定量分析，发现 M_2 受体蛋白约占82%，而 M_3 受体蛋白只占18%。最近对狗结肠所进行的功能实验发现，M_2 和 M_3 两种受体可能都参与结肠环行肌的收缩，但 M_3 的成分更大，因为 M_3 拮抗剂 4-DAMP 的 ID_{50}（2.0 nmol/L）仅为 M_2 拮抗剂 methoctramine ID_{50}（55 nmol/L）的4%。

（5）至今对胆囊平滑肌 M 受体亚型表达的研究甚少，因此对胆囊 M 受体的分子型尚不清楚。而众多对胆囊 M 受体进行功能性分型的研究结果很不一致。Takahashi 等发现 M_3 受体可能是调节豚鼠胆囊收缩活动的主要受体，因为不管是对碳酰胆碱（Carbachol，胆碱能受体激动剂）刺激的磷酸肌醇水解或腺苷酸环化酶活性的降低，4-DAMP 的 K_i 值仅为 AF-DX116 或 pirenzepine 的 K_i 值的几十分之一甚至几百分之一，但在猫胆囊平滑肌细胞，Chen 等（1995）则发现 M_2 和 M_3 两者均参与乙酰胆碱诱发的平滑肌收缩，其中 M_2 的作用是通过钙内流实现的，而 M_3 的作用则是通过胞内 Ca^{2+} 的释放实现的，作者声称除此两受体亚型外，并无任何其他 M 受体亚型的参与，但是有人（Furukawa 等，1994）在用不同 M 受体拮抗剂刺激迷走神经分支所诱发的狗胆囊平滑肌和 Oddi 括约肌收缩后，则发现至少 M_1 受体，同时包括 M_3 受体参与胆囊平滑肌的收缩，而只有 M_3 调节 Oddi 括约肌的收缩。总之，对胆囊平滑肌 M 受体亚型的药理分析结果有不一致的看法，但看来 M_3 受体不论是在豚鼠、猫或狗均为调节胆囊收缩的 M 受体之一，是否有 M_1 受体和 M_2 受体的参与尚待进一步证实。

3. 消化道 M 受体的结构及作用机理

胆碱能 M 受体属 G 蛋白偶联受体（G protein-coupled receptors，GPCRs）超家族成员（Fredriksson 等，2003）。GPCRs 具有相同的跨膜结构，即7个螺旋跨膜区域，另外还有3个胞外环状区域和3个胞内环状区域，1个胞外 N 末端尾巴和1个胞内 C 末端尾巴。跨膜区域与环状结构、N 末端及 C 末端相比位置隐蔽，所以比较稳定（Kirstein 等，2004）。这类受体分子的胞外侧和跨膜螺旋内部有配体的结合部位，膜内胞质侧有结合 G 蛋白的部位，与配体结合后，通过构象变化结合并激活 G 蛋白，这种 G 蛋白是指由 α、β、γ 三个亚单位形成的异源三聚体 G 蛋白，这类 G 蛋白根据 α 亚单位基因序列的同源性可分为4类：G_s 家族、G_i 家族、G_q 家族和 G_{12} 家族。在 M 受体中，M_2 和 M_4 受体激活后，主要与 G_i 蛋白偶联；M_1、M_3 和 M_5 受体激活后，主要与 G_q 蛋白偶联（Kirstein 等，2004）。

如上所述，消化道平滑肌主要含 M_2 受体和 M_3 受体。这两种受体激活后通过不同的机制，实现 ACh 的消化道兴奋作用（见图2-2）。M_2 通过 G_i 蛋白抑制腺苷酸环化酶（AC），使胞内 cAMP 水平下降，减弱平滑肌的舒张（Eglen 等，1994，2001；Ready 等，1995）。有趣的是 M_2 这种间接加强收缩作用只发生在事先被肾上腺素能 β 受体激动剂所致的舒张状态的肌肉（Reddy 等，1995），即削弱神经激素受体（肾上腺素能 β 受体或 $5-HT_4$ 受体）诱发的收缩（Eglen等，1996，2001）。文献报道，M_2受体主要定位于胆碱能突触附近，因而便于其功能上的偶联。内源性释放的ACh可缓慢激活胃肠平滑肌上的M_2受体（Sawyer等，2000；Murthy等，1997），这种缓慢激活可导致AC表达下调（Emala等，2000）。除了AC以外，其他系统也参与M_2受体的作用，如M_2可缩短由肾上腺素能β受体激动剂激活K^+通道的开放时间，可削弱交感神经系统诱发的舒张效应（Kotlikoff等，1999；Kume等，1991）。M_2受体还可打开非选择性阳离子通道，增强Na^+内流，使细胞膜发生去极化，L-型电压依赖性Ca^{2+}通道开放，Ca^{2+}内流（Bolton等，1999）；另外，Na^+内流可增强肌浆网Ca^{2+}释放，促进M_3受体介导的磷酸肌醇代谢（Zholos等，1997；Janssen等，1992）。在整体实验中，利用百日咳毒素预处理动物（Eglen等，1988，2001）或阻断M_2受体（Reddy等，1995），抑制M_3受体信号通路，对M受体激动剂诱发的平滑肌反应无明显影响；在M_3受体基因缺失的转基因小鼠实验中，M_3受体激动剂的效应只有微弱的改变（Srengel等，2000），这些实验资料提示平滑肌的收缩不依赖于M_2受体的激活，然而，百日咳毒素预处理和选择性M_2受体阻断剂的确可使肾上腺素能β受体激动剂的舒张反应明显增强，说明M_2对平滑肌舒张具有一定的调节作用；另外，利用缺乏功能性M_3受体的变异小鼠进行实验（Matsui等，2000），发现这些动物的离体回肠对M受体激动剂的收缩反应比野生型对照组降低了77%，有趣的是剩余的23%的收缩反应是由M_2受体介导的，说明M_2受体和M_3受体均参与了平滑肌的收缩调节。

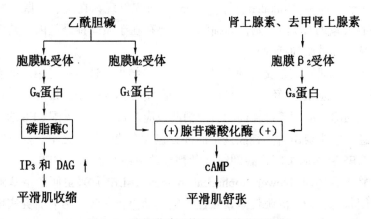

图2-2　消化道M受体和β受体作用机制

M_3受体激活以后通过G_q蛋白发挥作用。G_q蛋白可激活磷脂酶C（PLC），PLC激活后使胞膜上4，5-二磷酸肌醇（PIP_2）水解，产生三磷酸肌醇（IP_3）和二酰甘油（DG）。在小肠平滑肌组织或单个细胞中，M_3受体一旦激活，胞内IP_3水平在10～15 s内即达高峰（增加5倍）（Shi等，1997），而DAG水平在30 s内超过对照组2倍。IP_3水平升高可使肌浆网内贮存的Ca^{2+}释放，胞质内Ca^{2+}增多，触发平滑肌收缩。

由此可见，副交感神经系统通过释放ACh，一方面激活M_3受体直接使平滑肌收缩；另一方面通过激活M_2受体削弱交感神经介导的舒张作用。

三、副交感神经对胃肠功能的调节作用

副交感神经对胃肠道的活动表现出兴奋和抑制两种作用。在大多数情况下，副交感神经节后纤维对消化器官起兴奋作用，它加强消化管运动。电刺激迷走神经外周端可使食管蠕动加强，食管下括约肌收缩，胃底和胃体收缩，胃的张力增加，胃窦蠕动亢进；对小肠、大肠运动的作用，如同胃一样，也具有兴奋效应，这种兴奋效应主要是通过其中的胆碱能纤维实现的。但是有资料显示，刺激迷走神经可引起胃肠运动的亢进，此亢进作用不被阿托品所阻断（Gray 等，1955），这种非胆碱能兴奋效应，又称抗阿托品兴奋效应。这种非胆碱能兴奋效应出现的原因：（1）迷走神经节前纤维进入肌间神经丛，除了与节后胆碱能神经元发生突触联系外，还与对胃肠运动起兴奋作用的非胆碱能神经元（如P物质能神经元等）发生突触联系，通过P物质使胃肠平滑肌收缩，表现出兴奋效应。（2）迷走神经节前纤维还可通过肌间神经丛中的非肾上腺素能非胆碱能（non-adrenergic non cholinergic，NANC）的阿片肽能神经元抑制另一种抑制性神经元（如NO能神经元）（释放抑制性递质）（Gustafsson，1994），使抑制解除而引起胃肠运动的兴奋效应。另外，迷走神经兴奋还可引起胃肠活动抑制。据报道，刺激迷走神经，一方面通过迷走神经中的NANC神经纤维即肽类或嘌呤能纤维释放VIP或ATP等，作用于胃肠平滑肌，使其活动减弱；另一方面，迷走神经兴奋后，通过肌间神经丛中的NANC抑制神经元释放VIP、ATP和NO等使胃肠运动抑制（Takahashi 等，1995）。研究发现，在人、大鼠、豚鼠、小鼠和猫的胃肠道中有大量的NO神经元，其细胞体主要存在于肌间神经丛内，其纤维投射至肌间丛、黏膜下丛、环行肌和括约肌。

有人曾提出环咽肌紧缩是交感神经紧张性活动的结果，迷走神经中的抑制性纤维使其舒张。后来发现刺激迷走神经引起负鼠食管上括约肌（upper esophageal sphincter，UES）收缩，迷走神经切除或应用箭毒样药物可取消此效应。目前认为支配UES的神经实质上属于躯体运动神经，它主要由舌咽神经携带而部分包含在迷走神经之中。静息时这些神经不断放电，引起UES紧缩而关闭，吞咽时运动神经放电终止而导致UES舒张。迷走神经紧张性活动使食管下括约肌（lower esophageal sphincter，LES）兴奋而产生基础张力，并在静息期维持关闭状态，LES舒张仅是紧张性神经活动停止所致。另有研究表明，支配LES的迷走神经含抑制性纤维，兴奋性纤维则因不同动物而有差异。例如在猫和负鼠，切断双侧颈迷走神经并不改变LES静息期压力，而刺激迷走神经传出神经都使其LES舒张。但切断狗颈3迷走神经则使LES基础压力明显降低，但数天至数周后逐渐恢复；刺激迷走传出神经能引起LES紧缩，因而说明支配狗LES的迷走神经确有兴奋作用。

迷走神经对胃头区、尾区及幽门都有兴奋性和抑制性的双重影响，但在多数情况下，迷走神经对胃的影响是兴奋性的。兴奋性迷走神经节后纤维释放ACh，使局部胃肌对基本电节律的敏感性提高。刺激迷走神经还可使胃的基本电节律传播加速，胃尾区平滑肌收缩增强，而胸部双侧迷走神经切除后，狗胃的基本电节律变乱，移行速度也减缓。人和实验动物双侧迷走神经切除后，胃的蠕动收缩强度明显减弱，胃排空延缓，但以后可逐渐恢复正常，这可能是肠神经系统作用的结果。抑制性迷走神经的节后纤维末梢，通过释放非胆碱能、非肾上腺素能递质，减弱胃头区平滑肌的紧缩。Valenzuela（1976）提出多巴胺是

胃头区抑制性神经释放的递质，因为多巴胺受体阻断剂能消除由神经引起的胃头区平滑肌收缩活动的抑制。此外，进食时胃头区发生的容受性舒张亦是通过迷走神经起作用的，切除双侧迷走神经的患者或实验动物，胃头区的容受性舒张消失。过去认为这种抑制性迷走神经传出纤维末梢释放的递质可能是ATP，但目前认为是VIP。迷走神经的某些传出纤维亦对胃尾区运动具有抑制作用，如以水充胀胃时胃肌的兴奋传导速度减慢，但快波数量却增加；而以棉籽油灌胃时，胃的峰电活动减少、蠕动减弱，兴奋传导速度亦有明显变化。可见通过迷走神经起作用的兴奋性或抑制性反应可以相应增强或减弱胃肌的收缩，而在调节胃运动中具有重要意义。

结肠上部的副交感神经来自迷走神经的节前纤维，其分布范围尽管还有争论，但一般认为可到达横结肠的前1/3。发自盆神经的副交感神经的节前纤维，主要从脊髓的骶部发出，它们同结肠近端的迷走神经支配重叠。节前纤维都是胆碱能的，它们与内在神经丛中的神经元形成突触，换元后的节后神经纤维也是胆碱能纤维。所以拟副交感神经药、抗胆碱酯酶药和乙酰胆碱等对结肠的作用与刺激这些神经的效应相同。猫和人的结肠相似，刺激迷走神经仅能引起近端结肠节律性的分节混合运动增加，而对结肠远端则无影响。刺激盆神经能引起整个结肠产生一种无节律的推进性运动，但肛门内括约肌则发生舒张。

（李红芳　卢研宇　李云霞）

第三节　肠神经系统的结构和功能

胃肠道不同于其他外周组织，它具有一套内在神经系统，称为肠神经系统（enteric nervous system，ENS），即使与中枢神经系统（central nervous system，CNS）完全分离，ENS也能控制胃肠道功能。事实上，神经元对胃肠道的控制是多种作用的整合效应，其中包括局部肠神经反射的相互作用、经交感神经节的反射作用以及经胃肠反馈作用于CNS的反射等（图2-3）。教材中是这样描述神经系统的，如中枢发出的自主神经的传出纤维可分为节前纤维和节后纤维；经过脊髓和脑神经的初级传入神经元将感觉信息从外周传入中枢。然而，ENS的结构和神经通路却不同于传统的神经系统（Furness，2012）。例如，ENS神经元发出的轴突可以投射到交感神经节及胰腺、胆囊和气管等效应器，也可以投射到脊髓和脑干（图2-3）。

肠神经系统是由位于胃肠壁（包括胰腺和胆囊）内的神经元、神经递质和蛋白质及其支持细胞组成的网状系统（De Giorgio等，2004）。ENS在结构和功能上不同于交感神经系统和副交感神经系统，而与中枢神经系统相类似，但仍属于自主神经系统的一个重要组分。ENS神经元相互连接形成独立的具有与脑和脊髓类似的整合和处理信息功能的神经系统，控制和调节胃肠道的平滑肌、黏膜上皮和血管，即ENS是协调上述三种效应器在组织器官水平上产生整合功能行为模式的"肠脑"。在ENS中储存有多种胃肠行为模式的神经程序，而这些程序的控制都不必依赖中枢神经系统，具有高度自主性，因此又称作胃肠道的"微型脑"，ENS已成为自主神经系统以外新的分支学科。

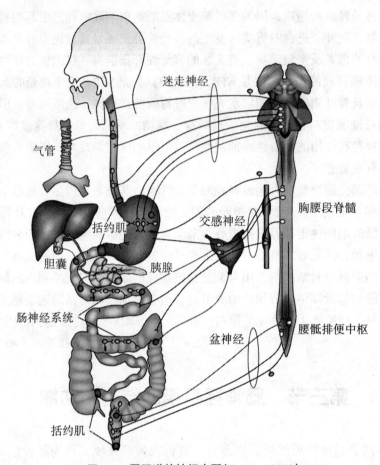

图2-3 胃肠道的神经支配(Furness,2012)

一、肠神经系统的结构

1.肠神经丛

肠神经系统的神经元位于消化道管壁的神经节内，各神经节通过神经节间的纤维束相互联系形成神经丛。神经节间的纤维束主要由神经元投射形成，即一个神经节的神经元与邻近神经节的神经元形成突触联系。有神经节的神经丛围绕胃肠特定器官的管壁四周并沿管壁纵轴形成连续分布。ENS的结构主要由两个内部相互联系的且有神经节的神经丛构成，分别是较大的肌间神经丛和较小的黏膜下神经丛（Furness，2006；Wood，2011）（图2-4）。

（1）肌间神经丛（myenteric plexus）

肌间神经丛，又称欧氏神经丛（Auerbach plexus），其神经元分布在消化道管壁的纵行肌层和环行肌层之间，由位于两肌层间的扁平圆盘样神经元、神经节和神经节间纤维束共同构成三明治样的二维列阵（图2-4）。与自主神经节和感觉神经节不同，肌间神经丛神经元的排列像放置在二维平面上的边缘相贴的单层硬币，不表现为葡萄串样。当ENS遭受机械力量作用时，或当消化道管腔内充满内容物而诱发肌肉舒缩和管壁伸展时，均可使ENS功能受损，为了适应这种情况，肌间神经丛神经元二维平面的单层分布可以维持或支撑神经网络。支配环行肌和纵行肌的绝大多数运动神经元分布在肌间神经丛，主要支配平滑肌，调控胃肠运动和邻近器官的活动。

（2）黏膜下神经丛（submucous plexus）

黏膜下神经丛，又称麦氏神经丛（Meisser plexus），由位于黏膜层和环行肌层之间的黏膜下区域的神经节构成（图2-4）。黏膜下神经丛含有较少的神经元和较细小的神经节节间纤维，且每个神经节内的神经元也较少。它对小肠和大肠非常重要，食道没有黏膜下神经丛，胃黏膜下神经丛分布稀疏。大量哺乳类动物（如猪和人），黏膜下神经丛是由位于肌肉浆膜面的内在黏膜下神经网络（麦氏神经丛）和与管壁环行肌相邻的外来神经丛（Schabadasc's plexus）共同构成的。人类的小肠和大肠黏膜下的麦氏神经丛和Schabadasc's神经丛之间可能存在第三种中间神经丛。

黏膜下神经丛主要支配和调控小肠内分泌腺。另外，一些黏膜下神经丛的神经元发出神经纤维可以到达肌间神经丛，并与肌间神经丛的神经轴突发生突触联系。两种神经丛的联系使其共同构成了一个功能协调完整的神经系统，共同调控胃肠功能。

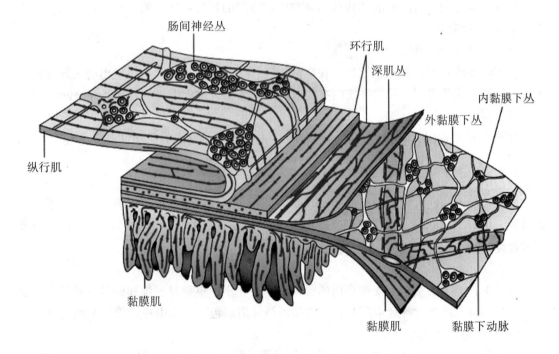

图2-4　人类肠神经系统的组成、结构（Furness，2012）

2. 肠神经节

肠神经系统神经节的结构、功能和神经化学特点均不同于其他自主神经节。自主神经节是中枢神经系统信号传递的主要接替部位；而肠神经节相互联络构成的神经网络，能够整合和推进大脑与脊髓神经索的信息。ENS的结构和功能与中枢神经系统具有相似的特征（Wood，2011）：

（1）复杂的整合功能

肠神经系统对单一效应器系统（如消化道平滑肌和消化腺）执行复杂的整合作用，并能协调统一机体多个系统的活动，以维持机体的稳态。

（2）感觉处理

与中枢神经系统获取和处理感觉信息相似的方式，脊髓和迷走感觉神经元可向肠神经系统传递信息。

（3）中间神经元

中间神经元是中枢神经系统和肠神经系统突触间处理信息的网络，而在自主神经节内通常没有中间神经元。

（4）运动神经元

肠道运动神经元是将运动指令由中间神经元传送到效应器的最后通路。其功能与脊髓前角α运动神经元和γ运动神经元控制骨骼肌相似。

（5）神经胶质成分

肠神经系统的支持细胞的结构和功能与中枢神经的星形胶质细胞相似，却不同于自主神经节的施旺细胞。

（6）突触神经纤维网

肠神经系统和中枢神经系统均存在突触神经纤维网。从神经元胞体发出的无髓神经纤维相互缠绕形成纤维网。神经系统内在的信息处理和整合过程需要突触神经纤维网。

（7）多种突触机制

与脑和脊髓相似，肠神经系统的神经网络表现出多种形式的化学性神经传递/神经调制作用。

（8）多种神经递质

中枢神经系统内大量的神经递质及其受体也存在于肠神经系统。目前发现，除了乙酰胆碱和去甲肾上腺素外，可能神经递质还有5-羟色胺（5-HT）、三磷酸腺苷（ATP）以及多种神经肽。

（9）缺乏连接组织

对自主神经节的结构起支持作用的胶原，不存在于中枢神经系统和肠神经系统内；肌间神经丛的神经纤维无神经束膜和神经内膜等结缔组织包裹，而由神经胶质细胞支持。

（10）细胞外间隙小

不同于肠道外的自主神经节，肠神经节可通过阻断支持物的填塞而减少细胞外间隙；分布于肌间神经丛内的神经元及其突起间相互构成的神经网络，与神经胶质细胞交织在一起，留下很小的细胞外间隙。

（11）与血管分离

血管不能进入小肠的肠神经节，肌间神经丛内部几乎没有血管，供应营养成分的毛细血管分布在神经胶质鞘膜之外；由于毛细血管壁较厚，血管内皮细胞间的连接较紧密，因此蛋白质和其他大分子不能通过，从而构成血-神经节屏障，其结构与中枢神经系统的血-脑屏障类似。血-神经节屏障隔离了脉管系统与神经节内神经物质的交换。

（12）干细胞

对于肠神经系统的神经发生可联想到中枢神经系统的神经发生。含有发生中心的未分化干细胞位于肠神经节外。当肠神经系统受损或神经元丢失时，干细胞直接迁移到肠神经节内，分化成特殊类型的中间神经元或运动神经元，并形成突触联系，完成神经元替换。

3. 肠神经元的分类

人体肠神经系统神经元约有 10^8 个（Furness 等，1980），相当于脊髓所含神经元的总数。目前明确形态、神经化学特性和生理学功能的肠道神经元约有 20 种。根据形态和功能的不同，对肠神经元进行分类。

（1）根据功能分类

肠神经系统神经元按功能分为感觉神经元、中间神经元和运动神经元。假单极感觉神经元和双极感觉神经元位于黏膜下神经丛内，感受黏膜表面的压力和牵张刺激；大量的中间神经元对输入信息进行加工，并产生传出冲动；运动神经元包括兴奋性运动神经元和抑制性运动神经元，是将运动指令由中间神经元传送到效应器的最后通路。

（2）根据形态学分类

Dogiel Ⅰ 型和 Ⅱ 型是肠神经系统神经元的主要形态学分类。这两种类型是以德国神经解剖学家 Dogiel 命名的。这两种类型的神经元在肌间神经丛和黏膜下神经丛均被发现，它们分布在一个二维平面上（细胞胞体无相互堆叠）（Wood，2011）。

Dogiel Ⅰ 型神经元的胞体有多根短突起和一根长突起（图 2-5），它们是扁平神经元，发出突起沿管壁四周进行横向和纵向的短距离延伸。Dogiel Ⅰ 型神经元的轴突通过神经节间纤维束和多排神经节进行远距离联系。然而，突起的绝对长度并不长，最长的突起仅有大约 2～3 cm。Dogiel Ⅰ 型神经元设定了一个能够识别特定神经递质的特定方向。在肌间神经丛中，轴突伸向直肠平滑肌的 Dogiel Ⅰ 型神经元是运动神经元，能够向神经-肌肉接头处释放抑制性神经递质 NO 和血管活性肠肽（VIP）；轴突沿消化道向口侧延伸的兴奋性运动神经元，能向神经-肌肉接头处释放 P 物质和乙酰胆碱（ACh）。在黏膜下神经丛，Dogiel Ⅰ 型神经元是促进小肠腺体分泌的神经元。Dogiel Ⅰ 型神经元也可作为肌间神经丛和黏膜下神经丛的中间神经元。

Dogiel Ⅱ 型神经元的胞体表面光滑，从形态多样的胞体四周发出多个长突起和短突起（图 2-5）。长突起可通过神经节间的纤维束以环状、向口或离口方向等方式穿过多排神经节后进行延伸；而短突起的作用仅局限于同一神经节。在肌间神经丛中，几乎所有的 Dogiel Ⅱ 型神经元向黏膜下/黏膜发出突起。到达黏膜层的 Dogiel Ⅱ 型神经元的突起末梢，可被黏膜层的机械和化学刺激激活。正如中间神经元的作用，Dogiel Ⅱ 型神经元参与感觉信息处理的早期阶段。可以通过 P 物质、ACh 和钙结合蛋白（CaBP）等神经递质的免疫活性的表达来鉴定 Dogiel Ⅱ 型神经元。

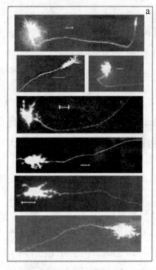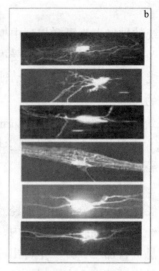

a.单轴突神经元的电生理学照片；b.多级神经元的电生理学照片。通过微电极注入biocytin观察细胞内电生理，发现两种不同形态的神经元。图中每一校准线为20 μm。

图2-5　肠神经系统的两种不同形态的神经元（Wood，2011）

4.肠神经的类型

根据各种神经所释放的递质及其功能的不同，可将肠神经分为以下几类：

（1）胆碱能兴奋神经

胆碱能兴奋神经的细胞体散布在黏膜下和肌间神经丛中，神经末梢支配胃肠纵行肌和环行肌，或与神经丛内其他神经元形成突触联系。所释放的神经递质乙酰胆碱可以激动平滑肌上的M胆碱受体或神经节细胞上的N胆碱受体，引起胃肠肌兴奋，参与肠蠕动反射。

（2）非肾上腺素能非胆碱能（Nonadrenergic Noncholinergic，NANC）神经

直接进入胃肠环行肌层或纵行肌层支配平滑肌的交感神经节后纤维很少。胃肠平滑肌的松弛主要受肠壁内存在的一类非肾上腺素能非胆碱能抑制神经调控。药理实验证据表明，这类神经的作用不受乙酰胆碱和肾上腺素受体阻断剂、耗竭组织中相应的递质或抑制递质释放等因素的影响。NANC神经元由氮能和肽能神经元构成。研究发现，非肾上腺素能非胆碱能抑制神经的递质可能为三磷酸腺苷或有关的嘌呤类化合物，并称该类神经为嘌呤能神经。非肾上腺素能抑制神经的功能与肠下行抑制反射有关，有利于食糜通过消化道。

（3）肽能神经和5-羟色胺能神经

肠神经系统中大量神经元属于中间神经元，其末梢释放多种类型的神经递质，目前研究较多的是肽能神经和5-羟色胺能神经：

①肽能神经。免疫细胞化学方法显示肠神经系统中存在多种肽能神经。大部分黏膜下神经丛的神经元以及一半以上肌间神经丛的神经元均含有神经肽。肽能神经主要集中在肌间神经丛，但含有某些神经肽（如生长抑素和VIP）的神经元则在黏膜下神经丛中占优势。在某些肠神经元内还可以有两种或更多种神经肽共存，或神经肽与经典的神经递质（如ACh）共存。肽能神经的功能尚不很清楚。生长抑素可抑制胆碱能兴奋神经，减少乙

酰胆碱释放；又能激活非肾上腺素能抑制神经，可能参与胃肠蠕动的下行抑制反射。脑啡肽作用于胆碱能神经胞体上的阿片受体，阻遏乙酰胆碱释放。P物质除对肠道平滑肌有直接兴奋作用外，还能刺激胆碱能神经释放乙酰胆碱，引起肠肌收缩。VIP可能是直接作用于肠肌的抑制性递质；也可能作为中间神经元，与肌间神经丛的其他神经元形成突触联系。

②5-羟色胺能神经。这类神经所释放的递质5-羟色胺（5-HT），主要作用于肠壁内其他神经元，既能兴奋胆碱能神经，促进乙酰胆碱释放，导致胃肠平滑肌收缩；又能兴奋非肾上腺素能抑制神经，阻断兴奋性神经肌肉传递，引起肠肌松弛。

5. 肠神经胶质

肠神经系统胶质细胞（enteric glia cell，EGC）在结构与功能上类似于中枢神经系统（CNS）星形胶质细胞。

EGC主要位于肌间神经丛和黏膜下神经丛的神经节，与神经节交织成团，并与节间纤维束相互联系。EGC是ENS中的胃肠道感觉神经和交感神经节的卫星细胞，来源于神经外胚层（Verkhratsky等，2007），属小细胞型，具有不同形态和长度的突起。在肠神经节中，EGC紧密包绕神经元，延伸到扁平外突，并将肠神经元与节外细胞不完全隔离；在神经束中，EGC则包绕神经轴突。电镜观察EGC内存在10 nm的中间丝列阵，主要由胶质纤维酸性蛋白和波形蛋白组成，表达钙结合蛋白S-100β。中间丝形成的纤维束将EGC紧紧锚定在神经节表面，对神经节形成包绕。EGC不同于CNS中的小胶质细胞，也不同于外周神经和肠壁内的施旺细胞。小胶质细胞属于中胚层来源的单核巨噬细胞系统；而肠壁内施旺细胞虽然S-100为阳性，但胶质纤维酸性蛋白却为阴性。

6. 肠神经系统的重塑

重塑是指一个细胞或组织对外部刺激或事件发生形态学上的改变，使机体在损伤时重获自身稳态。肠神经系统的重塑是机体应对内环境改变发生的一种适应性变化，主要表现在神经元形态学、相关神经递质的改变及相关基因表达的上调或下调等。ENS重塑的机制尚不完全清楚，据文献报道可能与生长发育、神经生长因子、神经干细胞和饮食、药物等因素有关。其中，生长发育是较为常见的生理因素，研究发现大鼠空肠中VIP、SP的含量与大鼠的年龄相关，伴随大鼠的成熟，这些改变使兴奋性和抑制性神经递质处于动态平衡（Kasparek等，2009）。

二、肠神经系统的神经网络

人体肠神经系统神经元发育良好，甚至在实验中切断肠管与CNS的所有联系，肠管也能对局部刺激产生复杂的反射，说明ENS具有与CNS类似的独立自主处理信息的神经网络。

1. 肠神经系统的反射环路

肠神经系统的感觉神经元、中间神经元和运动神经元，构成完整、独立的反射通路。黏膜下神经丛内假单极感觉神经元和双极感觉神经元可感受肠黏膜表面的压力和牵张刺激，中间神经元形成了各个肠神经元之间的信息链，能够加工输入信息和产生传出冲动；

兴奋性和抑制性运动神经元则改变肠道的活动性。ENS 含有内在初级传入神经元（intrinsic primary afferent neuron，IPAN），肌间神经丛和黏膜下神经丛的 IPAN 的投射靶位是中间神经元，进而调节肠蠕动和分泌反射。IPAN、中间神经元和最终共同神经元（对肌肉和分泌细胞）构成了 ENS 完整的反射微环路（microcircuit），使胃肠道不需要外来神经支配而能接受刺激信号，产生反射。研究发现，肠神经系统神经元感受肠腔内压力和化学刺激是一种经上皮现象，这个过程由肠嗜铬样细胞介导，在受到肠腔内刺激后释放大量5-HT，激活黏膜下初级传入神经纤维。5-HT 刺激 IPAN 后，IPAN 在肌间神经丛中与上行、下行的中间神经元形成突触，从而调节局部的兴奋和抑制（Gershon，2005）。蠕动（peristalsis）的实现是在牵拉肠壁和化学刺激肠黏膜时，经上皮现象引起感觉神经元发放神经冲动，通过中间神经元分别传向口侧的兴奋性运动神经元和离口侧的抑制性运动神经元。

2. 肠神经系统的神经递质

在消化道复杂的神经网络体系中，目前已发现多种神经递质，除了乙酰胆碱和去甲肾上腺素外，还可能有5-羟色胺（5-HT）、一氧化氮（NO）、三磷酸腺苷（ATP）以及多种神经肽等。其中，肠兴奋性运动神经元释放乙酰胆碱和P物质（SP），刺激肌肉收缩；肠抑制性运动神经元释放 VIP 和 NO，它们是消化道神经-肌肉接头处的主要抑制性神经递质。肠兴奋性运动神经元和抑制性运动神经元相互协调、相互制约，二者之间存在复杂而精细的平衡。

（1）肠神经系统主要的兴奋性神经递质

①乙酰胆碱（ACh）

胆碱能神经元是种系个体发育中最早出现的神经元，也是 ENS 内数目最多的神经元。ENS 释放的 ACh 是胃肠道最主要的兴奋性神经递质，在体内与 M 受体结合，使平滑肌细胞膜去极化，刺激胃肠壁内胆碱能神经产生兴奋性接头电位。ACh 能促使钙离子内流，抑制平滑肌细胞膜的钾电流，还能激活钙活化的氯离子通道和非选择性阳离子通道，对胃肠运动起主要调节作用，可刺激胃肠肌收缩和促进胃肠蠕动，也与胃肠腺体分泌有关。ACh 与胃电节律失常有关，Gullikson 等认为阻断胆碱能神经可导致胃电节律失常。

②P物质（Substance P，SP）

P物质为十一肽，相对分子质量为1348，属于激素肽（TK）家族。SP 广泛分布于神经系统和外周组织中，表现出复杂的生理效应。肌间神经丛和黏膜下神经丛中有大量的分泌 SP 的神经元，电刺激可增加 SP 神经元分泌肽类递质。SP 是氨基酸多肽，通过增加平滑肌细胞内 Ca^{2+} 浓度和激活壁内胆碱能神经释放 ACh 两种途径引起平滑肌收缩，所以，SP 既是兴奋性递质，也是 ACh 的调质（Turner 等，2007）。在胃肠道，SP 能抑制胃酸分泌，刺激胃蛋白酶原分泌，促进肠蠕动时的口侧收缩，对胃肠道平滑肌具有双重收缩效应，即对环行肌和纵行肌都有收缩作用，并可引起胆囊收缩。

（2）肠神经系统主要的抑制性神经递质

①一氧化氮（nitric oxide，NO）

NO 是一种活跃的不稳定的无机气体分子。其主要作用途径是：NO 自由通过细胞膜，激活胞内可溶性鸟苷酸环化酶（soluble guanyly cyclase，sGC）生成 cGMP，发挥生物学效应，参与机体大量的生理及病理过程。

ENS中的NANC氮能神经元释放的NO是胃肠道最主要的抑制性神经递质，能引起胃肠平滑肌松弛，参与调节胃肠运动功能和内脏感觉。氮能神经纤维之所以能直接或间接地松弛胃肠平滑肌，可能是NO通过激活sGC，升高cGMP，cGMP抑制细胞内储存钙离子的释放，从而松弛平滑肌；或者是NO抑制神经元释放SP而起作用；NO还能抑制ACh引起的细胞内钙离子变化，活化多个部位的多种钾离子通道，促进钾离子流，抑制钙活化的氯离子通道及非选择性阳离子通道。NO是介导平滑肌松弛的重要抑制性神经递质，大量基础研究证实，NO对胃肠运动起抑制作用。体外实验发现，肠内容物的推动是由肌间神经丛释放的NO通过介导递减松弛而进行的。NO与胃电节律失常的关系密切。

②血管活性肠肽（vasoactive intestinal peptide，VIP）

血管活性肠肽（VIP），又名舒血管肠肽，为一直链28肽，相对分子质量为3323。血管活性肠肽既是胃肠激素，又是神经肽，研究揭示VIP是神经系统和免疫系统之间相互作用的一种信号分子，在局部黏膜免疫中发挥作用。VIP的分泌细胞广泛存在于胃肠道（自食管至直肠）。VIP是使平滑肌细胞膜电位超极化的神经递质，以神经分泌方式作用于局部而非以循环激素方式发挥作用。VIP还能刺激胰岛素释放，抑制胃酸分泌；促进肝糖原释放，刺激胰液和小肠液分泌；促进HCO_3^-分泌，松弛胃肠道平滑肌、括约肌和胆囊。

（3）肠神经系统分泌的其他神经肽

大量的化学物质参与ENS的神经传递，已发现单个的肠神经元含有多种不同的神经肽，它们可能是神经调质，或具有营养作用，几种化学物质的精密组合与神经元的投射和神经中枢联系相关。目前发现，除了VIP和SP，胃肠道神经肽还包括降钙素基因相关肽（CGRP）、生长抑素（SOM）、胃泌素释放肽（GRP）、蛙皮素（bombesin，BBS）和神经调节肽U；其他还有脑啡肽、神经肽Y、YY肽、胆囊收缩素、胰多肽、神经降压肽和动力素等。

三、肠神经系统的功能

肠神经系统的主要功能有：决定胃肠道的运动模式，控制胃酸分泌；调节内层上皮细胞对水的转运，改变局部血流；对营养物处理的修饰；并与胃肠道免疫系统和内分泌系统相互作用（Furness，2006）。ENS与胶质细胞共同维持肠腔和肠壁组织细胞间的上皮屏障完整性。

1. 控制胃肠肌肉

肠反射回路通过控制兴奋性运动神经元和抑制性运动神经元的活动调节受支配的肌肉活动。胃肠肌肉运动可直接研磨、混合食物，使其与消化酶充分接触，利于小肠消化；推进内容物，排出病原体和有毒化学物质；随着内容物的增加，肌肉也能适度舒张，例如胃所特有的容受性舒张。协调和控制肌肉的舒缩功能取决于ENS抵达的深度和神经通路分布的广度，因胃肠道的部位和内环境的不同而不同。广义上讲，食道的运动主要受控于中枢神经系统，而肠神经系统仅起辅助作用，参与调节食管下括约肌的活动。胃蠕动是肌源性的，主要由中枢神经系统通过脑干及食管–胃和胃–胃反射，控制胃的体积和收缩力，及胃酸的分泌（Schubert等，2008）。相比而言，肠神经系统主要控制小肠与大肠的运动——

除了中枢神经系统通过腰骶脊髓排便中枢控制的排便运动。

（1）小肠

早在一个世纪之前，研究发现小肠功能的发挥与中枢神经系统无关。肠神经系统决定小肠的多种运动方式：快速向前推进的波形运动（蠕动）、混合运动（分节运动）、缓慢向前推进的波形运动（移行性复合运动）和逆向推进运动（与排出毒性物质相关的呕吐）（Hasler，2003）。为了协调多种运动形式，小肠感知刺激并产生适当的运动，监测小肠状态的反射回路，可以整合信息并决定运动神经元的活性（Furness，2006）（图2-6）。

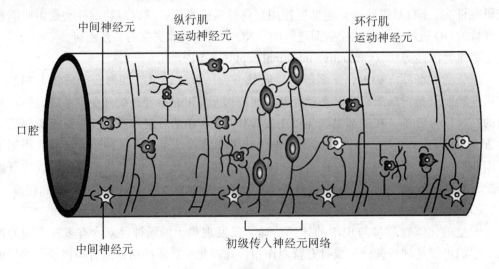

图2-6　控制小肠运动的神经回路(Furness，2012)

虽然早期研究就发现ENS包括感觉神经元（即初级传入神经元，IPANs），中间神经元、支配肌肉的兴奋性运动神经元和抑制性运动神经元。但是，在近10年内才开始对这些神经元的形态、突触、神经递质和细胞生理特性有所认识。初级传入神经元是多发长突起的大神经元，一般有2~6个突起（Ⅱ类形态），可以感知肠道化学、黏膜层和外部肌肉层的机械变形（Furness等，2004；Furness等，1998）。研究发现机械变形也可激活肠神经回路中的单极神经元（Mazzuoli等，2009），这表明反射回路不仅仅特异地起始于Ⅱ类神经元。多级IPAN的神经元胞体占小肠和大肠的黏膜下和肌间神经丛神经元的10%~30%。这些神经元的长轴突样突起可以传导动作电位，而且，动作电位可以穿过神经元胞体沿突起传导，与IPAN、中间神经元和运动神经元发生突触联系（Furness等，1998）（图2-6）。因Ⅱ类神经元在食道无分布，在胃分布也很少，所以食道的运动主要受控于脑干。

IPAN具有与背根神经节（DRG）的小直径初始传入神经元一致的一些特性，典型的小直径传入神经元含有神经肽，如P物质（SP）和降钙素基因相关肽（CGRP），具有河豚毒素阻断的电压依赖性Na^+通道和高电压激活的Ca^{2+}通道，能与同工凝集素B_4结合，发出无髓轴突（Furness等，2004；Lawson，2005）。与背根神经节的小直径初始传入神经元相似，IPAN至少是一种伤害性感受器，也可以是多模式的伤害性感受器。然而，与背根神经节的小直径初始传入神经元不同的是，多级IPAN间彼此联系形成了自我增强的神经网络（图2-6）。与联系内脏器官的背根神经节初始传入神经元相似的是，神经索来源的初始传入神经元不依赖于其分布部位和胞体而具有相似的表型。因此，可以利用这些特性鉴别不同物种间的IPAN，进行神经元结构鉴定，并对人类和动物肠神经通路进行相关性研究。

尽管已认识了神经回路的特征，但是转换运动方式的神经回路整合机制尚未阐明。然而，已明确信号和刺激可以改变运动方式。例如，脂肪酸刺激肠腔内表面，通过神经机制将蠕动转换为分节运动（Gwynne等，2004）。作用于ENS的药物也可以促发运动方式的转换。例如，TRAM34抑制介质的传导，诱导钙激活的钾离子通道开放，引起IPAN动作电位后缓慢超极化，可能通过调节IPAN爆发动作电位的时程，将蠕动转换为分节运动（Ferens等，2007）。

在消化间期，人类大约每隔90 min产生贯穿小肠全段的移行性复合运动（MMC）。其推进缓慢，人类大约1～4 cm/min，可清除消化期小肠内的残留物，称为肠道清道夫，并可以减少小肠肠腔内细菌的滋生（Hasler，2003）。MMC依赖于ENS，所以，局部注射河豚毒素或烟碱受体阻断剂六羟季铵可抑制MMC。

识别有毒物质（即伤害感受）对启动排出病原体和潜在伤害性化学物质的反应至关重要。小肠内在的逆向运动反射促使内容物返回胃内，引起呕吐。大肠内的病原体激活肠神经系统，可产生巨大的推进运动并分泌大量消化液（Field，2003）。在非病理情况下，消化液的分泌也与肠壁环行肌的收缩有关。

（2）大肠

结肠运动，推进内容物的过程依赖于肠神经系统。Hirschesprung's病患者（Swenson，2002），结肠末端和直肠的肠神经系统先天缺乏，其结肠运动障碍，后期因危害到肠神经通路的其他方面而出现结肠运动退化。然而，中枢神经系统决定了结直肠部位的肠神经系统的活性。对个体健康而言，结肠末端和直肠的推进反射受到中枢神经系统的支配，以适度控制排便，中枢神经系统引发的排便要滞后于脊髓腰骶部排便中枢所诱发的排便（Lynch等，2006）。事实上，直接刺激脊髓排便中枢，通过肠神经系统可以引起结肠排空。脊髓损伤引起联系排便中枢的皮质脊髓束断裂，则随意控制的排便（抑制和易化）反射消失。然而，脊髓损伤后，如果排便中枢未受损，仍能接受刺激并通过肠神经系统诱发肠道排空（Ferens等，2011）。生长激素受体激动剂已逐渐应用于脊髓损伤的临床治疗。

2. 控制体液的流动

体液从小肠腔到体液分隔区的流动有严格的调控。如果体液转运失控，每天会有超过两倍血容量的血流穿过黏膜上皮表面，将危及生命，如霍乱中毒。大流量的原因在于阳离子偶联转运体对糖（单糖）和氨基酸的吸收。当葡萄糖通过Na-葡萄糖转运体被吸收时，葡萄糖与Na^+和阴离子（主要是Cl^-）一同被纳入。吸收100 g葡萄糖相当于吸收1.8 L水（Furness，2006）。激活分泌神经元启动肠反射，使水和电解质从黏膜固有层的间质向肠腔移动（图2-7）。水和电解质源于血液循环和吸收液。肠分泌神经反射通过血容量和血压的感受器，改变两条交感神经通路、血管收缩神经通路和分泌神经抑制通路的活性，从而调控机体的体液平衡；肠分泌神经反射对离体肠段无作用（图2-7）。甜味感受器，即葡萄糖肠感受器，由位于肠内分泌细胞（L细胞）上的T_1R_2和T_1R_3两种亚型构成（Young，

2011）。刺激肠道内分泌细胞，释放大量内分泌激素：胰高血糖素样肽（GLP，GLP₁和GLP₂）、胃泌酸调节素和肽YY（PYY）。GLP₂的受体位于非胆碱能分泌神经元，可以被激素激活（Shirazi等，2011）。因此，通过葡萄糖或人工甜味剂刺激分泌神经元，激活葡萄糖肠感受器，使水和电解质返回肠腔（图2-7）。L细胞的其他内分泌产物具有广泛的生理作用，包括调节液体的分泌、抑制胃排空、增加饱腹感，刺激上皮细胞生长和调节胰岛素分泌。

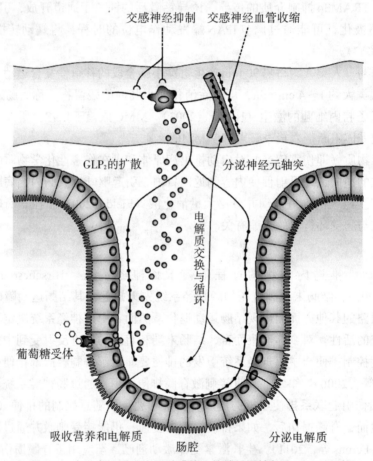

图2-7 水和电解质跨小肠黏膜转运的神经调控（Furness，2012）

当肠腔内有过量的病原体或其释放的毒素（包括霍乱毒素、轮状病毒和致病性大肠杆菌）时，激活肠内分泌神经元，从而打破了由局部（肠神经系统）和系统（交感神经）反射控制的体液平衡（Gwynne等，2009）。

3. 化学性神经传递

肠神经元和支配胃肠道的外源性神经元可以释放大量的神经递质（表2-1），包括主要神经递质、辅助神经递质或神经调质。与递质系统的生理相关性研究相似，可以从递质的合成途径、释放机制、代谢途径和其作用的受体等方面确定药物治疗的靶点。

表 2-1 调控消化功能的多种神经递质(Furness, 2012)

神经元类型	主要神经递质	辅助神经递质,调质	其他神经化学标记物
肠兴奋性运动神经元	ACh	速激肽,脑啡肽	钙网膜蛋白,γ-氨基丁酸
肠抑制性运动神经元	NO	WIP,ATP,CO,ATP-样复合物	PACAP,阿片肽
上行中间神经元	ACh	速激肽,ATP	钙网膜蛋白,脑啡肽
ChAT,NOS下行中间神经元	ATP,ACh	ND	NO,VIP
ChAT,5-HT下行中间神经元	ACh	5-HT,ATP	ND
ChAT,生长抑素下行中间神经元	ACh	ND	生长抑素
内在感觉神经元	ACh,CGRP,速激肽	ND	钙结合蛋白,钙网膜蛋白,IB_4结合物
联系分泌神经元的中间神经元	ACh	ACh,5-HT	ND
非胆碱能分泌神经元	VIP	PACAP	NPY(多数物种)
胆碱能分泌神经元	ACh	ND	钙网膜蛋白
胃泌素细胞的运动神经元	GRP,ACh	ND	NPY
壁细胞的运动神经元	ACh	可能是VIP	ND
交感抑制运动神经元	去甲肾上腺素	ND	NPY(一些物种)
交感抑制分泌神经元	去甲肾上腺素	生长抑素(豚鼠)	ND
交感缩血管神经元	去甲肾上腺素,ATP	可能是NPY	NPY
交感神经节肠神经元	ACh	VIP	阿片肽,CCK,GRP

4. 肠内分泌

消化系统的许多功能或与消化有关的功能,如饱腹感,涉及肠神经支配和消化道内分泌系统(即胃肠胰内分泌系统)。事实上,大部分的胃肠控制既包括神经元,也有内分泌细胞。与肠神经系统相似,胃肠胰内分泌系统作用广泛,约有30种内分泌细胞,分泌约100种信号分子。通过连续的上皮内衬将感觉神经元的黏膜末梢与肠腔内容物分隔开。因此,肠内分泌细胞上的感受器可以感知肠内容物,其基底外侧膜释放信号分泌,激活肠神经元、迷走神经和脊髓感觉神经元(Shirazi等,2011;Raybould,2007)。神经与内分泌功能整合的最好例证是控制胃酸的分泌。控制胃酸分泌的主要内分泌激素包括:胃窦部G细胞分泌的胃泌素;肠嗜铬样细胞分泌的组胺;胃黏膜D细胞分泌的生长抑素。然而,胃壁细胞直接和间接受到胆碱能神经元的影响:一方面,胆碱能神经元的胞体位于胃的肠神经系统;另一方面,支配G细胞的肠神经元分泌一种胃泌素释放肽的递质,控制胃泌素的释放。

5. 免疫反应

肠神经系统可以影响人体免疫反应。肠道相关淋巴组织（GALT）含有70%～80%的人体免疫细胞，也是人体最大的免疫效应器官。GALY包括淋巴细胞、特殊上皮细胞（M细胞）、肥大细胞、巨噬细胞和颗粒细胞。胃肠道的免疫细胞直接接受肽能神经纤维的支配，且其自身也能合成和释放神经肽。周围神经末梢存在神经肽受体，提示ENS和免疫细胞之间的作用是双向的。由于胃肠免疫细胞上存在神经肽受体，神经肽可以影响免疫细胞的增殖、分化和功能，如细胞免疫功能和细胞因子的释放、体液免疫功能和免疫球蛋白合成、肠黏膜肥大细胞和巨噬细胞的功能、GALT的营养性作用等。总之，神经肽的合成不仅发生于肠神经元，也见于肠相关淋巴组织。

6. 肠神经胶质细胞的功能

目前认为，肠神经胶质细胞（EGC）除对肠神经系统的支持功能外，在调控神经元生长、发育、神经回路功能和细胞凋亡过程中也起重要作用。EGC还存在于神经递质的受体、离子通道、膜电流和胞质钙离子信号等，并具有干细胞的某些特征。EGC表达代谢型和离子型谷氨酸盐受体、嘌呤受体2和GABA受体等膜受体。EGC广泛分布于小肠绒毛、肠隐窝周围和黏膜下血管周围，EGC的终足与肠上皮细胞紧密接触，通过分泌神经介质参与血-肠道屏障的构建。缝隙连接在EGC之间以及EGC与神经元间形成广泛的网络，利于神经肽和气体分子等神经递质的传递（Verkhratsky等，2007）。研究显示，EGC具有将细胞内增高的钙离子向邻近细胞传输的能力，即钙波传导，缝隙连接和ATP可能在其中发挥重要作用（Zhang等，2003）。

7. Cajal间质细胞的功能

扫描电镜和透射电镜研究表明，胃肠道除了ENS的神经元和神经胶质细胞外，肠壁还含有Cajal间质细胞（Interstitial cell of Cajal，ICC）。ICC是胃肠道神经末梢与平滑肌细胞（SMC）之间的一类特殊细胞，以网状结构分布于黏膜下层与环行肌层之间、环行肌层与纵行肌层之间及浆膜下层，具有独立功能（Kumuro，2006），主要起到神经元与肠道运动的调节枢纽作用或结肠牵张感受器作用。消化道动力调控的基础是ENS、ICC和SMC三者共同组成的胃肠道运动模式（ENS-ICC-SMC）（Aranishi等，2009）。近年来的研究表明"ENS-ICC-SMC"网络间联系密切，胃肠道神经与ICC在相应区域集中分布，且相互紧密连接，便于神经元、神经递质与胃肠平滑肌同步协调胃肠运动。即神经细胞释放的神经递质与ICC表达的受体结合，与邻近的平滑肌细胞之间的缝隙连接传导兴奋性或抑制性连接后电位，使之去极化或超极化，从而产生舒张或收缩作用。

总之，肠神经系统是消化道神经控制系统的重要组分。通过交感神经节和胃肠胰内分泌系统整合控制途径，并与中枢神经系统的调控协调一致。ENS与肠道Cajal间质细胞、胶质细胞和免疫细胞密切联系，协调肠道功能的调控。在小肠和大肠，肠神经系统包括全部的反射通路，对控制消化道的运动和肠腔与体液分区间的液体流动起重要作用。液体转运的控制体现出中枢神经系统（通过交感神经通路）和肠神经系统的整合作用。食道平滑肌、食管下括约肌和胃的运动主要受控于中枢神经系统，但是这些器官的效应器却通过肠神经系统相互联系。因此，神经胃肠病学整合了肠神经系统和中枢神经系统两大控制系统。

四、肠神经系统相关疾病

肠神经系统及其邻近结构的功能障碍是消化道疾病的主要病理生理学基础。有相当多的消化系统疾病是由肠神经病变引起的。可以是先天的，也可以是后天获得的，潜在的缺陷既可以表现为构成神经节的细胞或神经元之间的联系发生细微的变化，也可以是整段肠管的肠神经丛完全缺失。目前认为，多种胃肠动力障碍性疾病，如特发性便秘、Hirschsprung's病等均与ENS的变化有关。

1. Hirschsprung's 病

Hirschsprung's病（Hirschsprung disease，HD）是一种结肠末端肠壁神经节发育障碍的先天性畸形，其发生率甚高，仅次于直肠肛门畸形，国内称为"先天性巨结肠症"。然而其命名以Hirschsprung's病或肠道无神经节细胞症似较恰当。

目前，Hirschsprung's病的常规治疗方法是外科手术，但是许多孩子术后会出现严重的并发症，以及便秘或大便失禁等功能异常。考虑到对Hirschsprung's病患者实施手术的疗效不理想，大量研究者提出新的治疗策略，即替代遗失的或机能障碍的肠神经节，这可能对无神经节的肠道恢复其功能发挥重要作用（Laranjeira等，2009）。ENS干细胞移植无疑具有重要价值（Theocharatos等，2008）。英国儿童健康研究所的研究人员应用内镜常规活检获取肠道黏膜组织，分化培养为ENS神经元，将干细胞移植至神经节缺失的雏鸡和人的肠道后，干细胞可定植，并进一步分化为神经节样结构，以及肠神经元和胶质细胞。

2. 功能性胃肠病（FGIDs）

肠神经系统对胃肠道运动、分泌和血液供应具有独立的调节作用，功能性胃肠病（functional gastrointestinal disorders，FGID）的慢性症状，如腹泻、便秘和疼痛，与肠神经调控的胃肠道功能异常有关。某些FGID存在肠神经递质表达异常，甚至神经元退行性改变；ENS参与内脏高敏感的产生，影响FGID的发病；ENS与肠道Cajal间质细胞、胶质细胞和免疫细胞间的联系与功能异常也可能参与了FGID的发生；应激时脑-肠交互作用异常，肠道感觉和运动发生变化，也可引起FGID。ENS在FGID的发病中具有重要作用，以肠神经为靶点将为研发FGID有效药物开辟广阔前景。

3. 早产儿肠道动力性疾病

早产儿常有消化功能障碍，表现为肠道传输时间的延长和腹胀。早产儿肠道动力异常可能与肌间神经丛的发育不完善或异常有关。动物研究表明，肠神经的发育对肠道移行性复合运动模式的调控存在很大的阶段性差异。小鼠在出生时肠神经对十二指肠的运动模式已具有调节作用，而对结肠动力的调控要等到出生1周后才逐渐形成（Young，2008）。因此，加速胆碱能递质的合成释放可能在治疗早产儿动力障碍性疾病中具有重要意义。

因胃肠道运动障碍、分泌性腹泻、肠道线粒体病和肠易激综合征等胃肠道疾病的发生与肠神经系统有关，所以，肠神经系统、尤其是大量的肠神经递质及其受体可作为胃肠运动和分泌紊乱的治疗靶点。ENS也可在非胃肠道疾病的发病中发挥一定的作用。ENS已成为自主神经系统以外新的分支学科。

（陈红梅　刿媛）

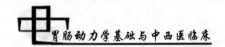

第四节 胃肠道的神经递质

胃肠道的神经递质除了经典的乙酰胆碱、肾上腺素/去甲肾上腺素外，支配消化道的神经细胞还可表达其他的神经递质（Francisco，2009）。大多数非肾上腺素能非胆碱能递质属于肽类物质，也有一些胺（如5-羟色胺、多巴胺、组胺）、氨基酸（GABA、谷氨酸盐、甘氨酸）、神经肽（神经肽Y、血管活性肠肽、降钙素基因相关肽）、腺嘌呤（ATP、TPnA、腺苷、NAD$^+$和ADPR）和气体分子（NO、CO）起递质作用（John等，1990；Violeta等，2014）。确认神经递质的标准需要进一步完善，如一种物质是神经递质，它不仅应由神经释放出来，还应包括其灭活机制（Lincoln等，1997）；而且外源性地给予这种物质应该能模拟相应的神经刺激作用，即使没有直接的作用，应该具有调节其他神经递质的作用（Gibbins等，1989），这样的物质应属于神经调质。神经肽往往起神经调质的作用。

以前人们根据结构特性将神经肽归入不同的家族，目前对神经肽进行分类的依据还包括基因分析，如果神经肽起源于相同的祖先基因，就认为属于同一个基因家族，在一个家族中的多肽，其单个序列也会出现差异，因为随时会出现基因或外显子复制或点突变。目前有几个家族的研究处于热点位置：如阿片肽（Danielson等，1999）、神经肽Y（Larhammar等，1996）。一般情况下，速激肽（如P物质、神经激肽A、神经激肽B）、ACh、5-HT、促胃液素释放肽（GRP）/bombesin对胃肠运动具有兴奋效应；而VIP家族、NO、GABA和ATP属于抑制性递质（Shuttleworth等，1995；Kunze等，1999），可抑制胃肠道的活动。然而，每一种特殊递质的作用并不是绝对的，其确切的作用决定于靶细胞上的受体种类以及同其他递质的相互作用。目前发现的胃肠道神经递质主要有：乙酰胆碱（ACh）、胆囊收缩素（CCK）、5-HT、NPY、VIP、NO、GABA、胃泌素释放肽（GRP）、NE、生长抑素、CGRP、ATP和速激肽（姚泰等，2001）。

一、乙酰胆碱

乙酰胆碱（ACh）是胃肠道的交感神经节前纤维和副交感神经节前与节后纤维释放的主要递质（Francisco，2009）。在神经细胞中，乙酰胆碱是由胆碱和乙酰辅酶A在胆碱乙酰移位酶的催化作用下合成的。乙酰胆碱作用于突触后膜发挥生理作用后胆碱酯酶水解成胆碱和乙酸而失活。它对胃肠道活动主要起兴奋作用，如增大胃肠收缩幅度、张力，增强胃、肠平滑肌蠕动，促进胃、肠分泌（Furness，2000）。胃肠神经丛细胞释放ACh的量甚至比刺激迷走神经所释放的量还多。在离体情况下豚鼠回肠也能自发地释放大量的乙酰胆碱。因此，认为胃肠神经系统是胃肠道中乙酰胆碱的基本来源。到目前为止，还没有证据说明胃肠道的其他组织也能释放乙酰胆碱。在正常情况下，胃肠道自发释放乙酰胆碱的量，决定于胃肠神经系统局部反射的强弱。胆碱能神经元的轴突末梢含有中心致密的、电透明的小泡，在其附近含有丰富的胆碱酯酶。胆碱能神经元受刺激活动时，其突触末梢在Na$^+$转运的协助下，能依靠其亲和力而摄取胆碱，这一过程与乙酰胆碱的合成密切相关。

利用标记有同位素的乙酰胆碱测试发现，在胃肠道神经丛中，含有相当数量的能摄取胆碱，并能合成、储存和释放乙酰胆碱的胆碱能神经元。

二、去甲肾上腺素

去甲肾上腺素（NE）是胃肠道中发现的第一个抑制性递质（Francisco，2009），它是交感神经释放的递质，由肾上腺素能神经元合成（Furness，2000）。在肌间神经丛、黏膜下神经丛、环行肌、纵行肌和结肠带中，都发现NE的存在，尤其是括约肌中，其含量特别丰富。NE还经常出现在黏膜肾上腺素能纤维分支处，支配胃肠道的内分泌细胞，还能引起5-羟色胺释放，影响小肠的吸收，因此，有学者认为NE不仅调节胃肠道的吸收和运动，而且还调节胃肠道的内分泌。刺激胃肠道的交感神经，引起胃肠道平滑肌舒张，且作用时间很长，这一现象通常被认为是交感神经的节后纤维末梢所释放的NE直接作用于平滑肌的结果，这种直接作用，仅仅是交感神经系统调节胃肠道运动的部分方式而已。实验证明，外源性的去甲肾上腺素能抑制胃肠道中乙酰胆碱的释放，交感神经兴奋能对抗因刺激迷走神经引起胃肠道平滑肌收缩，且这种对抗效应比直接对抗乙酰胆碱的效应强。因为在胃肠道中存在轴-轴突触，属于肾上腺素-乙酰胆碱（NE-ACh）能性质。在这种突触处，交感神经释放NE，作用于突触前膜的 α_2 受体，抑制乙酰胆碱释放，从而使胃肠活动减弱。肾上腺素能神经元对大部分肌间神经丛中节细胞的胞体作用甚小，主要表现为对乙酰胆碱释放的突触前抑制效应。同时刺激肾上腺素能神经和胆碱能神经的节后纤维，不仅能降低乙酰胆碱的释放量，而且发现交感神经的递质释放量也明显降低，这种降低效应可被阿托品消除，外源性的乙酰胆碱也抑制肠神经丛中去甲肾上腺素释放。这些研究都支持这一观点：即胃肠道中存在NE-ACh能的轴突-轴突性突触，这种突触对递质的释放起突触前抑制作用，且表现为交互抑制作用。支配胃肠道的肾上腺素能神经元的胞体，完全存在于胃肠道之外，但豚鼠的结肠上部例外。切除胃肠道的外来神经后，胃肠道的胆碱能神经元仍然存在，而肾上腺素能神经元却全部消失。除去外来神经支配的胃肠道，就不含有去甲肾上腺素，同时丧失了摄取去甲肾上腺素的特殊能力和全部酪氨酸羟化酶和多巴胺β-羟化酶的活性。

三、5-羟色胺

胃肠道是第一个发现含有胺的器官，是体内5-羟色胺（5-HT）最大的储存库。但是在大多数脊椎动物的胃肠道中，5-HT主要是存在于肠黏膜内的肠内分泌细胞（enteroendocrine cells）中。在纵行肌中，5-HT的浓度决定于肌间神经丛。根据纵行肌-肌间神经丛标本的研究，发现神经丛中的神经组织中5-HT含量与脑组织中5-HT的含量相同。肠神经元中5-HT的存在和种族发育的研究，提示5-HT是一种肠内的神经递质，用免疫化学的方法和对5-HT反应的抗血清等都证明肠神经元上5-HT的存在。色氨酸羟化酶和5-HT生物合成抑制酶，都存在于黏膜下神经元和肌间神经元中。肠中5-HT神经元和中枢神经中的5-HT神经元一样，都能将食物中的色氨酸（L-tryptohan）的前身合成为5-HT。肠神经元摄取5-HT、L-色氨酸的能力，可因神经元活动状态不同而改变。当5-HT神经元活动增强时，其摄取能力也增加。刺激神经能引起5-HT神经元释放5-HT，这

种释放可被含 Ca^{2+}、高 Mg^{2+}或含有 TTX 的溶液所对抗。刺激 5-HT 神经元的效应，表现为多方面。药理学研究指出 5-HT 的作用包括对平滑肌和神经节两个方面，5-HT 可作用于胆碱能神经元引起纵行肌和环行肌收缩，还能激活 NA/NC 能内在抑制神经元，因此，5-HT 对胃肠道具有收缩或舒张两种效应（Moen 等，1983）。肠神经系统中 5-HT 失活的有效机制，就是神经的再摄取。在用 6-羟多巴（6-HD）化学切除交感神经后，去甲肾上腺素的摄取即停止，但 5-HT 的摄取仍保留而未受影响。在胚胎发育过程中，神经系统对 5-HT 的摄取机制，在很大范围内均较去甲肾上腺素的摄取机制出现得早。摄取 5-HT 需要 Na^+的存在，还依赖于 Ca^{2+}的浓度且可被 K^+浓度增高所抑制。5-HT 作为肠神经系统的真正递质，具有符合递质特性的主要条件，它能被神经元合成，刺激神经时能够释放。神经末梢具有贮存 5-HT 的结构，其效应可以模拟，并有有效的失活机制。因此，在胃肠道中，5-HT 也是调节胃肠活动的递质。

四、ATP

在胃肠神经系统中，有些非肾上腺素能的抑制性神经元，其释放 ATP 作为神经递质，称这类神经元为嘌呤能神经元。这类神经元的存在，首先是从豚鼠的结肠带（taenia）中发现的。因为电刺激结肠带引起的舒张反应在各方面都不同于肾上腺素能交感神经刺激时引起的结肠带反应。例如电刺激结肠带对平滑肌的抑制比刺激交感神经有更大的抑制效应，这种效应不能用肾上腺素能神经阻断剂或肾上腺素能受体的拮抗剂除去。ATP 是第一个非肾上腺素能抑制递质。ATP 通过激活 P_2Y_1受体对胃肠道平滑肌具有舒张作用（von Kugelgen 等，2006），而且可以模拟出自然引起的非肾上腺素能抑制反应的很多方面。且 ATP 普遍存在于肠神经系统中，当刺激肠神经时，能释放 ATP。肠神经还能摄取腺苷（adenosine），并将其合成 ATP。在胃肠道中，还经常有 ATP 的代谢分解产物。因而 ATP 作为一种神经递质，基本上能满足周围递质的主要条件。在肠神经系统突触小泡中的 ATP，当刺激神经时，突触小泡就释放 ATP 到细胞外间隙，发挥其调节作用。

五、肽类递质

目前发现的肽类递质主要有以下几种：

1. 血管活性肠肽（vasoactive intestinal polypeptide，VIP）家族

在不同哺乳动物胃肠道的不同部位上，都发现有 VIP 的存在。它由 28 个氨基酸组成，且目前从许多动物（包括软骨鱼、硬骨鱼、两栖类、甲壳类、鸟类和哺乳类等）体内均分离出了 VIP（Hoyle，1998）。VIP 家族除了 VIP 递质以外，还包括近 10 种其他肽类递质，如胰高血糖素、生长素释放因子（growth hormone-releasing factor，GRP）、腺垂体腺苷酸环化酶激活肽（pituitary adenylyl cyclase activating peptides，PACAP）。哺乳动物的 PACAP 有两种形式，即 PACAP38 和 PACAP27，后者是 PACAP 全肽 C 末端切去一些氨基酸后形成的。序列分析表明 VIP 和 PACAP 序列有很大的同源性，其中 92% 的氨基酸相同。VIP 和 PACAP 由抑制性肽能神经元合成，属于抑制性递质，对消化道的活动主要表现为抑制效应。VIP 和 PACAP 可引起离体平滑肌细胞和平滑肌组织舒张（Jin 等，1993；Murthy 等，1997；Murthy 等，1995），而且它们主要是通过 cAMP 和 cGMP 起作用的。在大多数哺乳

动物和非哺乳类脊椎动物的肌间体（Sundler 等，1992；Koyes 等，1993；Olsson 等，1994；Olsson 等，1999），虽然大多数哺乳动物黏膜下神经丛中具有 VIP 免疫反应神经细胞体，但 PACAP 免疫反应神经细胞体出现在人黏膜下神经丛（Sundler 等，1992；Olsson 等，2001）。人工培养的器官型（organ-typic）组织中，当小肠处于生长期时，神经中仍继续存在 VIP 的免疫反应。所以具有 VIP 免疫反应的神经元是胃肠道的内在神经元。刺激迷走神经能引起胃肠道中 VIP 释放，由于迷走神经引起 VIP 释放的作用可被六甲双胺所抑制，故其与胆碱能突触有关。刺激迷走神经时引起 VIP 神经元兴奋可能是迷走神经作用于肠神经系统的结果。Furness 和 Costa（1979）认为 VIP 在肠蠕动的下行抑制反射中具有明显的作用，同时在神经丛中发现了 VIP 和 PACAP 免疫反应神经细胞体，在黏膜下神经丛中也有这类细胞，后来这一现象在哺乳动物和非哺乳类脊椎动物的胃肠药理学研究中得到了证实（Jensen 等，1944）。另有研究发现 PACAP 具有与 VIP 同样的作用（Ekblad 等，1997；Murthy 等，1997；Olsson 等，2000）。然而，也有实验发现 PACAP 可诱发收缩反应（Katsoulis 等，1993a，1993b）；另外，资料报道 VIP 和 PACAP 可抑制胃酸分泌，但是对肠内分泌具有刺激作用（Mungan 等，1992）。

2. 速激肽（Tachykinins）家族

速激肽是目前公认的胃肠道兴奋性递质。这类递质的分子结构中羧基端氨基酸序列为 Phe-X-Gly-Leu-Met-NH$_2$（X 代表可变换的氨基酸）。哺乳动物组织中有三种速激肽，即 P 物质（substance P，SP）、神经激肽 A（neurokinin A，NKA）和神经激肽 B（neurokinin B，NKB），存在于豚鼠小肠的速激肽有 SP、NKA、神经肽 Y（neuropeptide Y，NPY）和神经肽 K（neuropeptide K，NPK）。免疫反应表明许多动物（包括软骨鱼、硬骨鱼、两栖类、甲壳类、鸟类和哺乳类等）胃肠道均具有速激肽（Jensen 等，1994）。一般情况下，在肠管壁的所有结构层中均有速激肽免疫反应神经纤维出现，在哺乳类大量的速激肽免疫反应神经细胞体出现在肌间神经丛和黏膜下神经丛。资料表明，速激肽在胃肠道向口端的上行兴奋性反射活动中起作用。

SP 是较早知道的一个神经肽，肌间神经丛和黏膜下神经丛的轴突所组成的致密神经纤维网，都具有 P 物质的免疫反应。另外，迷走神经中的部分纤维，亦可对 SP 起免疫反应。胃肠道的 SP 对各个部分平滑肌都具有兴奋效应。在豚鼠回肠，SP 对平滑肌的收缩作用主要直接作用于平滑肌，有一部分是激活壁内胆碱能神经元，刺激 ACh 释放而间接发挥作用，因而可被 M 受体拮抗剂阻断。SP 引起平滑肌收缩是由于增加细胞内 Ca^{2+} 浓度的结果。SP 与受体结合通过增加 G 蛋白、磷脂酶，才使磷脂酰肌醇水解生成三磷酸肌醇（IP$_3$），后者增加细胞内 Ca^{2+} 浓度，进而引起细胞内一系列反应而诱发细胞的生理效应。形态学和生理学研究均证明 SP 和 ACh 共存于兴奋性运动神经元中，两者均为胃肠平滑肌的兴奋性递质，但 Ach 起主要作用，SP 可能既是递质又是调质。

3. 生长抑素（somatostatin）

在黏膜下的神经元、肌间神经丛中的神经元均具有生长抑素样的免疫反应。用细胞内记录法，曾经发现生长抑素对肌间神经丛中的一些神经元起除极作用；但对另一些神经元，如胆碱能的肌肉兴奋神经元，则引起超极化。因此，在蠕动反射的抑制成分中，很可能有生长抑素的参与。肠神经系统中对胃肠活动起抑制作用的递质中，生长抑素也是其中之一。

4. 阿片肽

在胃肠道的神经元和内分泌细胞中存在三种内源性阿片肽：脑啡肽、强啡肽和内啡肽。脑啡肽主要存在于肠神经元中。脑啡肽免疫反应的神经元局限于肌间神经丛。在电刺激时，内啡肽能从肠神经系统中释放。在豚鼠和大鼠的胃肠存在阿片肽能神经元；在人胃肠道也发现了脑啡肽。阿片肽类递质对胃肠主要表现出抑制效应，但也有兴奋作用。在1917年，Trendelenbury首次报道了在豚鼠回肠中吗啡能抑制回肠蠕动反射，但直到40年后，才阐明了这是由于抑制了回肠中乙酰胆碱的释放所致。后来的研究表明，刺激猫眼神经末端和老鼠血管时，吗啡还能抑制去甲肾上腺素的释放（Alistair等，2006）。在豚鼠的回肠，脑啡肽能抑制乙酰胆碱的作用及其释放，脑啡肽如同吗啡一样可抑制电刺激引起的豚鼠回肠平滑肌的收缩、抑制肠蠕动反射。现已证实在大鼠、小鼠和人，不论中枢或外周阿片肽对胃肠运动的作用都是抑制胃的排空和小肠转运。但内啡肽能直接作用于平滑肌，引起环行肌收缩；但对肌间神经丛中的一些神经元起超极化作用，以突触前抑制的方式抑制乙酰胆碱的释放。

六、一氧化氮

一氧化氮（nitrix oxide，NO）是一种抑制性神经递质。在人、大鼠、豚鼠和猫的胃肠道有大量的NO神经元。其细胞体主要位于肌间神经丛，其纤维投射至肌间丛、黏膜下丛、环行肌和括约肌，NO合成酶（NOS）存在于支配胃肠道平滑肌的抑制性神经元中。NO是L-精氨酸在NOS作用下还原成L-瓜氨酸而生成的。NOS至少有三种异构体，神经元型NOS即NOS I 主要存在于神经组织中，近十年来关于NO可作为神经递质的许多文章陆续发表。利用免疫组织化学技术发现许多脊椎动物的肠神经系统中具有NOS-阳性细胞（Olsson等，1994；Olsson等，1999）。在哺乳动物和非哺乳动物，NOS反应神经纤维主要分布在肠尾端（Karila等，1997；Pfannkuche等，1998）。NO合成抑制剂L-NMMA（L-N-monomethyl-arginine）可消除或明显减弱由电场刺激大鼠胃底肌条所引起的舒张反应。L-NMMA抑制舒张反应的作用可被L-精氨酸部分翻转。在体实验和离体实验表明NO可抑制胃肠平滑肌的收缩。NOS抑制物可阻断刺激迷走神经引起的胃底的部分舒张效应，NO神经元参与调节胃的容受性舒张和肠内容物所引起的下行抑制反射（Lincoln等，1997）。NO还可刺激胃酸分泌和肠道离子转运（Bilski等，1994；Stack等，1996）。

胃肠道平滑肌神经递质NO与VIP和PACAP之间相互影响，相互作用。神经末梢和平滑肌细胞合成释放的NO可调节同一部位或邻近部位神经末梢VIP和PACAP的释放，VIP和PACAP释放后又可促进平滑肌细胞NO产生（Jin等，1997；Grider等，1994；Grider等，1993）。关于神经递质NO与VIP和PACAP之间相互影响的文献报道较多。在离体剥离肌肉的肌间神经，烟碱受体激动剂DAPP可刺激NO的合成及VIP和PACAP的释放，而NO合成和肽类的释放均可被NOS抑制剂抑制，提示VIP和PACAP的释放依赖于NO的合成（Jin等，1997；Grider等，1994；Grider等，1993）。外源性NO可引起肌间神经释放VIP和PACAP，但外源性VIP对NO的合成无明显影响（Jin等，1997）。在离体缺乏神经支配的平滑肌细胞，VIP、PACAP和促胰液素刺激NO的合成，这种作用可被NOS抑制剂抑制（Jin等，1993；Murhty等，1997；Jin等，1997；Grider等，1994）。

第五节 自主神经与肠神经系统的 结构和功能联系

自主神经系统是脊椎动物的末梢神经系统，由躯体神经分化、发展，形成机能上独立的神经系统。能调节内脏和血管平滑肌、心肌和腺体的活动。自主神经系统主要分布到内脏、心血管和腺体，它们的中枢部也在脑和脊髓内，周围部包括内脏运动（传出）纤维和内脏感觉（传入）纤维，分别构成内脏运动神经和内脏感觉神经。自主神经系统可分为交感神经及副交感神经两部分。二者都是混合神经，即含有传入纤维和传出纤维。

肠神经系统（ENS）由来自迷走神经和骶椎的嵴细胞（NCC）生长发育和分化形成。早期胚胎中，NCC出现在脊神经管和外胚层上。NCC沿着外周神经体系和自主神经系统迁移。NCC的数量和分化是ENS形成的关键，NCC有着其特定的发育和分化方向和区域，迷走神经脊NCC和骶椎NCC构成整个消化道ENS，来自迷走神经脊的NCC分布在整个消化道，来自骶椎的NCC只存在于后肠位置。实验表明，将骶椎NCC异位移植到迷走神经区域，NCC将不会沿着肠道发育生长成ENS，而将迷走神经NCC移植到神经轴骶椎部位，NCC将沿着肠道继续发育。ENS的形成是个复杂的过程（见图2-8），研究人员用了10～15年时间，分别在小鼠、鱼、鸡和人（巨肠病人）身上研究，发现了ENS发育的分子因素，包括RET、GFRα、GDMF、内皮缩血管肽受体B、内皮缩血管肽3信号通路、转录因子等。NCC沿肠肌层生长，从前肠、中肠到后肠，肠肌层神经从形成后2～3天，NCC迁移到黏膜下层。人胚胎发育到14周时，人肠神经系统发育形成（Alan等，2009）。

去甲肾上腺素（肾上腺素）是胃肠道交感神经节后神经元的主要递质（Furness等，1987），它主要调节胃肠道的血流量、小肠液和电解质分泌，以保持机体活动的平衡，同时抑制胃肠运动。

在豚鼠肠道组化实验中观察到交感节后纤维有三种类型：（1）从腹腔神经节发出的交感节后纤维，约有半数为去甲肾上腺素与神经肽Y共存的纤维，其末梢支配血管壁。（2）约有1/4为去甲肾上腺素与生长抑素共存的纤维，进入黏膜下神经丛，其末梢终止于含有血管活性肠肽和强啡肽的细胞，调节黏膜的分泌活动。（3）另一部分交感神经节后纤维只含有去甲肾上腺素，尚未发现与神经肽或其他物质共存，这些纤维到达肌间神经丛广泛分支并与其中神经元形成突触联系，调节平滑肌的运动功能。上述交感神经节后纤维的分类在其他哺乳动物都得到证实，只是不同种族神经纤维中共存的肽及其功能有区别（Lee等，1985）。免疫组化显示交感神经节后纤维到达肌间神经丛后广泛分支，每支分别支配几个神经节。在肌间神经丛内，交感神经纤维末梢的曲张体围绕在肠神经节细胞的周围，与细胞的胞体或突起（主要是胆碱能的）形成突触联系（Llewellyn等，1984），该结构大多数贴近环行肌和纵行肌的肌膜（Mcintyre等，1992）。在消化道，交感神经末梢对平滑肌的直接支配是非常少的（括约肌部位除外）。在人的消化道壁内，有少数交感神经纤维进入环行肌。在豚鼠、猫和狗的结肠，交感神经纤维进入结肠带的纵行肌内。

胃肠神经系统起源于迷走神经，迷走神经轴突的细胞体位于脑干。各种各样胃肠道上段的中枢作用都通过这些神经元起作用，如食管蠕动、近端胃的舒张、胃蠕动和胃酸分泌、胃泌素分泌、胰腺分泌以及胆囊功能的调节。每一种调节作用均非迷走神经直接作用的结果，而是与胃肠内在神经的神经元细胞形成突触联系来发挥作用，因为副交感神经的节前纤维进入消化道壁后，主要与肌间神经丛和黏膜下神经丛的神经元形成突触，发出节后纤维支配胃肠平滑肌、血管平滑肌及分泌细胞。

由此可见，交感神经和副交感神经可以在效应器官的壁内神经节细胞水平发生相互作用，胃肠神经体系对胃肠道活动具有自主调节作用，同时也接受自主神经的信号调节。

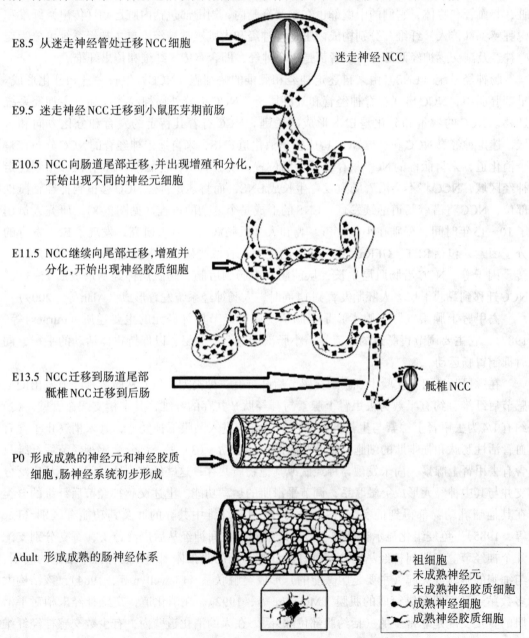

E8.5 从迷走神经管处迁移 NCC 细胞

迷走神经 NCC

E9.5 迷走神经 NCC 迁移到小鼠胚芽期前肠

E10.5 NCC 向肠道尾部迁移，并出现增殖和分化，开始出现不同的神经元细胞

E11.5 NCC 继续向尾部迁移，增殖并分化，开始出现神经胶质细胞

E13.5 NCC 迁移到肠道尾部
骶椎 NCC 迁移到后肠

骶椎 NCC

P0 形成成熟的神经元和神经胶质细胞，肠神经系统初步形成

Adult 形成成熟的肠神经体系

■ 祖细胞
⌇ 未成熟神经元
▲ 未成熟神经胶质细胞
⌁ 成熟神经细胞
⌇ 成熟神经胶质细胞

图 2-8　小鼠胃肠神经系统形成过程（Valentina 等，2012）

参考文献

刘博，林坤伟. 自主神经系统与胃肠运动 //周吕. 胃肠动力学——基础与临床. 北京：科学出版社，1999：51-61.

姚泰，罗自强. 内在神经系统 //姚泰. 生理学，北京：人民卫生出版社，2001:220-221.

Alan J B, Rachael R R, Joel C, et al. Development of the enteric nervous system and its role in intestinal motility during fetal and early postnatal stages. Seminars in Pediatric Surgery, 2009, 18: 196-205.

Alistair D C, Graeme H, Alexander T, et al. 75 years of opioid research: the exciting but vain quest for the Holy Grail. Br J Pharmaco, 2006, 147: S153-S162.

Aranishi H, Kunisawa Y, Komuro T. Characterization of interstitial cells of Cajal in the subserosal layer of the guinea-pig colon. Cell Tissue Res, 2009, 335: 323-329.

Bilski J, Konturek S J. Role of nitric oxide in gastroduodenal alkaline secretion. J Physiol Pharmacol, 1994, 45: 541-553.

Blank E L, Greenwood B, Dodds W J. The cholinergic control of smooth muscle peristasis in the cat esophagus. Am J Physiology, 1989, 257: G517-G523.

Bolton T B, Prestwich S A, Zholos A V, et al. Excitation- contraction coupling in gastrointestinal and other smooth muscle. Ann Rev Physiol, 1999, 61: 85-115.

Bonner T I, Young A C, Brann M R. Cloning and expression of the human and rat M5 muscarinic acetylcholine genes. Neuron, 1988, 1: 403-410.

Buckley N J, Bonner T I L, Buckley C M. Antagonist binding properties of five cloned muscarinic receptors expressed in CHO-K1 cells. Mol Pharmacol, 1990, 35: 469-476.

Carolmagno F, De Vita G, Berlingieri M T, et al. Molecular heterogeneity of RET loss of function in Hirschsprung's disease. EMBO J, 1996, 15: 2717-2725.

Chen Q, Yu P, De Petris G. Distinct muscarinic receptors and signal transduction pathways in gallbladder muscle. J Pharmacol Exp Ther, 1995, 273: 650-655.

Danielson P B, Dores R M. Molecular evolution of the opioid/orphanin gene family. Gen Comp Endocrine, 1999, 113: 169-186.

De Giorgio R, Guerrin S, Barbara C, et al. New insights into human enteric neuropathies. Neuro-gastroenterol Motil, 2004, 16: 143-147.

Diamant N E. Physiology of esophageal motor function. Clinic North Am, 1989, 18: 179-194.

Docherty J R. Subtypes of functional α1 - and α2 -adrenoceptors. Eur J Phar-macol, 1998, 361: 1-15.

Doods H N, Mathy M J, Davidesko D. Selectivity of muscarinic antagonists in radioligand and in vivo experiments for the putative M1, M2 and M3 receptors. J Pharmacol Exp Ther, 1987,

242: 257-262.

Eglen R M, Hegde S S, Watson N. Muscarinic receptor subtypes and smooth muscle function. Pharmacol Rev, 1996, 48: 531-565.

Eglen R M, Huff M M, Montgomery W W, et al. Differential effects of pertussis toxin on muscarinic responses in isolated atria and smooth muscle. J Auton Pharmacol, 1988, 8: 29-37.

Eglen R M, Reddy H, Watson N. Muscarinic acetylcholine receptor subtypes in smooth muscle. Trends in Pharmacol Sci, 1994, 15: 114-119.

Eglen R M. Muscarinic receptors and gastrointestinal tract smooth muscle function. Life Sciences, 2001, 68: 2573-2578.

Ekblad E, Sundler F. Distinct receptors mediate pituitary adenylate cyclase-activating peptide and vasoactive intestinal peptide-induced relaxation of the rat ileal longitudinal muscle. Eur J Pharmacol, 1997, 334: 61-66.

Emala C W, Clancy-Keen J, Hirshman C A. Decreased adenylyl cyclase protein and function in airway smooth muscle by chronic carbachol pretreatment. Am J Physiol, 2000, 279: C1008-C1015.

Ferens D, Baell J, Lessene G, et al. Effects of modulators of Ca^{2+}-activated, intermediate-conductance potassium channels on motility of the rat small intestine, in vivo. Neurogastroenterol Motil, 2007, 19: 383-389.

Ferens D M, Habgood M D, Saunders N R, et al. Stimulation of defecation in spinal cord-injured rats by a centrally acting ghrelin receptor agonist. Spinal Cord, 2011, 49: 1036-1041.

Field M. Intestinal ion transport and the pathophysiology of diarrhea. J Clin Invest, 2003, 111: 931-943.

Francisco L, Cecilio A. Historical evolution of the neurotransmission concept. J Neural Transm, 2009, 116: 515-533.

Frank P B, David L M, Christian C F, et al. Use of M1 - M5 Muscarinic Receptor Knockout Mice as Novel Tools to Delineate the Physiological Roles of the Muscarinic Cholinergic System. Neurochem Res, 2003, 28: 437-442.

Frederick J E. Contractile role of M2 and M3 muscarinic receptors in gastrointestinal, airway and urinary bladder smooth muscle. Life Sci, 2003, 74: 355-366.

Fredriksson R, Lagerstrom M C, Lundin LG, et al. The G protein-coupled receptors in the human genome form five main families. Phylogenetic analysis, paralogon groups and fingerprints. Mol Pharmacol, 2003, 63: 1256-1272.

Furukawa N, Qu RY, Okada H. Muscarinic receptors in vagal routes to the biliary system in dogs. JPN J Physiol, 1994; 44: 547-559

Furness J B. Types of neurons in the enteric nervous system. J Auton Nerv Syst, 2000, 81: 87-96.

Furness J B. The Enteric Nervous System. Blackwell publishing Inc, 2006.

Furness J B. The enteric nervous system and neurogastroenterology. Nat Rev Gastroenterol

Hepatol, 2012, 9: 286-294.

Furness J B, Costa M. Types of nerves in the enteric nervous system. Neurosci, 1980, 5: 1-20.

Furness J B, Jones C, Nurgali K, et al. Intrinsic primary afferent neurons and nerve circuits within the intestine. Prog Neurobiol, 2004, 72: 143-164.

Furness J B, Kunze W A A, Bertrand P P, et al. Intrinsic primary afferent neurons of the intestine. Prog Neurobiol, 1998, 54: 1-18.

Gershon M D. Nerves, reflexes, and the enteric nervous system: pathogenesis of the irritable bowel syndrome. J Clin Gastroenterol, 2005, 39: 184-193.

Gershon M D, Erde S M. The nervous system of the gut. Gastroenterology, 1981, 80: 1571-1594.

Gibbins I. Co-existence and co-function // Tolmgren S. The Comparative Physiology of Regulatory Peptides. London, New York: Chapman and Hall, 1989: 308-343.

Goyal R K. Muscarinic receptor subtypes: Physiology and clinical implications. New Engl J Med, 1989, 321: 1022-1029.

Granneman J G. The putative $\beta 4$ -adrenergic receptor is a novel state of the $\beta 1$-adrenergic receptor. Am J Physiol Endocrinol Metab, 2001, 280: E199-E202.

Gray G W, Hendershot L C, Whitrock R M, et al. Influence of the parasympathetic nerves and their relation to the action of atropine in the ileum and colon of the dog. Am J Physiol, 1955, 181: 679-687.

Grider J R, Katsoulis S, Schmidt W E, et al. Regulation of the descending relaxation phase of intestinal peristalsis by PACAP. J Auton Nerv Syst, 1994, 50: 151-159.

Grider J R. Interplay of VIP and nitric oxide in the regulation of the descending relaxation phase of peristalsis. Am J Physiol, 1993, 264: G334-G340.

Guimaraes S, Moura D. Vascular adrenoceptors: an update. Pharmacol Rev, 2001, 53: 319-356.

Gustafsson B I, Delbro D S. Vagal influence on the motility of the feline jejunum. J Physiol, 1994, 480: 587-595.

Gwynne R M, Ellis M, Sjovall H, et al. Cholera toxin induces sustained hyperexcitability in submucosal secretomotor neurons in guinea pig jejunum. Gastroenterology, 2009, 136: 299-308.

Gwynne R M, Thomas E A, Goh S M, et al. Segmentation induced by intraluminal fatty acid in isolated guinea-pig duodenum and jejunum. J Phsiol, 2004, 556: 557-569.

Hasler W L. In Gastroenterology. Philadelphia: Willliams & Wilkins, 2003: 220-247.

Hoyle C H V. Neuropeptide families: evolutionary perspectives. Regul Pept, 1998, 73: 1-33.

Janssen L J, Sims S M. Acetylcholine activates non-selective cation and chloride conductances in canine and guinea pig tracheal myocytes. J Physiol, 1992, 453: 197-218.

Jensen J, Holmgren S. The gastrointestinal canal // Burnstock G. Comparative Physiology and Evolution of the Autonomic Nervous System. Switzerland: Harwood Academic Publisher,

ChUR, 1994: 119-167.

Jin J G, Murthy K S, Grider J R, et al. Activation of distinct cAMP-and cGMP-dependent pathways by relaxant agents in isolated gastric muscle cells. Am J Physiol, 1993, 264: G470-G487.

Jin J G, Murthy K S, Grider J R, et al. Stoichiometry of VIP release and NO formation during nerve stimulation of rabbit gastric muscle. Am J Physiol, 1997, 271: G357-G369.

John M D, Tadataka M D. The gut as an endocrine organ. Annu Rev Med, 1990, 41: 447-455.

Karila P, Holmgren S. Anally projecting neurons exhibiting immunorectivity to galanin, nitric oxide synthase and vasoactive intestinal peptide, detected by confocal laser scanning microscopy, in the intestine of the Atlantic cod, Gadus morhua. Cell Tissue Res, 1997, 287: 2525-2533.

Kasparek M S, Fatima J, Iabal C W, et al. Age- related change in functional NANC innervation with VIP and substance P in the jejunum of Lewis rats. Auton Neurosci, 2009, 151: 127-134

Katsoulis S, Clemens A, Schwörer H, et al. PACAP is a stimulator of neurogenic contraction in guinea pig ileum. Am J Physiol, 1993, 265: G295-G302.

Katsoulis S, Clemens A, Schwörer H, , et al. Pituitary adenylate cyclase activating polypeptide (PACAP) is a potent relaxant of the rat ileum. Peptides, 1993, 14: 587-592.

Kirstein S H, Insel P A. Autonomic Nervous System Pharmacogenomics: A Progress Report. Pharmacol Rev, 2004, 56: 31-52.

Kotlikoff M I, Dhulipala P, Wang Y X. M2 signaling in smooth muscle cells. Life Sci, 1999, 64: 437-442.

Koves K, Arimura A, Vigh S, et al. Immunohistochemical localization of PACAP in the ovine digestive system. Peptides, 1993, 14: 449-455.

Kume H, Kotlikoff M I. Muscarinic inhibition of single Kca channels in smooth muscle cells by a pertussis-sensitive G protein. Am J Physiol, 1991, 261: C1204-C1209.

Kumuro T. Structure and organization of interstitial cells of Cajal in the gastrointestinal tract. J Physiol, 2006, 576: 653-658.

Kunze W A A, Furness J B. The enteric nervous system and regulation of intestinal motility. Annu Rev Physiol, 1999, 61: 117-142.

Langley K. The neuroendocrine concept today. Ann NY Acad Sci, 1994, 733: 1-17.

Laranjeira C, Pachnis V. Enteric nervous system development: Recent progress and future challenges. Auton Neurosci, 2009, 151: 61-69.

Larhammar D. Evolution of neuropeptide Y, peptideYY and pancreatic polypeptide. Regul Pept, 1996, 62: 1-11.

Lawson S N. In Peripheral Neuropathy. Philadelphia Elsevier, PA: 2005: 163-202.

Lazareno S, Buckley N J, Roberts F F. Characterization of muscarinic M4 binding sites in rabbit lung, chicken heart, and NG108-15 cells. Mol Pharmacol, 1990, 38: 805-815.

Lee Y, Shiosaka S, Emson P C, et al. Neuropeptide Y-like immunoreactive structures in the rat stomach with special reference to the noradrenaline nerve neuron system. Gastroenterology, 1985, 89: 118-126.

Lin S, Kajimura M, Takeuchi K, et al. Expression of muscarinic receptors suntypes in rat gastric smooth muscle: effect of M3 selective antagonist on gastric motility and emptying. Dig Dis Sci, 1997, 42: 907-914.

Lincoln T M, Hoyle C H V, Burnstock G. Nitric oxide in health and disease. Cambridge: Cambidge Unversity Press, 1997: 257-268.

Llewellyn- Smith I J, Furnness J B, O'Brein P E. Noradrenergic nerves in human small intestine distribution and ultrastructure. Gastroenterology, 1984, 87: 513-529.

López-Muñoz F, Alamo C. Historical evolution of the neurotransmission concept. J Neural Transm, 2009, 116: 515-533.

Lynch A C, Frizelle F A. Colorectal motility and defecation after spinal cord injury in humans. Prog Brain Res, 2006, 152: 335-343.

Matsui M, Motomura D, Karasawa H, et al. Multiple functional deficits in peripheral autonomic organs in mice lacking muscarinic acetylcholine receptor gene for the M3 subtype. Proc Natl Acad Sci, 2000, 97: 9579-9584.

Mazzuoli G, Schemann M. Multifunctional rapidly adapting mechanosensitive enteric neurons(RAMEN)in the myenteric plexus of the guinea pig ileum. J Phsiol, 2009, 587: 4681-4693.

Mcintyre A S, Thompson D G. Adrenergic control of motor and secretory function in the gastrointestinal tract. Aliment Pharmacol Ther, 1992, 6: 125-142.

Minoru M, Shizuo Y, Tomomi O, et al. Functional analysis of muscarinic acetylcholine receptors using knockout mice. Life Sci, 2004, 75: 2971-2981.

Moen H, Ertresvaag K, Gerner T. Motor responses to serotonin in isolated guinea pig fundus and antrum. Scand J Gastroenterol, 1983, 18: 145-149.

Mungan Z, Ozmen V, Ertan A, et al. Pituitary adenylate cyclase-activating polypeptide-27 (PACAP-27) inhibits pentagastrin-stimulated gastric acid secretion in conscious rats. Regul Pept, 1992, 38: 199-206.

Murhty K S, Makhlouf G M. Interaction of cA- kinase and cG- kinase in mediating relaxation of dispersed smooth muscle cells. Am J Physiol, 1995, 268: C171-C180.

Murthy K S, Jin J G, Grider J R, et al. Characterization of PACAP receptors and signaling pathways in rabbit gastric muscle cells. Am J Physiol, 1997, 272: G1391-G1399.

Murthy K S, Makhlouf G M. Differential coupling of muscarinic M2 and M3 receptors to adenylyl cyclases V/VI in smooth muscle. Concurrent M2 - mediated inhibition via Gai3 and M3 -mediated stimulation via Gbgq. J Biol Chem, 1997, 272: 21317-21324.

Mutafova-Yambolieva V N, Durnin L. The purinergic neurotransmitter revisited: a single

Olsson C, Gibbins I. Nitric oxide syntheses in the gastrointestinal tract of the estuarine crocodile, Crocodylus porosus. Cell Tissue Res, 1999, 296: 433-437.

Olsson C, Holmgren S. The control of gut motility. Comp Biochem Physiol A Mol Integr Physiol, 2001, 128: 481-503.

Olsson C, Holmgren S. Distribution of PACAP(pituitary adenylate cyclase- activating polypeptide)- like and helospectin- like peptides in the teleost gut. Cell Tissue Res, 1994, 277: 539-547.

Olsson C, Holmgren S. PACAP and nitric oxide inhibit contractions in proximal intestine of the Atlantic cod, Gadus morhua. J Exp Biol, 2000, 203: 575-583.

Pfannkuche H, Reiche D, Sann H, et al. Different subpopulations of cholinergic and nitrogic myenteric neurons project to mucosa and circular muscle of the guinea- pig gastric fundus. Cell Tissue Res, 1998, 292: 463-475.

Preiksaitis H G, Laaurier L G, Inculet R. Characterization of muscarinic receptors in human esophageal smooth muscle. Gastroenterology, 1996, 110: A1109-A1125.

Raybould H E. Mechanisms of CCK signaling from gut to brain. Curr Opin Pharmacol, 2007, 7: 570-574.

Reddy H, Watson N, Ford AP, et al. Characterization of the interaction between muscarinic M2 receptors and b- adrenoceptor subtypes in guinea-pig isolated ileum. Br J Pharmacol, 1995, 114: 49-56.

Roland S, Andreas R, Sidney S, et al. α- and β- adrenergic receptor mechanisms in spontaneous contractile activity of rat ileal longitudinal smooth muscle. J Gastrointestinal Surg, 2005, 9: 227-235.

Roman C, Gonella J. Extrinsic control of digestive tract motility. In: Physiology of the Gastrointestinal Tract (1st ed.), edited by L. R. Johnson. New York: Raven, 1981, p. 289-333.

Sawyer G W, Lambrecht G, Ehlert F J. Functional role of muscarinic M2 receptors in a,b- methylene ATP induced, neurogenic contractions in guinea- pig ileum. Br J Pharmacol, 2000, 129: 1458-1464.

Schubert M L, Peura D A. Control of gastric acid secretion in health and disease. Gastroenterology, 2008, 134: 1842-1860.

Shi X Z, Meier D, Wimpee C. Expression of muscarinic receptor subtypes in normal and inflamed canine ileum. Gastroenterology, 1996, 110: A757.

Shi X Z, Sarna S K. Inflammation suppresses the circular but not the longitudinal muscle contractility during ileal inflammation. Gastroenterology, 1997, 112: A824.

Shi X Z, Sarna S K. Inflammatory modulation of muscarinic receptor activation in canine ileal circular muscle cells. Gastroenterology, 1997, 112: 864-874.

Shirazi-Beechey S P, Moran A W, Batchelor D J, et al. Influences of food constituents on gut health glucose sensing and signaling; regulation of intestinal glucose transport. Proc Nutr Soc, 2011, 70: 185-193.

Shuttleworth C W R, Keef K D. Roles of peptides in enteric neuromuscular transmission. Regul Pept, 1995, 56: 101-120.

Stack W A, Filipowicz B, Hawkey C J. Nitric oxide donating compounds stimulate human colonic ion transport in vitro. Gut, 1996, 39: 93-99.

Stangelline V, Malagelada J F, Zinmeister A R, et al. Effect of opiate and adrenergic blockers on the gut motor response to centrally acting stimuli. Gastroenterology, 1984, 87: 1104-1113

Stengel P W, Gomeza J, Wess J, et al. M2 and M4 receptor knockout mice: Muscarinic receptor function in cardiac and smooth muscle in vitro. J Pharmacol Exp Ther, 2000, 292: 877-885.

Sundler F, Ekblad E, Absood A, et al. Pituitary adenylate cyclase-activating peptide: a novel vasoactive intestinal peptide-like neuropeptide in the gut. Neuro science, 1992, 46: 439-454.

Swenson O. Hirschsprung's disease: a review. Pediatrics, 2002, 109: 914-918.

Takahashi T, Owyang D S. Vagal control of nitric oxide and vasoactive intestinal polypeptide release in the regulation of gastric relaxation in rat. J Physiol, 1995, 484: 481-492.

Taniyama K, Kuo T, Tanaka C. Distribution of β-adrenoceptors associated with cAMP-generating system in cat colon. Am J Physiol, 1987, 253: G378-382.

Theocharatos S, Kenny S E. Hirschsprung's disease: current management and prospects for transplantation of enteric nervous system progenitor cells. Early Hum Dev, 2008, 84: 801-804.

Thompson D G, Richelson E, Malagelada J R, et al. Perturbation of upper gastrointestinal function by cold stress. Gut, 1983, 24: 277-283.

Turner D J, Martin P C, Rao J N, et al. Substance P regulates migration in rat intestinal epithelial cells. Ann Surg, 2007, 245: 408-414.

Valentina S, Vassilis P, Alan JB. The enteric nervous system. Develop Biol, 2012, 366: 64-73.

Valenzuela J E. Dopamine as a possible neurotransmitter in gastric relaxation. Gastroenterol, 1976, 71: 1019-1022.

Verkhratsky A, Butt A. Glial neurobiology. England: John Wiley & Sons Ltd, 2007: 39-80.

Violeta N M, Leonie D. The purinergic neurotransmitter revisited: A single substance or multiple players. Pharmacol Therapeu, 2014, 144:162-191.

Vizi E S, Knoll J. The effects of sympathetic nerve stimulation and guanethidine on parasympathetic neuroeffector transmission; the inhibition of acetylcholine release. J Pharmacol, 1971, 23: 918-923.

von Kügelgen I. Pharmacological profiles of cloned mammalian P2Y-receptor subtypes. Pharmacol Ther, 2006, 110: 415-432.

Wikberg J. Differentiation between pre-and post-junctional α-receptor in guinea pig ileum and rabbit aorta. Acta Physiol Scand, 1978, 103: 225-239.

Wood J D. Enteric nervous system neuropathy: repair and restoration. Curr Opin

Gastroenterol, 2011, 27: 106-111.

Young H M. Functional development of the enteric nervous system from migration to motility. Neurogastroenterol Motil, 2008, 20: 20-31.

Young R L. Sensing via intestinal sweet taste pathways. Front Neurosci, 2011, 5: 1-13.

Zhang L, Horowitz B, Buxton I L O. Muscarinic receptors in canine colonic circular smooth muscle: coexistence of M2 and M3 subtypes. Mol Pharmacol, 1991, 40: 943-951.

Zhang W, Segura B J, Lin T R, et al. Intercellular calcium waves in cultured enteric glia from guinea pig. Glia, 2003, 42: 252-262.

Zholos A V, Bolton T B. Muscarinic receptor subtypes controlling the cation current in guinea-pig ileal smooth muscle. Br J Pharmacol, 1997, 122: 885-893.

（李红芳　卢研宇　邱小青）

第三章　胃肠的中枢神经调节

　　胃肠道与中枢神经系统（central nervous system，CNS）之间存在双向信号传递。CNS通过传入神经获得胃肠道活动状态信息，通过传出神经即自主神经控制和调节胃肠道的消化功能。传入神经将肠管化学物质的变化、肠壁张力变化以及胃肠道的机能状态（如炎症等）信息传入中枢；而传出神经主要决定机体头期消化反应，介导内脏刺激信号和躯体感觉信号引起的胃肠反射以及中枢神经高级中枢下传信号引起的各种胃肠反应（包括那些如情绪引起的反应）。

　　在 CNS 与胃肠道之间的主要神经通路有迷走神经、内脏神经和骶神经干，这三种神经通路均包括传入神经纤维和传出神经纤维。20世纪初，人们认为与消化生理调节有关的信号主要是由迷走神经传递的，与痛觉有关的信号是由内脏神经传递的（Hertz，1911）。对于传入信号的调节机制已经从不同的水平和层次进行了研究和阐述。迷走神经传出纤维是调节消化期间肠管功能的主要副交感神经通路。内脏传出神经组成了支配肠管的交感神经传出通路，这种神经成分往往在应激情况下被激活，使机体适应环境潜在的有害变化。副交感神经和交感神经对躯体感觉刺激引起的胃肠反应均具有调节作用（Sato 等，1997）。肠内在神经元对两种神经来说是一个主要的靶子，其中的运动神经元直接作用于平滑肌、腺体细胞和血管。肠神经丛的作用类似于联合中枢，它们彼此之间可进行信息交流，可以接受内在传入神经元和内分泌细胞传来的信息，还可以调节和介导CNS的传出信息。因此，在消化道和CNS之间传递的与消化有关的信息随肠管功能和部位的不同而不同，这是不足为奇的现象。

　　CNS 对胃肠运动的调控是十分复杂的，而且是多层次的。例如，进食动作、食物在口腔内的咀嚼和吞咽以及排便时肛门外括约肌的收缩直接受中枢神经系统高级部位的调控，即受人意识的随意控制。但是，从食管的中段起直到直肠为止的绝大部分胃肠运动，在通常生理条件下，除了中枢神经系统对胃肠活动起着非常重要的协调、调整和监控外，还受植物性神经系统、消化道肠神经丛的自我调控以及受胃肠平滑肌自身的内在肌源性自律活动的调控。中枢神经系统对胃肠运动的调控作用在于人体受到体内外环境变化的影响时，能够使胃肠的运动与人体各个器官系统之间的活动保持动态平衡；使胃肠各段的运动与消化液的分泌等功能在空间和时间上保持协调一致。目前，一般认为神经系统对整个胃肠功能的调控通过三个水平的共同作用才得以实现（周佳音，1998）：第一个水平是由肠神经丛和内在肌源性的自律性活动对其运动和分泌进行局部调控。肠神经丛具有独立的局部反射回路，可不依赖外在神经完成胃肠功能的局部调节。然而在整体情况下，肠神经丛又接受外来植物性神经系统的控制。第二个水平调控位于椎前神经节，其中含有外周交感神经的节后神经元的胞体，支配整个胃肠道和泌尿生殖器官，并接受和调控来自肠神经丛和中枢神经系统两方面的信息。第三个水平是中枢神经系统，它是由脑的各级中枢和脊髓接受体内外环境变化时传入的各种信息，经过整合后，经由植物性神经系统和神经-内分泌系统（如脑肠肽等）将其调控信息传送到胃肠道的肠神经丛或直接作用到平滑肌细胞，以调整胃肠道各段的活动，从而适应整体活动的需要。这种在不同层次将胃肠道与中枢神经系统联系起来的神经-内分泌网络称为脑-肠轴。机体通过脑-肠轴之间的神经-内分泌网络的双向环路进行胃肠功能的调节称为脑肠互动（Talley等，2001）。

关于CNS对胃肠运动的调节已积累了大量的资料。从大脑皮层直到脊髓，几乎中枢的各个层次对胃肠道各段运动的调节都进行了不同程度的研究。但是，绝大多数的动物实验都是在麻醉情况下，利用各种刺激或切除、毁损中枢神经系统某一部位所获得的结果。但在正常生理条件下，中枢神经系统各个层次对胃肠运动究竟起多大程度的调控作用，各级中枢之间又是如何协调胃肠运动的，目前相关资料所见甚少。

第一节　脑-肠轴的研究方法

目前对脑-肠轴组织结构及功能的认识基于各种不同实验技术和方法的研究。这些研究方法大概可归纳为下列几类：

一、直接器官功能研究方法

直接器官功能研究方法就是对假饲、神经干刺激或神经切除（如迷走神经切除）动物的胃肠分泌和运动进行测定，这种方法往往可为脑-肠功能联系提供第一手资料。这种实验通常可在动物和人体上进行（如胃运动过程中肠管压力的测定）。然而，这种研究方法包括离体实验所获得的结果不能给脑-肠之间的相互关系下一个精确的定义，因为在完整的机体要评价肠道内分泌物质、外在及内在神经反射的作用和重要性有许多困难。这种方法可以与阻断或激活特定神经递质或特定神经元活动后某些药物的作用结合起来进行研究，但是又因为在肠道和CNS许多部位有相同的神经化学作用机制的存在，所以很难将所获得的实验数据和资料阐明。

二、以脑-肠轴细胞为基础的形态学方法

在动物实验中，联系脑和肠的神经通路可以通过对一些能被神经细胞吸收和沿着脑-肠轴转运的示踪化合物进行检测来确定。这种示踪化合物包括荧光化合物（如True Blue）、假狂犬病病毒等。假狂犬病病毒可以通过突触转运，因此可以揭示神经通路中神经细胞之间的连接特征，可在基因蛋白表达早期确定神经元。类似的基因蛋白（如c-fos）是特定处理以后神经元发生反应的标志物。这些方法可以与神经元的手术和化学损伤以及免疫细胞化学结合起来确定某一个标记神经元产生的神经递质。综合考虑这些实验

方法可以为传入神经通路、传出神经通路及其与CNS不同部位联系的组织结构和神经化学提供宝贵资料。但是这种方法仅适合于动物实验。

三、电生理实验方法

单个传入神经纤维、传出神经纤维及CNS神经元的生理特性可通过电生理方法进行研究，可以记录胃肠受刺激以后相应神经纤维和CNS神经元的放电情况，从而确定脑-肠之间的结构和功能关系。这种方法所获得的数据可以对信号类型进行严格分析，也可以为整体实验和形态学实验所获得的反射通路的描述提供一个正式的构架。但是这些方法还是不能真正应用于人体研究。

四、适合人体脑-肠轴研究的方法

这类实验方法不同于其他实验方法，目前这类方法发展很快，已经成为一门独立的学科，得到了医务工作者的广泛学习和研究，可以预测这类方法将成为未来这个领域临床工作的研究热点。下面列出的每个方法均有自己的不足之处，但是若彼此联合使用会收到良好的效果。

1. 诱发电位

在成像技术出现以前，外周刺激（如肠道气球膨胀或胃肠道电刺激）引起的CNS神经元的激活是利用头皮电极记录大脑皮层诱发电位来研究的（Aziz等，1998；Newman，1974）。这种方法对于研究大脑表面的皮层诱发电位（cortical evoked potential，CEP）很有用，但不利于对大脑深部的神经元活动的研究。然而，这种方法可用于对脊髓神经细胞的研究，而且在目前可选择的各种实验技术中，对于人体脊髓传入神经通路的研究，这可能是一种可供选择的无创伤检测方法。其时间分辨率较好（几毫秒），但空间分辨率较差（$1 \sim 2$ cm）。

2. 脑磁描记法（magnetoencephalography，MEG）

这种方法利用安置在头皮附近的磁感应器检测磁场的变化作为头皮下神经元活动的结果。空间分辨率可达到$2 \sim 5$ mm，而且数秒钟就可得到图像。但是与CEP一样，利用此方法测定皮层下神经元的活动存在一定的难度。

3. 正电子发射断层摄影术（positron emission tomography，PET）

PET通过血流变化反映神经元的活动。在脑相同部位的神经元功能变化和血流变化之间存在时滞，这样会给一些快速反应的测定造成一定的困难。利用PET进行脑定位检测，可使空间分辨率达到$2 \sim 8$ mm，但时间分辨率相对较差，一般长达40 s。同时对于同一个体，由于同位素暴露和花费较高等原因存在一定的困难。

4. 功能磁共振成像技术（functional magnetic resonance imaging，fMRI）

这种成像技术也是通过血流变化检测神经元的活动。其空间分辨率达到$2 \sim 8$ mm，时间分辨率为4 s。与PET相比，具有价格便宜、在人体可进行重复测定等优点。MEG具有较高的时间和空间分辨率，提示MEG与fMRI两种测定方法结合可能会取得良好的效果。

5. 穿颅磁刺激技术（transcranial magnetic stimulation，TCMS）

与上述几种技术不同，这种方法不是依赖于神经元反应的测定，而是为选择性激活 CNS 特定区域提供了方法。这虽然不是一种新技术，但近年来才引入胃肠病学研究。它可以重复用于人体，而且对于与肠管功能（如肌电图）密切相关的皮层运动区的激活研究是一种很有用的方法。

第二节 脑-肠神经联系

一、传入神经

迷走神经是混合神经，但主要成分是传入神经纤维。在大鼠的迷走神经纤维中有 75%～90%的纤维属于传入神经纤维（Andrews，1986；Powley 等，1993）。这些纤维几乎都属于无髓神经纤维或只有极少数属于有髓神经纤维，因此，它们的传导速度相对较慢（0.5～5 m/s）。迷走神经的传入纤维的细胞体位于颈静脉孔下方的结状神经节，其周围突分布于颈、胸、腹部脏器及主动脉体、主动脉弓的化学及压力感受器，中枢突位于孤束核（NTS）。内脏和骶髓传入神经的细胞体主要分布在脊髓后根神经节，它们的中枢突位于脊髓后角（Janig，1986）。不同的传入神经纤维对出现在黏膜、肌肉层和浆膜的不同刺激发生反应。肠腔的刺激可能有机械刺激、温度刺激和化学刺激。另外，传入神经元还可为各种激素、神经递质和免疫调节剂表达合成相应的受体，使其电活动也处于体液因素控制之下。利用"传入神经"这个术语可很容易地说明信息传入 CNS 的方向。然而，许多内脏传入神经元可合成神经肽，这些神经肽不仅可运输到 CNS，也可运输到外周部位，当神经受到刺激时被释放出来，通过轴突反射引起运动功能的改变（Holzer，1992；Maggi，1991）。一些胃肠内在神经元出现在椎前神经节。这些神经元与迷走神经、内脏神经和骶神经传入纤维有明显的区别，但它们具有传入神经的作用。通过电生理方法对肠系膜神经丛中神经纤维放电情况进行的检测内容既包括外在神经也包括内在神经，要仔细区分。

胃肠道近端的感觉信息的传入主要由迷走神经传入纤维中的胃丛完成。胃肠道远端的感觉信息的传入主要由腹上神经节的迷走神经传入纤维完成，这部分迷走神经传入纤维通过肠系膜神经丛沿血管走行。在 NTS 中还有一个粗略的腹上迷走传入神经代表区，食道传入神经纤维终止在 NTS 侧喙，胃传入神经纤维终止在 NTS 尾中段，盲肠传入神经纤维终止在胃代表区的中央部位和侧面（Altschuler 等，1989；Miselins 等，1991）。示踪实验表明小肠壁迷走神经传入纤维沿肌间神经丛走行，在肌间神经丛形成神经节内层状或薄片状末梢。黏膜的神经分布各具特色，有些绒毛缺乏神经支配，而有些绒毛具有片状迷走神经传入纤维分布，传入神经不会伸入到上皮层（Berthoud 等，1990，1995）。内脏传入神经通过背根进入脊髓，其周围突沿着血管支配到肠管。它们穿越椎前神经节时，可能会间接地与神经节细胞发生联系，从而对交感节后神经放电起直接调控作用。脊髓内脏传入神经纤维比躯体感觉传入纤维少。内脏传入神经纤维主要终止在脊髓背角的片层 I，还有一些终止在片层 V（Sharkey 等，1987）。对内脏传入神经刺激起反应的脊髓神经元也接受躯体感觉传入信息。分布于胃肠道的内脏传入神经的外周端可以用多肽标记物如降钙素基因相关肽（CGRP）进行鉴别，因为在肌间神经丛、平滑肌层、黏膜下血管及黏膜层均含有CGRP（Green等，1988；Sternini等，1987）。

在胃肠道的传入神经元之间具有明显的神经化学差异。逆行示踪技术结合免疫组织化学和选择性神经损伤等方法使不同的传入神经元的神经化学定性分析和定量分析成为可能。大鼠的胃80%的脊髓传入神经CGRP免疫反应阳性，50%的P物质免疫反应阳性（Green等，1988；Sharkey等，1984）；相比较，在小肠含有这些多肽的传入神经元不到10%。在整个胃肠道，P物质和CGRP免疫反应阳性脊髓传入神经的比例远远高于皮肤和关节（Dockray，1988）。在胃的传入神经元中几乎不含生长抑素，但是支配皮肤和关节的脊髓背根神经元含有生长抑素。低剂量的感觉神经毒素capsaicin可选择性地刺激C类纤维，但高剂量却使C类纤维选择性损伤（尤其是幼小动物）（Holzer，1988）。capsaicin损伤的传入神经P物质和CGRP表达降低，传入神经的免疫反应丧失（Green等，1988；Sharkey等，1984）。传入神经干手术切除也可使初级传入神经元表达降低。然而有趣的是，这种处理以后传入神经元血管活性肠肽（VIP）与galanin的表达却上升（Hokfelt等，1994）。近端胃肠道的感觉传入神经纤维正常情况下不含VIP，但也有例外，如据报道在猫远端结肠的骶髓传入神经中有VIP的表达（Kawatani等，1983）。

分布于隔膜下结构的迷走神经传入神经元可表达胆囊收缩素（CCK）受体（Morsn等，1987）。学者利用^{125}I CCK通过自动射线照相术对受体结合位点进行了研究。迷走神经结扎后，结扎处靠中枢端结合位点聚集增多，表明CCK是从中枢向肠管运输的（Zarbin等，1982；Moran等，1990；Moriarty等，1997），capsaicin可抑制这种运输。这些实验数据说明，CCK受体是由迷走传入神经元合成的，神经节CCK-A受体cDNA克隆实验和CCK-A受体mRNA与神经节细胞体原位杂交定位实验均支持这一结论（Moriarty等，1997）。另外，自动射线照相技术和PCR实验发现神经节细胞可表达促胃液素和CCK-B受体，家兔的神经节细胞可表达CCK-A受体、神经肽Y-1（NPY-1）受体和神经肽Y-2（NPY-2）受体（Ghilardi等，1994）。除兴奋迷走传入神经元外，CCK还可直接作用于DVC（迷走复合体），通过迷走传出神经影响胰腺外分泌功能（Wan等，2007；Li等，2001）。另外，研究表明，CCK还可以与胰腺内靶细胞上G蛋白偶联受体（GPCRs）结合，在Ca^{2+}介导下激活磷脂肌醇系统，调节某些G蛋白偶联受体的兴奋性以及迷走传入神经途径中其他肽类神经递质的释放（Nishi等，2001）。迷走神经传入神经元还可表达受体5-HT$_3$，可运输到中枢NTS，也可运输到外周部位参与小肠5-HT的释放（Leslie等，1990）。新近的研究表明，5-HT不但可以通过刺激CCK的分泌间接刺激迷走神经，还可以直接作用于位于胰腺迷走神经传入纤维上的CCK受体（Mussa等，2010）。

二、传出神经

副交感神经中迷走传出神经节前纤维的细胞体位于迷走背核。迷走背核中具有调节内脏活动的神经元代表区。与迷走神经活动密切相关的神经元可以鉴别出来，例如大鼠胃丛迷走运动神经的细胞体占据整个背核的中间部位，而腹腔丛靠后且主要占据背核的后2/3（Powley等，1993；Fox等，1985）。迷走神经传出纤维的外周端已经用示踪剂如DiI和

PHA-L绘制出来（Berthoud等，1990；Kirchgessner等，1989）。不同的示踪剂获得的结果有一定的差异，但从现有的资料中可得出几种结论。迷走神经传出纤维分布在胃肠道甚至降结肠，但从胃肠的近端到远端迷走神经传出纤维分布的稀疏程度存在阶梯性。胃壁迷走神经的分布很密集，实际上胃壁整个肌间神经丛均与迷走神经传出纤维联系，但黏膜层和黏膜下层几乎无迷走神经传出纤维分布（Berthoud等，1990；Kirchgessner等，1989）。形态学资料认为迷走神经传出纤维对肠管活动的控制直接作用于肌间神经丛。一根迷走神经传出纤维可以与许多肌间神经发生联系，与节前纤维和神经节细胞之间的接触差异性很大，有些部位有明显的突触样结构，但有些部位的联系结构不很清楚。支配肠管的交感传出神经节后纤维的细胞体位于椎前神经节，它位于脊柱的前方，呈不规则的节状团块，其中有腹腔神经节、主动脉肾神经节、肠系膜上神经节和肠系膜下神经节等分别位于同名动脉的根部。支配肠管的交感传出神经节前纤维的细胞体位于脊髓灰质中间外侧柱。整个肠管前段绝大部分接受腹腔神经节和肠系膜上神经节传来的交感节后纤维支配，后段肠管接受肠系膜下神经节传来的交感节后纤维支配。节后纤维沿着血管走行。肠神经节细胞是交感神经传出纤维的作用靶点，但更多的交感神经则主要分布至黏膜下层的血管壁。

迷走传出神经元主要为胆碱能神经元，但资料表明支配胃的迷走背核神经元大约30%也表达酪氨酸羟化酶，可能具有多巴胺能神经的特性（Tayo等，1988）。一些胃迷走传出神经galanin免疫反应阳性（Kirchgessner等，1989），迷走疑核中支配食管的一些运动神经元CGRP免疫反应阳性（Rodrigo等，1985）。迷走神经传出纤维末梢与肌间神经之间的主要联系突触属于胆碱能突触，已得到许多研究工作者的认同。顺行示踪实验和免疫组织化学实验综合表明与迷走神经接触的肌间神经细胞，其5-HT、VIP和脑啡肽免疫反应阳性（Kirchgessner等，1989）。支配肠管的交感神经主要为肾上腺素能神经。许多这类神经元也可表达神经肽和生长抑素（Costa等，1987）。

第三节 肠-脑感觉信息

迷走神经和内脏神经的电生理记录结果为内脏传入神经功能的现代研究提供了理论基础。从1950年起，Paintal、Iggo和其他的研究工作者陆续对神经纤维放电进行了研究。结果表明，单纯传入神经末梢部位的机械变形、肠腔化学性刺激物的存在以及血液中给予体液物质均会使传入神经发生反应（Paintal，1953；Iggo，1955；Paintal，1973）。不同的感觉传入神经的特性不同，其感受的刺激可能是机械的、化学的，或二者都会使其起作用。因此，目前对于传入神经感受野的分类以神经末梢的分布为基础，而不是以感受器的形态为依据（Grundy等，1989；Senguta等，1994），资料主要来源于麻醉动物单个神经纤维的放电情况记录。

一、黏膜、肌肉和浆膜传入纤维

许多资料报道，胃和近端小肠黏膜刺激可使迷走传入神经兴奋，但有关内脏传入神经对黏膜刺激发生反应的报道很少。据报道，所有主要的营养物质（蛋白质、脂肪和糖）均可刺激黏膜传入神经，使其放电。也有一些神经纤维可以对各种非营养化学物质起反应，如酸、碱和高张溶液（Mei，1985；Senguta等，1994）。黏膜传入神经对轻柔的机械刺激（如弹摸等）也发生反应，但对这种刺激很快就产生适应现象。许多黏膜传入神经纤维末梢形态多样，对机械刺激和化学刺激均可发生反应。肠道肌肉层的传入神经纤维主要对被动牵拉和主动收缩产生反应，因此称之为张力感受器。它们的特点是适应较慢，而且在胃和近端小肠具有独立的感受野。浆膜传入神经纤维主要源于脊髓。这些传入神经纤维对浆膜和肠系膜变形尤其是血管分流比较敏感，因此认为其主要是传递内脏张力和移动信息。它们的传入神经感受野往往呈点状分布。

二、机械感受器

对机械刺激敏感是机体器官共有的生理反应，也是听觉、平衡觉、触压觉、细胞容积调节和肌细胞对牵拉刺激发生反应的主要原因。目前认为不同的细胞机制参与了这些反应。许多细胞的牵拉敏感性离子通道的开放受细胞膜张力变化控制，相伴发生的细胞膜电位改变会导致动作电位的扩布。虽然直接证据很少，但似乎有理由推断这可能就是决定肌肉和浆膜传入神经纤维敏感性的原因。不同机制可能参与了黏膜传入神经对机械变形发生反应的信息CNS传递。多年以前，Bulbring等认为在肠管膨胀引起的蠕动反射发生中，肠嗜铬细胞的激活是第一步反应（Bulbring等，1958）。肠管腔面机械变形会导致5-HT释放，后者可刺激上皮层下的神经纤维。Kirchgessner和Gershon支持此结论，他们通过fos免疫细胞化学实验发现豚鼠回肠黏膜受到机械刺激后，肠神经元细胞兴奋，这一反应过程是由5-HT介导的（Kirchgessner等，1992）。

三、化学感受器

化学感受性是指传入神经纤维对特定化学物质发生反应的分子认知能力。这种能力可能是所有细胞的普遍特性。对胃肠道的传入神经元而言，无论是神经体液物质还是肠腔内的化学物质均可使神经纤维放电。传入神经的体液刺激物有5-HT、组织胺和缓激肽。后来，激素类如CCK也被归入内脏传入神经的直接刺激物之列。传入神经对肠腔内化学物质发生反应的分子机制还不太清楚，但是关于舌的化学感受传导机制为胃肠道的化学感受过程理解提供了依据。因为小分子物质可通过黏膜直接作用于传入神经纤维，如细胞外的H^+可控制阳离子通道，所以对物质咸味或酸味的感知是由离子门控性通道介导的（Lindemann，1996；Waldmann等，1997）。舌头对物质甜味或苦味的感知是通过G蛋白偶联受体介导的（Lindemann，1996）。在胃肠道，神经纤维和上皮细胞对同样的刺激发生反应，在细胞和分子水平，其信号传导机制可能与舌相似，因为发现胃肠黏膜上皮细胞膜顶侧面G蛋白α亚基免疫反应阳性。这些细胞与内分泌细胞明显不同，且有丰富的NOS，提示肠腔环境因素变化会激发NO的释放，后者可作用于初级传入神经纤维（Wong等，1996；Hofer等，1996）。肠腔内容物的刺激还可激活肠内分泌细胞，使其分泌物作用于传入神经纤维。这些分泌物主要由嗜碱细胞分泌，它们与中枢神经系统之间通过两条途径传递信息：一条途径是分泌物进入血液循环，通过血-脑屏障较薄弱部位，进入中枢发挥作用，如胰多肽就是通过这种方式将信号传入中枢的；另一条途径是通过初级传入神经纤维上的受体将信息传入中枢，也就是肠内分泌细胞分泌物 CCK 和 5-HT 等这些公认的内分泌-神经信号通路的媒介物，与传入神经纤维上各自的特异性受体结合，激发其信号传导。正如胃肠道与 CNS 之间的关系一样，肥大细胞与 P 物质免疫反应神经纤维之间也具有密切的关系（Widdop 等，1993），它们之间存在双向信息交流关系。猫的小肠肥大细胞可产生组织胺和 5-HT，使传入神经放电增多（Akoev 等，1996），而且有证据表明在体情况下肥大细胞兴奋产生的胃肠运动反应是由 5-HT$_3$ 和迷走神经受体介导的（Castex 等，1994），提示在小肠过敏反应中，5-HT$_3$ 受体和迷走神经介导信号的中枢传递（Castex 等，1995）。细胞坏死因子会影响上皮内分泌细胞对刺激的敏感性，因此，在炎症情况下，有一些直接和间接的机制来参与传入神经的中枢信息传递。大部分传入神经纤维，包括内脏传入纤维正常情况下均处于安静状态，如果支配远端结肠 90% 的内脏传入神经纤维，则对生理范围的刺激不敏感（Senguta 等，1994）。在实验导致的炎症情况下，如给予芥末油、醋酸或甲醛导致炎症会增加传入神经对刺激的敏感性（Burton 等，1995）。从表面上看，正常生理情况下似乎传入神经纤维对胃肠的活动作用不大或不起作用，但是在炎症或损伤刺激作用下，它们是主要的信息传递者，因此，其可能在胃肠病理情况下起重要作用。胃肠传入神经末梢受到伤害性刺激会产生痛觉，内脏传入神经纤维在痛觉信息传递中起很重要的作用。然而痛觉也可能由正常的无害刺激引起，胃肠道的痛觉传递也是由致痛物质引起的，所以其感受器主要为化学感受器。

第四节　胃肠活动的中枢反射性控制

调节消化器官活动的反射中枢位于延髓、下丘脑、边缘叶及大脑皮层等处。当刺激作用于消化器官内或消化器官外的某些感受器时，引起传入神经兴奋，并将冲动传至上述有关中枢，再通过传出神经到达消化管壁的平滑肌和腺体，使它们的活动发生改变。消化器官活动的中枢反射性调节包括条件反射和非条件反射。早在 1833 年，Beaumonut 曾观察过情绪波动对人胃肠运动的影响。他在一个具有瘘管的患者身上看到，当患者情绪忧郁、恐惧或激动时，可显著延缓胃的消化和排空。著名美国消化生理学家 Cannon 利用 X 射线透视的方法亦观察到情绪变化对胃肠运动的影响（Pearse 等，1979；Fox，1989）。最有意思的是言语刺激对胃肠运动的影响，如苏联生理学家贝柯夫和其同事们（Solcia 等，1987）曾在一个正在进行小肠手术的患者身上观察到言语刺激可增强小肠的蠕动；当患者躺在手术台上感到饥饿时，实验者告知他马上要给他一碗鸡汤喝时，这时记纹鼓上的描记杠杆立刻增强了波动和频率，显示患者的小肠蠕动急骤加强。还有的学者曾对具有结肠瘘的患者做过长期观察，当患者情绪激动或心情愉快时，结肠运动增强（Crawley，1995）；当患者情绪忧郁时，结肠运动就明显受到抑制。在 20 世纪 50 年代我国著名消化生理学家王志均领导的研究组亦曾利用建立条件反射的方法在狗身上做过一些实验。例如，狗在假饲时引起的胃容受性舒张可以建立条件反射（Holzer-Petsche，1995）。徐丰彦等还利用慢性实验狗研究了由机械扩张刺激的肠-肠抑制反射，并在此基础上也建立了条件反射（Holzer-Petsche，1995）。关于条件反射对消化器官活动影响的资料很多，表明条件反射对消化功能的影响十分广泛而明显。在日常生活中，食物的形象、气味、进食的环境以及与进食有关的语言、文字等均可成为条件刺激，分别作用于嗅觉、视觉和听觉等感受器，反射性地引起消化管运动和消化腺分泌的改变（见图3-1）。非条件反射是食物直接刺激消化管壁的机械感受器和化学感受器引起的：食物在口腔内刺激口腔黏膜、舌、咽等处的感受器，冲动沿第Ⅴ、Ⅶ、Ⅸ、Ⅹ对脑神经传入中枢，引起延髓、下丘脑、边缘叶以至大脑皮层相应中枢兴奋，再通过传出神经，引起效应器的活动变化，主要是引起唾液分泌增加，以便进行口腔内消化，还能引起胃液、胰液、胆汁等消化液分泌增加以及胃容受性舒张，从而为食物进行胃肠内消化创造有利条件。食物入胃后，刺激胃黏膜的感受器，通过迷走-迷走反射和壁内神经丛反射，引起胃运动加强、胃液分泌增加。食糜进入小肠后，刺激小肠壁内的机械感受器、化学感受器，可通过迷走-迷走反射引起胃液、胰液和胆汁等消化液分泌增加，有利于小肠内化学消化；通过壁内神经丛反射主要促进小肠运动以利于小肠内机械消化；通过肠-胃反射抑制胃的运动，延缓胃的排空。因此，外界环境因素或躯体传入信息通过动物或人的中枢神经系统的高级部位调控胃肠道各段的运动，借以与自然环境或社会环境的变化保持动态平衡。

　　下面就中枢神经对消化器官几个重要反射性调节进行概述。

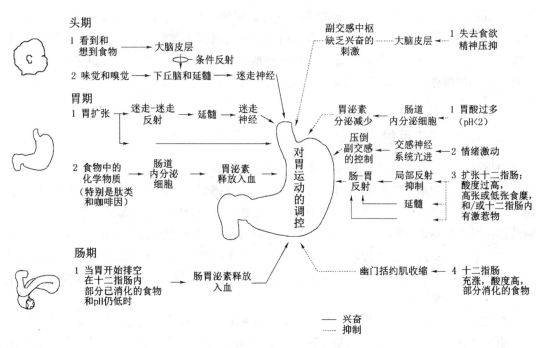

图左侧表示兴奋性影响，右侧表示抑制性影响

图3-1　中枢神经系统对胃运动的反射性调控（周佳音，1998）

一、吞咽反射

　　诱发吞咽反射的敏感区分布于口腔后部和咽部的舌根、扁桃体、咽门前后壁、软腭、

悬雍垂、咽后壁等。这些部位引起吞咽反射的相对敏感性因不同动物而有差异。在人，诱发吞咽最重要的感受器在前后扁桃体柱和咽后壁的黏膜中。感觉冲动由三叉神经上颌支、舌咽神经和迷走神经上喉支传入中枢。人和动物通过大脑皮层可随时发动吞咽。但是敏感区的传入信号对吞咽非常重要，因为咽部麻醉或没有食丸时，吞咽变得十分困难。咽部扩张亦可引起吞咽。在动物实验中，电刺激喉上神经就能诱发吞咽。吞咽中枢指发动和组织吞咽反射的中枢神经机制。它由位于延髓下橄榄体上端背面1～3 mm水平、网状结构中线旁1.5 mm处的两侧"半中枢（half-center）"构成。两侧"半中枢"之间的联系密切，因而单侧的传入冲动能激活两侧"半中枢"。每侧吞咽中枢兴奋该侧吞咽肌群，但中下咽缩肌则由对侧中枢支配。吞咽反射诱发时，颊咽肌群一系列顺序收缩是由吞咽中枢通过神经核及某些运动神经元发出的冲动引起的。吞咽反射的运动神经包含于第 V、Ⅶ、Ⅸ、Ⅺ、Ⅻ对脑神经中。吞咽中本体感受器很少，且不含r-传出系统。用普鲁卡因处理有关肌群或将肌肉切断，对冲动发放模式几乎无影响。这表明来自肌肉的反馈信号对调节收缩顺序并无明显作用。

吞咽可随意发动说明皮层对吞咽中枢有指挥作用。虽然电刺激皮层和皮层下特定部位能诱发吞咽，但吞咽肌群的收缩次序和时程却不因皮层的影响而改变，因而吞咽中枢具有某些定型的活动方式。许多观察研究资料（如吞咽时伴有心率增加、呼吸与吞咽的密切配合等）都表明吞咽中枢与延髓其他相关中枢有紧密的联系，前者可调节其他中枢的活动，使吞咽与其他活动不致相互干扰。当食丸由食管入胃时，下食管括约肌的运动亦受反射性调节，其反射发自迷走神经运动背核，分布到括约肌的壁内神经丛，通过胆碱能纤维促使下食管括约肌舒张。实验表明刺激交感神经可引起下食管括约肌收缩，此效应可被阿托品消除。

二、迷走-迷走反射

中枢神经系统对胃运动的调控主要发生在进食、吞咽、胃的排空以及肠期。当人看到想吃的食物或在咀嚼吞咽时刺激口腔内的味觉和嗅觉感受器等，可通过大脑皮层条件反射性地调控胃的运动或兴奋下丘脑和脑干经由迷走神经引起胃的容受性舒张。食物在胃内机械性扩张可引起迷走-迷走反射，加强胃的运动，促进胃的排空。迷走-迷走反射通路主要由三种成分组成：迷走感觉传入神经纤维、孤束核中的整合神经元以及源于迷走背核中的迷走神经传出纤维，由此可见迷走-迷走反射的传入神经纤维和传出神经纤维均在迷走神经内，中枢位于延髓。

消化功能的生理性调节依赖于胃肠道和脑之间的密切联系，迷走-迷走反射是其结构和功能主要联系方式。胰液与胃液分泌、胆囊收缩、胃和小肠运动均与迷走-迷走反射有关。胃充胀导致胃酸的分泌就是迷走-迷走反射的结果，在这个反射活动中，胃壁机械感受器受充胀刺激，与之相联系的迷走神经兴奋，由迷走胆碱能传出纤维将中枢信号传到胃体黏膜，引起胃酸分泌增多。然而，在迷走-迷走反射参与的其他一些调节活动中，控制机制更为复杂，可能不仅包括局部的旁分泌因素、内分泌反射，还包括局部的神经反射和脊神经节反射等。这里主要讨论两个典型的迷走-迷走反射调节，即胃运动的反射控制和胰腺分泌的中枢控制。

吞咽食物时，食团刺激咽和食管等处的感受器，可反射性地引起胃头区的平滑肌紧张性降低和舒张，称为容受性舒张，以容纳咽下的食物。容受性舒张是通过迷走-迷走反射实现的，其节后纤维的递质VIP和NO、CCK对容受性舒张也有易化作用。这一反射对于早期消化是极其重要的，使胃容积增大，而胃内压并无明显变化，以适应于接纳食物。电刺激迷走神经干会引起胃壁平滑肌收缩，而相同的刺激在胆碱能M受体阻断剂阿托品存在的情况下引起胃壁平滑肌舒张。这一结果说明在迷走神经中存在迷走胆碱能兴奋纤维，其可保持胃壁的张力，另外还存在非胆碱能通路，其兴奋可导致胃壁舒张。介导这种舒张作用的物质多年来一直认为是胃肠内在神经丛释放的VIP（Forster等，1991），NO也被认为是此反应的递质（Desai等，1991；D'amato等，1992）。神经化学、电生理和神经生理研究表明CCK可与迷走传入纤维上的CCK-A受体结合，CCK-A受体可能是迷走-迷走反射传入通路的组成部分，CCK通过这一通路可引起胃体平滑肌舒张（Dockray，1988）。因此CCK是胃壁迷走抑制性神经的生理性调节物质。

食物扩张胃的过程中通过迷走-迷走反射引起含酶多但液体量少的胰液分泌。此外，食糜中蛋白质消化产物以及脂肪分解产物还可作用于十二指肠黏膜，通过迷走-迷走反射引起胰液分泌。胰腺腺泡细胞可能受循环血液中的CCK和副交感神经节后纤维释放的ACh控制。另外，在体实验发现，在胰腺腺泡细胞上分布有胆碱能M受体和CCK-A受体。在迷走-迷走反射介导的肠刺激物对胰腺分泌的影响中，当分泌速度相对低时，可能是通过CCK迷走-迷走反射引起的，而快速分泌可能是CCK直接作用的结果。

三、肠-胃反射

对于中枢神经系统对小肠和结肠运动反射性的调控，目前有关资料仍十分缺乏。肠与胃之间的协调活动可通过延髓迷走神经中枢反射性地引起肠运动改变而进行。当食糜由胃进入小肠后，通过机械性和化学性刺激肠壁的感受器可反射性地经由迷走神经和肠神经丛等途径抑制胃的运动，称之为肠-胃反射。扩张食道或胃亦可反射性地引起结肠收缩或舒张。当切断两侧迷走神经后，此效应显著降低。然而当切断内脏大神经后，其效应不受影响。因此，肠-胃反射主要是沿迷走-迷走反射通路进行的。

四、呕吐反射

呕吐是把胃及肠内容物从口腔驱出的动作，机械的刺激和化学的刺激作用于舌根、咽部、胃、大小肠、胆总管、泌尿生殖器官等感受器均可引起呕吐。视觉、嗅觉及内耳前庭的位置感觉发生改变也可引起呕吐。

呕吐中枢位于延髓外侧网状结构背外侧缘，在迷走神经孤束核附近。这个中枢在解剖上和机能上与呼吸及循环中枢关系密切，因此能协调这些结构的活动，从而产生复杂的反应。呕吐中枢接受来自腹腔内脏的刺激、中枢性的刺激及来自延髓上位中枢的刺激。此外，呕吐中枢也接受位于呕吐中枢背侧、延髓第四脑室底部的化学感受区（chemoreceptor trigger zone，CTZ）来的刺激。由末梢神经引起的呕吐称为反射性呕吐，而由末梢神经以外的刺激引起的呕吐称为中枢呕吐。但是两者之间并无明显的区别。

引起呕吐的因素包括末梢性刺激、中枢性刺激和上位中枢的刺激。在末梢性刺激中，迷路刺激通过小脑和CTZ到达呕吐中枢，口腔、咽喉部的黏膜刺激通过舌咽神经传到呕吐中枢；腹腔及盆腔内的各脏器刺激通过迷走神经和交感神经到达呕吐中枢；其中迷走神经是主要的传入神经。中枢性刺激包括直接刺激和通过CTZ产生的刺激，前者有颅压增高疾患、第Ⅷ颅神经疾患（如Meniere症候群）及由于脑血管运动障碍引起的偏头痛；后者有血液和脑脊液中的化学物质、毒素及由内分泌、代谢异常产生的中毒性代谢产物等。上位中枢刺激主要指精神因素、不愉快的回忆以及厌恶的味觉、视觉和嗅觉等。

五、排便反射

肛门外括约肌由骨骼肌构成，受阴部神经支配。肛门外括约肌是在大脑皮层随意运动控制下反射性地进行舒缩活动的。排便是受意识控制的脊髓反射。人的直肠内通常是没有粪便的，当胃-结肠反射发动的集团运动将粪便推入直肠时，可刺激直肠壁感受器，传入冲动经盆神经和腹下神经到达脊髓腰骶段的初级排便中枢，并上传至大脑皮层，产生便意。如果环境许可，皮层发出下行冲动到脊髓初级排便中枢，传出冲动经盆神经引起降结肠、乙状结肠和直肠收缩，使肛门内括约肌舒张；同时阴部神经传入冲动减少，肛门外括约肌舒张，粪便被排出体外。此外，腹肌、膈肌收缩也能促进粪便的排出。如果环境不许可，阴部传出神经兴奋，外括约肌仍维持收缩，几分钟后，排便反射便消失，需经过几小时或到有粪便进入直肠时再发动排便反射。由于胃-结肠反射发生于餐后，故排便常发生于早餐后，尤其是幼儿。在成人，排泄时间主要受习惯和环境因素影响。

排便反射的传出神经是副交感神经的胆碱能纤维，所以拟副交感神经药物能加强排便反射，而长期应用破坏抗胆碱酯酶的药物则引起腹泻，甚至发生血便，这是由于结肠肌肉反复强烈收缩使黏膜摩擦破损的结果。完全切除交感神经，对排便不发生明显影响。人在腰部以上横断脊髓后，早期大便失禁，但很快就恢复排便反射。但这种患者，当结肠上端发生的集团运动到达直肠后，自动排便就随之发生。

意识能够易化和抑制排便，说明最高级中枢对延髓和骶部脊髓中枢有调节作用。意识抑制排便时，盆膈横纹肌和肛门外括约肌发生强烈收缩，同时整个结肠的运动也被抑制，这种抑制可通过结肠瘘观察。由于肛门外括约肌收缩，粪便暂时保留在直肠，接着直肠舒张，直肠壁的张力降低，引起排便反射的刺激就被消除。如果用气球扩张直肠，同样可以造成便意。气球进一步扩张，又可产生便意。因此，直肠内可有部分粪便存留而不引起排便，后因集团运动使直肠内粪便量达到一定容积时才发生排便。疼痛及害怕疼痛也能使排便抑制，尤其是肛裂和痔疮患者，此现象更加明显。因为排便反射受大脑皮层控制，所以意识可以加强或抑制排便。正常人的直肠对粪便的压力刺激具有一定的阈值，当达到此阈值时，即可引起便意。如果大脑经常抑制便意，就会使直肠对粪便的压力刺激逐渐失去敏感性，加之粪便在直肠内停留过久，就会因水分吸收过多而变得干硬，引起排便困难。

第五节　中枢神经系统不同部位
对胃肠功能的控制

一、刺激消化管引起的上行中枢神经系统反应

　　早期对肠管刺激发生反应的 CNS 定位研究的一些重要结果是采用 CEP 方法取得的（Aziz 等，1998；Newman 等，1974）。后来，许多研究工作者陆续对胃肠刺激或体液物质作用引起反应的中枢部位及其活动进行了检测（Raybould 等，1988；Barber 等，1990；Yuan 等，1992）。近年来，结合示踪技术、早期基因诱导表达（如 c-fos）以及 PET 和 fMRI 在人脑研究中的应用，与消化道功能部位相关的中枢部位的组织结构和功能定位得到了进一步阐述。通过顺行标记实验，与内脏迷走神经活动有关的主要 CNS 部位已经确定，另外，包括与胃肠功能有关的室旁核、杏仁核中央部、臂旁核和丘脑腹核等也已阐明（Berthoud 等，1990）。通过给予传入神经刺激导致 c-fos 蛋白的诱导表达实验，CNS 内许多类似的功能部位已经确定。c-fos 蛋白的诱导表达为接受特定刺激的细胞提供了标记。胃膨胀或外周给予 CCK 处理以后，迷走神经 c-fos 蛋白表达增多。幼鼠和成鼠 CCK 处理产生的诱导 c-fos 不同，表明 CNS 对 CCK 的反应需要出生后建立特定中枢联系（Rinaman 等，1994）。腹腔注射 bombesin 可使 NTS 和下丘脑 c-fos 增多，同时也伴有杏仁核和臂旁核标记细胞增多（Bonaz 等，1993）。腹腔注射神经肽 Y（NPY）可使 NTS、杏仁核中央部和臂旁核 fos 出现免疫反应阳性，而 NPY 可抑制迷走运动神经元的活动，所以未出现 c-fos 表达增多（Bonaz 等，1993）。脊髓感觉传入神经（内脏和躯体）受到有害刺激后脊髓神经元 c-fos 会增加（Menetrey 等，1989；Traub 等，1992）。Schuligoi 和他的同事采用原位杂交实验发现胃黏膜受到有害刺激（HCl、福尔马林）不会增加脊髓 c-fos 的表达，但浆膜给予福尔马林刺激会增加脊髓 c-fos 的表达（Schuligoi 等，1996）。由于在这些实验中黏膜受到刺激会增加黏膜的血流量，这个反应是由内脏传入神经介导的，似乎表明胃黏膜的有害刺激能够激发局部轴突反射，后者会引起一个传入神经反应，但不足以恢复脊髓痛觉回路。近年来利用 MEG、PET 和 fMRI 等技术对人体上行 CNS 通路进行了研究（Aziz 等，1998）。PET 实验发现直肠急性疼痛使大脑皮层前扣带回兴奋，而肠易激综合征病人这个部位活动中断，但左前额叶皮层兴奋。PET 实验同时又发现人食管给予无害刺激，中央沟、岛叶、额叶/顶叶皮层均会兴奋，而有害刺激不仅使这些部位的皮层兴奋，同时前扣带回和岛叶皮层大面积兴奋。

二、刺激中枢不同部位引起的胃肠反应

　　消化系统一定部位受到刺激会引起相应中枢部位兴奋或放电，同样，一定中枢部位兴奋或受到刺激也会引起相应的传出神经反应和胃肠反应。中枢一定部位给予电刺激，并对其胃肠调节功能进行定位研究为早期所得到的 CNS 在调节消化道活动中的作用提供了更有力的证据（Brooks 等，1967）。逆行示踪实验表明迷走神经复合体与中枢其他部位之间主要是单突触联系，如苍白球、室旁核、下丘脑腹内侧核以及岛叶皮层和前额叶中间皮层

（Hornby等，1990）。TCMS方法用来研究人体食管功能的皮层调控作用，发现相关的大脑皮层部位不对称：8～10人的食管最大反应是由右半球激发产生的，而2人则由左半球激发产生（Aziz等，1996），此结果提示不对称性可能是中风引起吞咽困难发展程度和周期差异性的原因。

中枢神经系统胃肠功能定位研究表明，从脊髓到大脑皮层不同节段均具有调节消化系统活动的功能（周佳音，1998）：

（1）脊髓调控胃肠运动的低级中枢和部分最后通路。除迷走神经外，支配胃肠道的交感神经和盆神经其初级中枢均在脊髓，而且由脑各级上位中枢调控胃肠运动的传出和传入信号部分也得最后通过脊髓而实现。

（2）延髓是调控胃肠运动的重要中枢。延髓迷走运动背核、孤束核或背部网状结构均可改变胃肠的运动，其作用经迷走神经介导。电刺激以上部位，在不同条件下，既可引起胃、小肠运动增强，亦可产生抑制作用（Davison，1983）。Lombardi等人（1982）发现电刺激猫的迷走运动背核，胃窦可发生时相性的收缩反应，当切断两侧迷走神经后，这种反应不再出现。刺激狗的迷走运动背核或疑核，可增强小肠的运动。

（3）Eliasson（1953）发现电刺激猫的上丘、纵束、被盖外侧区和脑桥网状结构等部位可增强胃的运动，但若刺激被盖中部、背部区等部位则抑制胃的运动。刺激小脑某些区域亦可促进胃、小肠和结肠的运动。

（4）用电分别刺激猫的纹状体各核团（豆状核、苍白球和尾核）均可引起胃运动增强。刺激杏仁核尚可唤起动物排便动作，其作用经盆神经完成。电刺激猫的丘脑网状核、前腹侧核或丘脑枕外区等部位，可增加胃的张力和运动；而电刺激腹侧核和前内侧核等部位，则可减弱胃的张力和运动，其增强或减弱效应均由迷走神经完成。多年来，许多学者观察到下丘脑对胃肠道具有广泛的兴奋和抑制性影响。例如，电刺激摄食中枢或饱中枢对胃肠运动既可产生兴奋效应亦可产生抑制效应。

（5）Rostad等（1973）观察到用电刺激狗的乙状回可使小肠和结肠的运动增强。电刺激猫的前乙状回可增强胃的运动，而电刺激后乙状回对胃产生抑制效应，其兴奋效应大部分是通过迷走神经实现的；而抑制效应可能是经由交感神经和副交感神经共同完成的。刺激猫的嗅区，可增强胃的收缩、促进胃的蠕动，亦可加强结肠的收缩，其作用可能是经由迷走神经和盆神经实现的。电刺激眶回可抑制胃肠道的运动，其效应也是经由迷走神经来完成的。刺激大脑皮层边缘叶可经迷走神经抑制胃窦的运动和增强胃体的运动。刺激猫大脑皮层的外侧回前部和侧上回亦可经迷走神经增强胃体和结肠的运动。

第六节　中枢神经系统内脑肠肽
对胃肠运动的调控

中枢神经系统对胃肠道所有的功能（包括分泌、运动、血流和防卫功能）均具有控制和调节作用。CNS一定部位给予电刺激并结合神经损伤对相关调节通路的理解和认识提供了依据（Brooks等，1967）。在动物实验中，给动物CNS限定部位给予神经递质谷氨酸盐、GABA和ACh，会产生特定的胃肠反应，近年来，这方面的研究取得了很大的进展。

实际上，几乎所有的 CNS 肽类递质（如 CRF、阿片肽、CGRP、CCK、生长抑素、VIP 和神经紧张素等）中枢给予后均会影响消化功能（Bueno 等，1991；Tache 等，1991；Roze 等，1991）。CNS 不同部位兴奋会引发胃肠道运动和分泌反应的增强或减弱。

当胃肠道受到刺激后，内脏传入神经末梢会释放其中的肽类递质，影响胃肠道运动、消化腺的分泌、肠神经细胞放电、血流情况以及上皮细胞的保护功能等。肠腔有害物质的刺激使内脏传入神经兴奋，后者反过来对黏膜保护和损伤机制 CNS 的传入信号进行调节。广泛低剂量使用神经毒素 capsaicin 会使内脏传入神经兴奋，而高剂量 capsaicin 会使内脏传入神经功能长时间或永久丧失。因为在传入神经末梢和内在神经元中均发现了神经肽（如速激肽），所以内脏传入神经外周端释放的肽类物质的作用很复杂。大鼠胃 CGRP 是研究肽类物质作用极有价值的例子。胃内在神经元、内分泌细胞不含 CGRP，胃迷走传入神经中 CGRP 含量很少，然而内脏传入神经中 CGRP 含量很丰富。有害物质（如酒精）可以损伤胃黏膜，但若有完整的内脏神经分布，损伤会减轻。提示传入神经末梢局部释放神经肽对胃黏膜具有保护作用（Holzer 等，1986）。capsaicin 会增加灌流大鼠胃 CGRP 释放，若缓慢给予 capsaicin 会减弱酒精产生的损伤（Holzer 等，1988），而 CGRP 阻断剂 $CGRP_{8-37}$ 会消除 capsaicin 的保护作用（Peskar 等，1993；Lambrecht 等，1993）。CGRP 分泌增加会伴有血流量的增加，这可能是由 NO 介导的，也可能是其保护作用的原因之一（Lambrecht 等，1993）。

由此可见，分布在脑和肠的肽类物质对胃肠活动均具有明显影响。目前发现的脑与胃肠道双重分布的脑肠肽（brain-gut peptide）已达 60 种以上。根据肽类分子属性，脑肠肽分属 10 个以上家族。比较生物学的研究表明，胃肠道的肽类分泌细胞与脑内的肽能神经元在胚胎发育上可能共同起源于神经外胚层。脑内与胃肠道内的脑肠肽在起源与发生上的这种密切联系提示了它们在功能上的相关性。这里主要讨论脑内脑肠肽对胃肠运动功能的调节作用。脑肠肽在脑内浓度大多比其在胃肠道浓度要低几个数量级，约 $10^{-15} \sim 10^{-12}$ mol / mg 蛋白质浓度。脑肠肽生物半衰期极短，仅数分钟。脑肠肽易受脑内血管壁上和脑脊液中存在的蛋白水解酶降解而失活，这可能限制了脑肠肽以分泌激素的形式发挥效应，而可能主要以肽能神经递质或神经调质物的形式发挥其生物学效应。目前已证实肽能递质在细胞体中合成，经轴浆输送至神经元末梢，以胞裂外排方式释放，释放量少，间断，持续时间长，成为中枢神经系统内独特的相对缓慢的神经信息传递系统。近 20 余年来陆续发现由中枢神经系统神经元可制造并释放出 20 余种胃肠多肽，它们对胃肠道的运动具有调控作用（宋剑雄，1998）。下面就其中主要的几种进行简要论述。

一、胃泌素

20 世纪 70 年代末在中枢神经系统脑内发现有胃泌素（gastrin）分布，以胃泌素-17 和胃泌素-34 为主要亚型。胃泌素在脑内分布广泛，其中在下丘脑、皮层、海马区浓度最高（宋剑雄，1998）。脑内侧脑室、下丘脑外侧区、腹内侧区及延髓中缝核等区注射胃泌素可引起胃电活动增强（李在琉等，1986）、胃酸分泌增多（Tepperman，1980）和胃肠运动增强（Holzer-Petsche，1995；Snider，1980；Bueo 等，1994；Wang 等，1993）。切断迷走神经可阻断上述效应提示中枢胃泌素通过迷走传出途径参与对胃肠运动的调控。另外，用微量的五肽胃泌素注入下丘脑外侧区或内侧区后，可引起延髓迷走运动背核神经元单位放电出现增强反应，而五肽胃泌素注入视前区对延髓疑核单位放电的影响不稳定，而且向侧脑室注入五肽胃泌素后，延髓迷走背核多数神经元单位放电明显增多，其放电的变化可持续30～120 min才逐渐恢复到原有水平（宋剑雄等，1989），由此推测下丘脑-迷走神经核-胃肠活动之间可能存在一个神经-脑肠肽体液性反馈调控环路，以调整摄食和胃肠运动与分泌的平衡。

二、胆囊收缩素

胆囊收缩素（cholecystokinin，CCK）是1976年Dockray等从羊脑中提取出来的，他发现它是目前脑内含量较多的一种脑肠肽。它有58肽、39肽、33肽、12肽、8肽和4肽等亚型，其中CCK-8肽（CCK-8）具有整个CCK分子的全部和最强的生物活性，相当于CCK-33和CCK-39生物活性的2～3倍。CCK-8也是中枢神经系统中CCK的主要分子形式，几乎分布于脑内所有区域，但主要集中在大脑皮层、海马、基底神经节和间脑。在大鼠下丘脑，它的浓度为120～200 pmol/g，与外周组织中CCK含量最高的十二指肠黏膜组织中浓度相当。在人脑脊液中，CCK的浓度平均为14 pmol/mL。现已发现，脑内CCK与动物饮食和肥胖有密切的联系，当向侧脑室灌注CCK-8时，可抑制羊的进食活动，同时可抑制胃的肌电活动。周吕等观察到脑内CCK-8对狗和大鼠胃窦收缩运动具有抑制作用。向下丘脑外侧区和腹内侧核注入CCK-8可明显抑制大鼠的胃窦收缩运动。电生理学研究表明，在下丘脑外侧区注射CCK-8后，迷走运动背核神经元自发放电明显减弱，推测下丘脑外侧区的CCK-8可能部分通过抑制迷走神经的传出冲动而实现对胃运动的抑制。将微量CCK-8注入兔下丘脑不同区域时，延髓迷走运动背核和疑核神经元单位放电亦有不同程度的改变（宋剑雄等，1989）。还有人观察到，给大鼠侧脑室恒速注入微量的CCK-8可减少小肠的移行性复合肌电，表明CCK-8在中枢神经系统对小肠活动也有抑制性影响。Schick等发现，CCK神经元集中于孤束核、脑桥中部、下丘脑等处，CCK-8能够引起明显的食欲抑制，因而这些部位的CCK很可能作为神经递质或调质参与中枢的食欲调节（Blevins等，2000）。关于CCK在脑内作用的机制，Schneider等人（1983）认为CCK可能起神经递质或神经调质物的作用。因为用超速离心等方法研究CCK的亚细胞定位发现，极大部分的CCK免疫反应物集中在突触小体内。对于脑内CCK释放后引起摄食抑制的作用机制，McCaleb等（1980）认为CCK可能作用于下丘脑的单胺类递质的合成与释放。因为他们发现由下丘脑给儿茶酚胺诱发的动物进食可被给CCK-8抑制。也有人发现CCK-8可作用于下丘脑饱中枢（VMH）的葡萄糖敏感细胞，使之放电活动加强（Mori等，1986）。下丘脑VMH是血糖调节中枢，其中的葡萄糖敏感神经元是高血糖引起胃运动抑制的直接触发点。上述中枢CCK对胃肠运动的调节作用经迷走神经切除而消失，直接提示了中枢CCK可能通过迷走神经实现对胃肠活动的抑制性调节作用。CCK对胃运动的重要的调节作用，能显著抑制固体及液体胃排空。在多种哺乳动物及人体实验中的研究表明，CCK-A受体拮抗剂L-364718能有效地增加大鼠和小鼠混合食物的胃排空。内源性CCK对人餐后胃排空起抑制作用，给予外源性的CCK也能显著抑制胃排空（Bcceri等，2002）。CCK可以抑制近端十二指肠的蠕动，促进远端十二指肠的蠕动（Vu

等，2001）。另有报道认为，饮食条件反射产生的餐前胰腺分泌增加是CCK通过迷走反射途径实现的（Le Dréan等，2000）。Rothman与Wells首次发现对家兔使用CCK使胰腺质量增加，腺泡体积增大，随后Folish进一步证实用胰蛋白酶抑制剂来增加内源性CCK释放，能使胰腺质量及DNA含量增加（Fukumitsu等，2001）。

三、促甲状腺素释放激素

促甲状腺素释放激素（thyrotropin-releasing hormone，TRH）主要分布在下丘脑促垂体区，是一个中枢的下丘脑促激素，也被发现分布于下丘脑以外脑区如大脑皮层、小脑和垂体等部位，同时也发现在神经外组织，如呼吸系统、消化系统、心血管系统、泌尿生殖系统、肾上腺等也有分布，几乎遍及各系统，但所有部位的分布浓度均远低于下丘脑。TRH是最早发现的具有胃肠作用的CNS肽类物质之一，它与许多胃肠反应有关：包括胃酸和胃蛋白酶原分泌、胃组织胺分泌、胃黏膜血流量、胃的运动和肥达细胞分泌等（Tache等，1991）。高剂量TRH会导致胃损伤。TRH的作用主要是由迷走传出神经介导的，因为迷走神经切除和阿托品可阻断它的作用。Smith等（1977）报道，侧脑室注射TRH可兴奋麻醉兔的结肠运动。脑内给予TRH对清醒进食羊的胃窦运动持续兴奋刺激可达1 h以上。目前已发现，中枢TRH对动物胃贲门运动、胃窦运动、幽门运动及十二指肠运动和结肠运动都有兴奋作用，而与动物进食与否、麻醉或清醒状态、急性或慢性实验等均无关。中枢TRH对胃肠道平滑肌的纵行肌和环行肌都有兴奋作用。现已发现TRH的中枢胃肠运动调节在脑内的作用部位有迷走运动背核、中缝核等。Rogers等（1987）实验发现给猫迷走运动背核注射TRH，能兴奋胃酸分泌和胃的收缩。切断迷走神经或注射阿托品可取消其对胃运动的兴奋，说明中枢TRH通过迷走神经胆碱能传出神经调节上段胃肠运动，TRH也可能参与迷走-迷走反射（Yang等，1993；White等，1996；Hernandez等，1987）。Beglinger等（2002）报道，TRH在压力条件下作为副交感神经的中介刺激胃肠运动。

四、生长抑素

20世纪70年代从绵羊的下丘脑提取到生长抑素（somatostatin，SS），后来在中枢、外周神经、消化道黏膜和胰腺等处都发现了SS。SS有14肽和28肽两种亚型，二者具有相同的靶器官，它们的相对生物学效应因组织而异。据Patel等人（1978）测定，大鼠各组织中SS的相对含量为：脑占体内总含量的25%，肠道占70%，胰腺占5%，然而SS在脑内的浓度比任何外周组织中的SS浓度和血液中的SS浓度都高。脑内SS以下丘脑处浓度最高。SS在正常人脑脊液中的浓度为55 pg / mL。SS在脑内的分布也很广泛，几乎遍及各脑区。在边缘叶和下丘脑，均发现有SS细胞胞体和突起。SS的受体在脑内亦广泛存在。但其分布密度与SS的浓度分布不相平行，提示胞内SS从其释放到发挥作用，中间存在一定距离的输送过程。脑内SS的作用机制可能类似于上述的脑内CCK-8的作用机制，起神经介质或神经调质的作用。SS对脑内的神经递质有着广泛而复杂的影响。SS可抑制下丘脑和延髓交感神经细胞释放去甲肾上腺素，抑制大鼠下丘脑释放TRH（Role等，1981）；另一方面，SS刺激大鼠海马神经轴突释放乙酰胆碱，刺激皮层释放去甲肾上腺素，刺激许多脑区释放5-羟色胺（Tsujimoto 等，1981）。许多实验已证明脑内SS对胃肠功能有兴奋性调节功能。Brown 等（1981）实验发现侧脑室注射SS可刺激胃酸分泌。Bueno 等人（1982）发现侧脑室微量灌注SS使大鼠小肠肌电活动增强。宋剑雄等（1989）也发现大鼠侧脑室注射生长抑素，兴奋动物的胃窦收缩运动，这一兴奋效应可被胆碱能神经阻断剂阿托品阻断。SS可以加速胃排空、胆囊收缩及缩短大小肠的排空时间（Abdu 等，2002；Corleto 等，2006；De Man 等，2002）。

五、胰高血糖素

20世纪70年代末期胰高血糖素（glucagon）在脑内被发现。当时 Loren 等（1979）用免疫组化法发现在大鼠脑内的下丘脑和丘脑区域存在大量的胰高血糖素免疫反应性神经纤维，而在海马和大脑新皮层等区域却无发现。后来根据 Tominaga 等人（1981）的研究发现狗、猪、牛、大鼠和人脑内的胰高血糖素分布相对一致，它们都集中在丘脑、下丘脑及脑干和脊髓，而端脑、基底神经节、垂体和小脑则含量极小或没有。在所有这些研究对象中，以狗脑中的胰高血糖素含量为最高。如上所述，在海马、基底神经节、垂体等区域几乎没有胰高血糖素分布，然而在这些区域却存在着高浓度的胰高血糖素受体，而丘脑、下丘脑、延髓等区的受体浓度反而相对低些，胰高血糖素的受体大部分集中在突触膜上，提示胰高血糖素在合成后其释放并不局限于邻近组织，它也通过轴突向其他区域输送，其作用方式可能也作为神经递质或神经调质表现出来。丘脑、下丘脑中的胰高血糖素含量对血糖变化敏感。当注射胰岛素使血糖下降时，可见丘脑、下丘脑中胰高血糖素免疫反应物升高。反过来，若将外源性胰高血糖素注入侧脑室，则可引起动物血糖升高。Armir（1986）认为此作用经由交感神经介导，他发现用交感神经节阻滞剂或双侧肾上腺切除加用6-羟多巴胺（交感神经递质化学切断剂），可消除侧脑室经胰高血糖素所引起的这一效应。脑内胰高血糖素对外周胃肠道功能可能起抑制性调节作用。实验表明，侧脑室微量注射胰高血糖素可明显抑制动物胃酸分泌、胃电活动和胃窦收缩运动，静脉灌注胰高血糖素可减弱人和狗的胃收缩运动，使胃内压下降（瞿颂义，1998）。

六、促肾上腺皮质激素释放因子

促肾上腺皮质激素释放因子（corticotropin releasing factors，CRF）最早是从羊下丘脑提取出的具有41个氨基酸的多肽，CRF作为下丘脑分泌的肽类物质，可通过下丘脑-垂体-肾上腺皮质轴刺激垂体前叶释放促肾上腺皮质激素（ACTH），并由此调节机体的能量摄取与消耗平衡。近年来发现CRF也广泛分布于下丘脑以外的脑内其他区域。CRF按其功能在脑可分为三大分布区：下丘脑-垂体轴、控制自主神经系统的大脑基底核团-下丘脑-脑干核团系统和大脑皮层。脑内CRF对外周器官活动与动物行为以及心率、血压、血糖浓度、胰高血糖素释放等都有调节作用。许多实验已证明脑内CRF参与应激状态下胃肠功能调节，对胃、小肠收缩功能的调节主要是抑制效应。Tache 等（1990）发现清醒大鼠、狗脑室微量注射CRF可使动物胃肠道发生类似应激状态下反应，即胃酸分泌抑制、大鼠的摄食量降低、胃排空减慢、胃和十二指肠MMC减弱、小肠推进功能降低、结肠蠕动增加等。Martinez 等认为CRF引起的胃排空延迟主要由CRF-2受体介导（Martinez 等，

2001)。CRF通过外周交感神经通路抑制固体胃排空（Nakade等，2005）。

中枢CRF对胃排空抑制可被神经节阻断剂伊万里或纳洛酮或非肾上腺素能阻断剂溴苄胺完全阻断，而CRF对胃肠转运的抑制作用却不被纳洛酮或切断迷走神经所翻转。因此，CRF的生物学作用是通过自主神经系统和部分通过阿片肽途径实现的。另外发现，中枢CRF对外周胃动素的分泌有抑制效应（Bueno等，1986），而且其对MMC及胃小肠收缩强度的抑制效应可能与此有关。

七、阿片肽

阿片肽（opiate peptides）是继脑内阿片受体的发现而发现的（Goldstein等，1971）。近20年来，在对脑内阿片受体与阿片肽的研究中已发现中枢神经内阿片肽对外周胃肠运动有很强的生物调节效应（Tache等，1990）。内源性阿片肽包括两种脑啡肽即甲啡肽和亮啡肽，另外还有α-内啡肽、β-内啡肽、γ-内啡肽和强啡肽。阿片受体主要有μ、δ、κ、γ、ε和σ等型。中枢阿片肽的胃肠道调节效应颇为复杂，中枢神经部位不同，作用的外周胃肠道区域和阿片肽受体种类不同，动物种类不同，动物饥饱情况不同，都会使中枢阿片肽表现出不同的效应。μ受体似多参与增强进食后的消化道运动和抑制饥饿状态下的胃肠运动。在清醒进食后，给大鼠和狗侧脑室注射μ受体激动剂fantanyl或DAGO后1 h内，动物即出现消化间期移行性复合运动（migrating motor complex，MMC），与此同时，大鼠的结肠肌电活动抑制，狗的结肠肌电活动兴奋。脑内μ受体激活也刺激进食后羊的十二指肠运动，但抑制胃的运动。μ受体激活对饥饿大鼠小肠呈显著抑制效应，对饥饿狗的胃肠道抑制则主要在胃运动。δ受体也部分参与进食后的消化道运动调节。侧脑室注射δ激动剂DADLE可诱导进食后大鼠的MMC，但不能在进食后的狗胃肠道中诱导出MMC。羊侧脑室注射γ-受体激动剂可增强胃和十二指肠的收缩活动（Ferre等，1986；Ward等，1983）。

八、蛙皮素/胃泌素释放肽

20世纪70年代初从欧洲铃蟾皮肤提取出的蛙皮素（bombesin）是一种14肽物质，以后从哺乳动物提取出的蛙皮素由10肽、23肽和27肽组成。蛙皮素有促进胃泌素释放的作用，因此又称之为胃泌素释放肽（gastrin releasing peptide，GRP）。中枢给予蛙皮素/GRP产生的效应与外周给予产生的效应相反。例如，脑室给予蛙皮素/GRP抑制胃酸分泌，而外周给予则促进胃酸分泌（Tache等，1980）。逆行示踪技术和免疫细胞化学技术表明迷走背核的蛙皮素免疫反应神经纤维源于下丘脑室旁核的中间部分（Costello等，1991），这为蛙皮素介导从下丘脑室旁核到迷走神经传出神经元的下行抑制效应提供了有力的证据。Washington等（2011）认为GRP可以增加fos蛋白在肠神经系统和背侧迷走神经中的免疫反应。蛙皮素能够可逆地兴奋NPY神经元和POMC神经元，并且具有浓度依赖性，其机制可能来自激活非选择性阳离子通道和钠-钙交换泵（姚扬等，2010）。

九、胰多肽/酪酪肽/神经肽Y

20世纪60年代末发现了胰多肽（pancreatic polypeptide，PP），20世纪80年代提取到同PP结构类似的酪酪肽（peptide YY，PYY）和神经肽Y（neuropeptide，NPY）。三者都是由36个氨基酸组成的直链多肽，构成胰多肽族即PP家族。PP主要存在于胰头部胰岛内PP细胞中，也散在于胰外分泌部分及胃肠道内的PP细胞中，近年来，在中枢及外周神经系统发现了PP样免疫反应性物质（吴康等，1989）。PP家族多肽类物质影响脑-肠轴不同水平的活动，其受体也表现出多态性，不同的家族成员与不同的天然出现的受体亲和性不同。从胰腺分泌的PP可直接通过迷走神经刺激胃酸分泌和胃的运动。通过电生理实验已经鉴定出了PP兴奋的神经元细胞，这些神经元细胞是胃扩张刺激引起的迷走-迷走反射环路的组成部分（McTigue等，1995）。PP有两种类型的受体：Y_4受体、Y_5受体。Y_4受体可以在下丘脑室旁核中表达，外周注射PP可以降低下丘脑中NPY及促食欲素的表达。因为PP不能通过血脑屏障，其作用主要通过活化脑干及迷走神经内Y_4受体来调节（Asakawa等，2003）。PP调节孤束核的迷走-迷走神经反射弧，使PP水平升高，以此来抑制摄食，并且不伴有Ghrelin的变化（Simonian等，2005）。PYY可抑制胃酸分泌，其作用可能是通过抑制迷走神经传出信号而实现的。因此从回肠释放的PYY可能通过迷走神经突触前效应抑制假饲引起的胃酸分泌（Pappas等，1986）。下丘脑室旁核给予NPY可抑制大鼠胃酸分泌，但下丘脑室旁核以外的其他部位给予NPY则表现出兴奋效应。由此可见PP家族的中枢效应具有明显的多样性。

第七节 摄食行为和饱感控制

一、摄食中枢与饱中枢

摄食行为是动物维持个体生存的基本活动。摄食动作由多种因素控制，这些因素有来自脂肪组织的、来自胃肠道的，也有来自CNS的信号。这些因素综合起来通过代谢活动的稳定，在一定时间内将人的体重保持在一定范围内。通过埋藏电极刺激下丘脑外侧区可引起动物多食，而破坏该区则导致拒食，提示该区内存在一个摄食中枢（feeding center）。刺激下丘脑腹内侧核可引起动物拒食，而破坏该区则导致食欲增加而逐渐肥胖，提示该区内存在一个饱中枢（satiety center）。用微电极分别记录下丘脑外侧核和腹内侧核的神经元放电，观察到动物在饥饿的情况下，前者放电频率较高而后者放电频率较低；静脉注射葡萄糖后，则前者放电频率减小而后者放电频率增大。说明摄食中枢和饱中枢之间可能存在交互抑制的关系。杏仁核也参与摄食行为的调节。实验中破坏猫的杏仁核，动物可因摄食过多而肥胖；电刺激杏仁核的基底外侧核群可抑制摄食活动；同时记录杏仁核基底外侧核群和下丘脑外侧区（摄食中枢）的神经元放电，可见到两者的自发放电呈相互制约的关系，即当一个核内神经元放电增多时则另一个核内神经元放电减少。因此推测杏仁核基底外侧核群易化下丘脑饱中枢并抑制摄食中枢的活动。此外，刺激该区也可易化饱中枢和抑制摄食中枢的活动。

近年来，随着对摄食调节的进一步研究，认为下丘脑是中枢神经系统调节摄食的基本部位，下丘脑存在调节摄食的网络环路，在这个网络环路中有增食信号（orexigenic signal）和抑食信号（anorexigenic signal），它们之间有着精细的相互联系通路；生成这些增食或抑食信号神经元的活性，受到内环境中多种激素和活性分子的影响，尤其是脂肪细胞分泌的蛋白质——瘦素（leptin），构成了脂肪细胞和下丘脑调节摄食环路间的反馈联系；这个由多种成分组成的摄食调节网络，是一个精细的网络环路，打破其中任何一个单元的信号平衡，都有可能损害能量平衡，从而导致多食或厌食。近年来对与摄食相关的细胞和分子机制方面的研究取得了很大的进展。

二、瘦素-NPY系统

瘦素（leptin）是由肥胖基因（ob gene）编码的蛋白质。在人类的循环血液中的瘦素为146个氨基酸残基构成的肽，相对分子质量为16000。瘦素主要由白色脂肪组织合成和分泌。体内脂肪储存量是影响瘦素分泌的主要因素，瘦素具有调节体内脂肪贮存量和维持能量平衡的作用。研究证明，给缺少瘦素而有遗传性肥胖的ob/ob小鼠每天腹腔注射瘦素，4天后小鼠的进食量较对照组减少60%；一个月后小鼠的体重下降40%。如给正常小鼠注射瘦素，一个月后小鼠的体重也可下降12%。循环血液中的瘦素可作用于下丘脑的弓状核，使摄食量减少。瘦素是通过瘦素受体（ob-R）介导而发挥作用的。瘦素受体可分为a、b、c、d、e、f等类型，其中ob-Ra在体内分布最为广泛，以脉络丛最多。瘦素的功能与下丘脑之间具有密切的联系，其中之一就是下丘脑分泌的NPY，下丘脑腹正中或室旁核给予NPY可明显刺激摄食（Stanley等，1985），瘦素的分泌水平可反映脂肪贮存量的多少，瘦素可降低NPY的合成与释放，为下丘脑摄食中枢提供了一种负反馈控制作用（Stephens等，1995）。ob/ob小鼠NPY基因敲除可部分反转NPY的作用，说明瘦素对NPY的释放具有直接调节作用（Erickson等，1996）。资料表明在下丘脑有多种信号系统参与了瘦素的作用，其中之一与摄食增强有关，由NPY介导；另一个系统与摄食抑制有关，由MSH和MC-4（melanocotin-4）介导。因此一般认为，瘦素在体内主要通过两条途径发挥作用：高浓度的瘦素主要经过激活POMC受体途径抑制摄食，而低浓度时主要通过激活NPY和AgRP增加食物摄入量，使外周中枢相互联系。长期食欲调节因子leptin通过传入神经和ARC上的受体Ob-R起作用，ARC分泌释放NPY、AgRP，后者通过室旁核促进胃肠道的消化。短期食欲调节如PYY、OXM等通过抑制NPY、AgR的表达，进而抑制室旁核而致饱腹感。Ghrelin能减弱leptin对NPY、AgRP神经元的抑制效应，促进促食欲神经肽NPY、AgRP的表达和产生，从而促进摄食，增加体脂量（Konturek等，2004）。

三、胃肠饱信号

瘦素系统为能量贮存和摄食之间的平衡提供了一种调控机制，这是一种相对缓慢和长久的信号控制系统。来自胃肠道控制摄食的信号可控制每个人食量的大小。胃肠激素是主要的调节物质，如外源性CCK可抑制摄食，腹腔迷走神经切除、孤束核损伤、迷走传入神经切除或使用capsaicin，此抑制效应消失，此结果表明CCK的饱感控制主要是通过激活迷走传入纤维实现的（Smith等，1981；Edwards等，1986；South等，1987；Smith等，1985）。而且有资料表明，一些肥胖病人出现CCK-A的错义突变，这为CCK通过CCK-A受体调节人类摄食行为提供了有力的分子生物学证据（Inoue等，1997）。研究表明，CCK

和瘦素之间存在相互协同作用，从而导致动物短期摄食抑制和长期体重降低。瘦素缺陷小鼠对CCK的厌食作用不敏感，此外，CCK释放减少或应用CCK-A受体阻断剂，都会导致瘦素向大脑的信号传递通路受到抑制（Owyang等，2011）。

从生理的角度来看，在机体存在营养性激活和非营养性激活两种机制参与摄食控制。一个很重要的非营养性激活通路就是胃内容物的量。胃扩张可通过迷走神经机械感受途径抑制摄食（Deutsch，1983；Phillips等，1996；Gonzalesz等，1981）。然而，在CCK介导的营养性激活机制与胃容积介导的非营养性激活机制之间存在密切的联系，因为当胃扩张引起摄食抑制时，CCK分泌增多（Schwartz等，1991）。有趣的是CCK可激活与瘦素有关的迷走传入神经纤维（Wang等，1997），显然在胃肠迷走神经传入神经纤维外周端，CCK与瘦素之间以及CCK与非营养性刺激之间存在增效现象。瘦素通过下丘脑ARC发挥厌食作用，在ARC内，NPY/AgRP能神经元和POMC/CART能神经元均表达瘦素受体，瘦素能够抑制NPY/AgRP能神经元，激活POMC/CART能神经元从而减少食物摄入，增加能量消耗（Sahu等，2003）。瘦素在中枢神经系统尤其是ARC内发挥作用，能够使肠道饱感信号如胆囊收缩素（CCK）的作用增强。另外，瘦素对甜味觉感受的阈值也有影响（Nakamura等，2008）。在外周味觉器官，瘦素通过甜味觉敏感细胞上瘦素受体的介导，选择性抑制甜味觉的敏感性。瘦素不仅可通过中枢神经系统调节食物摄入量，也可通过改变外周甜味觉反应调节食物的适口性（Yoshida等，2013）。

参考文献

瞿颂义.胃肠激素对胃肠运动的调控 // 周吕，柯美云.胃肠动力学——基础与临床.北京：科学出版社，1998: 126-161.

李在琉.第四脑室微量注射四肽胃泌素对大鼠胃电和胃运动的影响.生理学报，1986，38：14.

宋剑雄，周吕，柳力公，等.下丘脑八肽胆囊收缩素对大鼠胃窦运动的作用.生理学报，1989，41：567.

宋剑雄.中枢神经系统脑肠肽对胃肠运动的调控 // 周吕，柯美云.胃肠动力学——基础与临床。北京：科学出版社，1998：41-47.

吴康，蔡文琴，茅建人，等：降钙素基因相关肽的研究.生理科学进展，1989，20：57.

姚扬.蛙皮素对下丘脑和马神经元的作用研究.天津：南开大学，2010.

周佳音.中枢神经系统对胃肠运动的调控 // 周吕，柯美云.胃肠动力学——基础与临床.北京：科学出版社，1998：23-39.

Abdu F, Hicks G A, Hennig G, et al. Somatostatin SST2 receptors inhibit peristalsis in the rat and mouse jejunum. Am J Physiol Gastrointest Liver Physiol, 2002, 282: G624-633.

Akoev G N, Filippova L V, Sherman N O. Mast cell mediators excite the afferents of cat small intestine. Neuroscience, 1996, 71: 1163-1166.

Altschuler S M, Bao X, Bieger D, et al. Viscerotopic representation of the upper alimentary tract in the rat: sensory ganglia and nuclei of the solitary and spinal trigeminal tracts. J Comp Neurol, 1989, 283: 248-268.

Amir S. Central glucagons induced hyperglycemia is mediated by combined activation of the adrenal medulla and sympathetic nerve endings. Physiol Behav, 1986, 37: 563-566.

Andrews P L R. Vagal afferent innervation of the gastrointestinal tract. Prog Brain Res, 1986, 67: 65-70.

Asakawa A, Inui A, Yuzuriha H, et al. Characterization of the effects of pancreatic polypeptide in there gulation of energy balance. Gastroenterology, 2003, 124: 1325-1336.

Aziz Q, Rothwell J C, Hamdy S, et al. The topographic representation of esophageal motor function on the human cerebral cortex. Gastroenterology, 1996, 111: 855-862.

Aziz Q, Thompson D G. Brain-gut axis in health and disease. Gastroenterology, 1998, 114: 559-578.

Barber W D, Yuan C S, Cammarata B J. Vagal interactions on brain stem neurons receiving input from the proximal stomach in cats. Am J Physiol, 1990, 258: G321-G327.

Barnett M S, Manning C D, Price W J, et al. Initial biochemical and functional characterization of cyclic nucleotide phosphodiesterase isozymes in canine colonic smooth muscle. J Pharmacol Exp Ther, 1993, 264: 801-812.

Bcceri A M, Galogero A E, Brogna A. Gallbladder and gastric emptying: relationship to cholecystokininemia in diabetes. Eur J Int Med, 2002, 13: 123-128.

Beglinger C, Degen L. Role of thyrotrophin releasing hormone and corticotrophin releasing factor in stress related alterations of gastrointestinal motor function. Gut, 2002, 51: i45-i49.

Berthoud H R, Jedrzejewska A, Powley T L. Simultaneous labeling of vagal innervation of the gut and afferent projections from the visceral forebrain with dil injected into the dorsal vagal complex in the rat. J Comp Neurol, 1990, 301: 65-79.

Berthoud H R, Kressel M, Raybould H E, et al. Vagal sensors in the rat duodenal mucosa: distribution and structure as revealed by in vivo DIi-tracing. Anat Embryol, 1995, 191: 203-212.

Blevins J E, Stanley B G, Reidelberger R D. Brain regions where cholecystokinin suppresses feeding in rats. Brain Res, 2000, 860: 1-10.

Bonaz B, De Giorgio R, Tache Y. Peripheral bombesin induces c-fos protein in the rat brain. Brain Res, 1993, 600: 353-357.

Bonaz B, Taylor I L, Tache Y. Peripheral peptide YY induces c-fos-like immunoreactivity in the rat brain. Neurosci Lett, 1993, 163: 77-80.

Brooks F P. Central neural control of acid secretion // Code F. Handbook of physiology: alimentary canal. Baltimore: American physiological society, 1967: 805.

Brown M, Tache Y. Hypothalamic peptides: Central nervous system control of visceral function. Fed Proc, 1981, 40: 2565-2569.

Bueno L, Fargeas M J, Gue M, et al. Effects of corticotrophin-releasing factor on plasma motilin and somatostatin levels and gastrointestinal motility in dogs. Gastroenterology, 1986, 91: 884-889.

Bueno L, Ferre J P. Central regulation of intestinal motility by somatostatin and cholecystokinin octapeptide. Science, 1982, 216: 1427-1429.

Bueno L, Fioramonti J. CNS peptidergic regulation of gut motility // Tache y, Wingate D. Brain-gut interactions. Boca Raton: CRC Press, 1991: 231.

Bueno L, Fioramonti J. Neurohormonal control of intestinal transit. Reproduction Nutrition Development, 1994, 36: 513-525.

Bulbring E, Lin R C Y. The effect of intraluminal application of 5-hydroxytryptamine and 5-hydroxytryptophan on peristalsis; the local production of 5-HT and its release in relation to intraluminal pressure and propulsive activity. J Physiol, 1958, 140: 381-407.

Burton M B, Gebhart G F. Effects of intracolonic acetic acid on responses to colorectal distension in the rat. Brain Res, 1995, 672: 77-82.

Castex N, Fioramonti J, Fargeas M J, et al. c-fos expression in specific rat brain nuclei after intestinal anaphylaxis: involvement of 5-HT₃ receptors and vagal afferent fibers. Brain Res, 1995, 688: 149-160.

Castex N, Fioramonti J, Fargeas M J, et al. Role of 5-HT₃ receptors and afferent fibers in the effects of mast cell degranulation on colonic motility in rats. Gastroenterology, 1994, 107: 976-984.

Corleto V D, Severi C, Romano G, et al. Somatostatin receptor subtypes mediate contractility on human colonic smooth muscle cells. Neurogastroenterol Motil, 2006, 18: 217-225.

Costa M, Furness J B, Llewellyn-smith I J. Histochemistry of the enteric nervous system // Johnson L R. Physiology of the gastrointestinal tract. New York: Raven press, 1987: 1.

Costello J F, Brown M R, Gray T S. Bombesin immunoresctive neurons in the hypothalamic paraventricular nucleus innervate the dorsal vagal complex in the rat. Brain Res, 1991, 542: 77-82.

Crawley J N. Biological actions of galanin. Regulatory Peptides, 1995, 59: 1-16.

Damato M, Curro D, Montuschi P. Evidence for dual components in the non-adrenergic non-cholinergic relaxation in the rat gastric fundus: role of endogenous nitric oxide and vasoactive intestinal polypeptide. J Auton Nerv Syst, 1992, 37: 175-186.

Davison J S. Innervation of gastrointestinal tract // Christensem J. Guide to Gastrointestenal Motility. Bristol: John Wright and Sons, Ltd, 1983: 1-47.

De Man J G, Chatterjee S, De Winter B Y, et al. Effect of somatostatin on gastrointestinal contractility in Schistosoma mansoni infected mice. Int J Parasitol, 2002, 32: 1309-1320.

Desai K M, Sessa W C, Vane J R. Involvement of nitric oxide in the relaxation of the stomach to accommodate food or fluid. Nature, 1991, 351: 477-479.

Deutsch J A. Dietary control and the stomach. Prog Neurobiol, 1983, 20: 313-332.

Dockray G J. Regulatory peptides and the neuroendocrinology of gut-brain relations. Q J

Exp physiol, 1988, 73: 703-727.

Edwards G L, Ladenheim E E, Ritter R C. Dorsomedial hindbrain participation in cholecystokinin-induced satiety. Am J Physiol, 1986, 251: R971-R977.

Eliasson S. Activation of gastric motility from brain stem of the cat. Acta Physiol Scand, 1953, 30: 199-214.

Erickson J C, Hollopeter G, Palmiter R D. Attenuation of the obesity syndrome of ob/ob mice by the loss of neuropeptide Y. Science, 1996, 274: 1704-1707.

Ferre J P, Du C, Soldani G, et al. Peripheral versus central components of the effects of dermorphin on intestinal motility in the fed rat. Regul Pept, 1986, 13: 109-117.

Forster E R, Green T, Dockray G J. Efferent pathways in the reflex control of gastric emptying in rats. Am J Physiol, 1991, 260: G499-G504.

Fox E A, Powley T L. Longitudinal columnar organization within the dorsal motor nucleus represents separate branches of the abdominal vagus. Brain Res, 1985, 341: 269-282.

Fox J A. Control of gastrointestinal motility by peptides: old peptides, new tricks- new peptides, old tricks. Gastroenterol. Clin North Am, 1989, 18: 163-177.

Fukumitsu K, Nakamura H, Otsuki M. Chronic oral administration of protease inhibitor decrease CCK-A receptor mRNA expression but increase pancreatic growth in rats. Pancreas, 2001, 22: 179-185.

Ghilardi J R, Allen C J,Vigna S R, et al. Cholecystokinin and neuropeptide Y receptors on single rabbit vagal afferent ganglion neurons. Brain Res, 1994, 633: 33-40.

Goldstein A, Lowney L I, Pal B K. Stereospecific and nonspecific of the morphine congener levorphonal in subcellular fractions of mouse brain. PNAS, 1971, 68: 1742-1747.

Gonzalez M F, Deutsch J A. Vagotomy abolishes cues of satiety produced by gastric distension. Science, 1981, 121: 1283-1284.

Green T, Dockray G J. Characterization of the peptidergic afferent innervation of the stomach in the rat, mouse and guinea-pig. Neuroscience, 1988, 25: 181-193.

Grundy D, Scratcherd T. Sensory afferents from the gastrointestinal tract // Schultz S G. Handbook of physiology: the gastrointestinal system. New York: Oxford University press, 1989: 593.

Hernandez D E, Jennes L, Emerick S G. Inhibition of gastric acid secretion by immunoneutralization of endogenous brain thyrotropin-releasing hormone. Brain Res, 1987, 401: 381-384.

Hertz A F. The sensibility of the alimentary canal. London: Hodder & Stoughton, 1911.

Hofer D, Puschel B, Drenckkahn D. Taste receptor-like cells in the rat gut identified by impression of I-gustducin. Proc Natl Acad Sci, 1996, 93: 6631-6634.

Hokfelt T, Xu Z, Verge V, et al. Messenger plasticity in primary sensory neurons // Hokfelt T, Schaible H G, Schmidt R F. Neuropeptides, nociception, and pain. Weinheim: Chapman & Hall, 1994: 71.

Holzer P, Lippe I T. Stimulation of afferent nerve endings by intragastric capsaicin protects against ethanol-induced damage of gastric mucosa. Neuroscience, 1988, 27: 981-987.

Holzer P, Sametz W. Gastric mucosal protection against ulcerogenic factors in the rat mediated by capsaisin-sensitive afferent neurons. Gastroenterology, 1986, 91: 975-981.

Holzer P. Local effector functions of capsaicin-sensitive sensory nerve endings: involvement of tachykinins, calcitonin gene-related peptide and other neuropeptides. Neuroscience, 1988, 24: 739-768.

Holzer P. Peptidergic sensory neurons in the control of vascular functions: mechanisms and significance in the cutaneous and splanchic vascular beds. Rev physiol Biochem Pharmacol, 1992, 121: 49-146.

Holzer-petsche U. Tachykinin receptors in gastrointestinal motility. Regulatory Peptides, 1995, 58: 19-42.

Hornby P J, Rossiter C D, White R L, et al. Medullary rape's new site for vagally medicated stimulation of gastric motility in cats. Am J Physiol, 1990, 258: G637-G647.

Iggo A. Tension receptors in the stomach and the urinary bladder. J Physiol, 1955, 128: 593-607.

Inoue H, Iannotti C A, Welling C M, et al. Human cholecystokinin type A receptor gene: cytogenetic localization, physical mapping, and identification of two missense variants in patients with obesity and non-insulin-dependent diabetes mellitus(NIDDM). Genomics, 1997, 42: 331-335.

Janig W, Morrison J F. Functional properties of spinal visceral afferents supplying abdominal and pelvic organs, with special emphasis on visceral nociception. Prog Brain Res, 1986, 67: 87-114.

Kawatani M, Lowe I P, Nadelhaft I, et al. Vasoactive intestinal polypeptide in visceral afferent pathways to the sacral spinal cord of the cat. Neurosci Lett, 1983, 42: 311-316.

Kirchgessner A L, Gershon M D. Identification of vagal efferent fibers and putative target neurons in the enteric nervous system of the rat. J Comp Neurol, 1989, 285: 38-53.

Kirchgessner A L, Tamir H, Gershson M D. Identification and stimulation by serotonin of intrinsic sensory neurons of the submucosal plexus of the guinea pig gut: activity-induced expression of fos immunoreactivity. J Neurosci, 1992, 12: 235-248.

Konturek S J, Konturek J W, Pawlik T, et al. Brain-gut axis and its role in the control of food intake. J Physiol Pharmacol, 2004, 55: 137-154.

Lambrecht M, Burchert M, Respondek M, et al. Role of calcitonin gene-related peptide and nitric oxide in the gastroprotective effect of capsaicin in the rat. Gastroenterology, 1993, 104: 1371-1380.

Le Dréan G, Le Huërou-Luron I, Gestin M, et al. Panereatic secretory response to feeding in the calr: CCK-A receptors, but not CCK-B/gastin receptors are involved. Can J Physiol Pharmacol, 2000, 78: 813-819.

Leslie R A, Reynolds D J, Andrews P L, et al. Evidence for presynaptic 5-hydroxytryptamine recognition sites on vagal afferent terminals in the brainstem of the ferret. Neuroscience, 1990, 38: 667-673.

Li Y, Wu X Y, Zhu J X, et al. Intestinal serotonin acts as paracrine substance to mediate pancreatic secretion stimulated by luminal factors. Am J Physiol Gastrointest Liver Physiol, 2001, 281: G916-G923.

Lindemann B. Taste reception. Physiol Rev, 1996, 76: 718-766.

Lombadi D M, Feng H S, Brooks F P. Disassociation of secretory and motor nucleus of the vagus in anesthetized cats. Gastroenterology, 1982, 82: 1120-1126.

Loren I, Alumets J, Hakanson R, et al. Gut-type glucagons immunoreactivity in the nerves of the rat brain. Histochem, 1979, 61: 335-341.

Loren I, Alumets J, Hakanson R, et al. Distribution of gastrin and CCK-Like peptides in rat brain: An Immunocytochemical study. Histochemistry, 1979, 59: 249-257.

Maggi C A. The pharmacology of the efferent function of sensory nerves. J Auton Pharmacol, 1991, 11: 173-208.

Martinez V, Tache Y. Role of CRF receptor-1 in centrol CRF-induced stimulation of colonic propulsion in rats. Brain Res, 2001, 893: 29-35.

McCuleb M L and Myers R D. Cholecystokinin acts on the hypothalamic "noradrenergic system" involved in feeding. Peptides, 1980, 1: 47-49.

McTigue D M, Chen C H, Rogers R C, et al. Intracisternal rat pancreatic polypeptide stimulates gastric emptying in the rat. Am J Physiol, 1995, 269: R167-R172.

McTigue D M, Rogers R C. Pancreastic polypeptide stimulates gastric acid secretion through a vagal mechanism in rats. Am J Physiol, 1995, 269: R983-R989.

Mei N. Intestinal chemosensitivity. Physiol Rev, 1985, 11: 227-233.

Menetrey D, Gannon A, Levine J D, et al. Expression of c-fos protein in interneurons and projection neurons of the rat soinal cord in response to noxious somatic, articular, and visceral stimulation. J Comp Neurol, 1989, 285: 177-195.

Miselins R R, Rinaman L, Altschuler S M, et al. Medullary viscerotopic representation of the alimentary canal innervation in rat // Tache Y, Wingate D. Brain-gut interactions. Boca Raton: CRC Press, 1991: 3-15.

Moran T H, Norgren R, Crosby R J, et al. Central and peripheral vagal transport of cholecystokinin binding sites occurs in afferent fibers. Brain Res, 1990, 526: 95-102.

Mori T, Nagai K, Nakagawa H, et al. Intracranial infusion of CCK-8 derivatives suppresses food intake in rats. Am J Physiol, 1986, 251: R718-R723.

Moriarty P, Dimaline R, Thompson D G, et al. Characterization of cholecystokinin-A and - B receptors expressed by vagal afferent neurons. Neuroscience, 1997, 79: 905-913.

Morsn T H, Smith G P, Hostetler A M, et al. Transport of cholecystokinin(CCK)binding sites in subdiaphragmatic vagal branches. Brain Res, 1987, 415: 149-154.

Murray J A, Ledlow D C. Guanylate cyclase inhibitors: effect on tone, relaxation, and cGMP content of lower esophageal sphincter. Am J Physiol, 1992, 263: G97-G102.

Mussa B M, Sartor D M, Verberne A J. Dorsal vagal preganglionic neurons: Differential responses to CCK1 and 5-HT$_3$ receptor stimulation. Auton Neurosci, 2010, 156: 36-43.

Nakade Y, Tsuchida D, Fukuda H, et al. Restraint stress delays solid gastric emptying via a central CRF and peripheral sympathetic neuron in rats. Am J Physiol Regul Integr Comp Physiol, 2005, 288: R427-R432.

Nakamura Y, Sanematsu K, Ohta R, et al. Diural variation of human sweet taste recognition thresholds is correlated with palsdma leptin levels. Diabetes, 2008, 57: 2661-2665.

Newman P P. Visceral afferent functions of the nervous system. London: Edward Arnold, 1974: 1-10.

Nishi T, Hara H, Hira T, et al. Dietary protein peptic hydrolysates stimulate cholecystokin in release via direct sensing by rat intestinal mucosal cells. Exp Biol Med, 2001, 226: 1031-1036.

Owyang C, Heldsinger A. Vagal control of satiety and hormonal regulation of appetite. J Neurogastroenterol Motil, 2011, 17: 338-348.

Paintal A S. Impulses in vagal afferent fibers from stretch receptors in the stomach and their role in the peripheral mechanism of hunger. Nature, 1953, 172: 1194-1197.

Paintal A S. Vagal sensory receptors and their reflex effects. Physiol Rev, 1973, 53: 159-227.

Pappas T, Debas H T, Taylor I L. Enterogastrone- like effect of peptide YY is vagally mediated in the dog. J Clin Invest, 1986, 151: 110-116.

Patel Y C, Reichlin S. Somatostatin in hypothalamus, extrahypothalamic brain and peripheral tissue of the rats. Endocrinology, 1978, 102: 523-530.

Pearse, A. G, Tackor, T. Embryology of the deffuse neuroendocrine system and its relationship to the common peptides. Fed Proc, 1979, 38: 2288-2294.

Peskar B M, Wong H C, Walsh J H, et al. A monoclonal antibody tocalcitonin gene-related peptide abolishes capsaicin-induced gastroprotection. Eur J Pharmacol, 1993, 250: 201-203.

Phillips R J, Powley T L. Gastric volume rather than nutrient content inhibits food intake. Am J Physiol, 1996, 40: R766-769.

Powley T L, Berthoud H R, Prechtl J C, et al. Fibers of the vagus nerve regulating gastrointestinal function // Tache Y, Wingate D. Brain-gut interactions. Boca Raton, F L: CRC press, 1993: 73.

Raybould H E, Gayton R J, Dockray D J. Mechanisms of action of peripherally administed cholecystokinin octapeptide on brain stem neurons in the rat. J Neurosci, 1988, 8: 3018-3024.

Rinaman L, Hoffman G E, Stricker E M, et al. Exogenous cholecystokinin activates c-Fos expression in medullary but not hypothalamic neurons in neonatal rats. Dev Brain Res, 1994, 77: 140-145.

Rodrigo J, Polak J M, Fernandez L, et al. Calcitonin gene-related peptide immunoreative sensory and motor nerves of the rat, cat, and monkey esophagus. Gastroenterology, 1985, 88:

444-449.

Rogers R C, Hermann G E. Oxytocin antagonist, TRH and hypothalamic paraventricular nucleus stimulation effects on gastric motility. Peptides, 1987, 8: 505-513.

Role L W, Leeman S E, Perlman R L. Somatostatin and substance P inhibit catecholamine secretion from isolated cells of guinea-pig adrenal medulla. Neurosci, 1981, 6: 1813-1821.

Rostad H. Colonic motility in the cat. V. Influence of telenphalic stimulation and the peripheral pathways mediating the effects. Acta Physiol. Scand, 1973, 89: 169-181.

Rostad H. Colonic motility in the cat . IV. Peripheral pathways mediating the effects induced by hypothalamic and mesencephalic stimulation. Acta Physiol Scand, 1973, 89: 154-168.

Rostad H. Colonic motility in the cat. III. Influence of hypothalamic and mesencephalic stimulation. Acta Physiol Scand, 1973, 89: 104-115.

Roze C. Central regulation of pancreatic secretion // Tache Y, Wingate D. Brain- gut interactions. Boca Raton F L: CRC Press, 1991: 187.

Sato Aston Y, Schmidt R F. The impact of somatosensory input on autonomic functions. Rev Physiol Biochem Pharmacol, 1997, 130: 1-328.

Schneider B S, Friedman J M, Hirsch J. Feeding Behavior // Krieger D T, Brownstein M J, Mortin J B. Brain Peptide. New York: A Wiley-Interscience Publication, John Wiley & Sons, 1983: 251-279.

Schuligoi R, Herzeg G, Eachteer C, et al. Differential expression of c-fos messenger RNA in the rat spinal cord after mucosal and serosal irritation of the stomach. Neuroscience, 1996, 71: 535-544.

Schwartz G J, Netterville L A, McHugh P R, et al. Gastric loads potentiate inhibition of food intake produced by a cholecys-tokinin analogue. Am J Physiol, 1991, 261: R141-R146.

Senguta J N, Gebhart G F. Gastrointestinal afferent fibers and sensation // Johnson L R. Physiology of the gastrointestinal tract. New York: Raven Press, 1994: 483.

Sharkey K A, Sobrino J A, Cervero F. Evidence for a visceral afferent origin of substance P-like immunoreactivity in lamina V of the rat thoracic spinal cord. Neuroscience, 1987, 22: 1077-1083.

Sharkey K A, Williams R G, Dockray G J. Sensory substance P innervation of stomach and pancreas: demonstration of capsaicin- sensitive sensory neurons in the rat by combined immunohis-tochemistry and retrograde tracing. Gastroenterology, 1984, 87: 914-921.

Simonian H P, Kresge K M, Boden G H, et al. Differential effects of sham feeding and meal ingestion on Ghrelin and pancreatic polypeptide levels: evidence for vagal efferent stimulation mediating ghrelin release. Neurogastroenterol Motil, 2005, 17: 348-354.

Smith G P, Jerome C, Cushing B J, et al. Abdominal vagotomy blocks the satiety effect of cholecystokinin in the rat. Science, 1981, 213: 1036-1037.

Smith G P, Jerome C, Norgren R. Afferent axons in abdominal vagus mediates satiety effect of cholecystokinin in rats. Am J Physiol, 1985, 249: R638-641.

Smith J R, LaHann T R, Chesnut R M, et al. Thyrotropinreleasing hormone: Stimulation of colonic activity following intracerebroventricular administration. Science, 1977, 196: 660-661.

Snider S H. Brain peptides as neurotransmitters. Science, 1980, 209: 976-983.

Solcia E, Usellini L, Buffa-Rindi G, et al. Endocrine cells producing regulatory peptides. Experientia, 1987, 43: 839-850.

South S E, Ritter R C. Capsaicin application to central or peripheralvagal fibers attenuates CCK satiety. Peptides, 1987, 9: 601-606.

Stanley B G, Leibowitz S F. Neuropeptide Y injected in the paraventricular hypothalamus: a powerful stimulant of feeding behavior. Proc Natl Acad Sci USA, 1985, 82: 3940-3943.

Stephens T W, Bsdinski M, Brostow P K, et al. The role of neuropeptide Y in the antiobesity action of the obese gene product. Nature, 1995, 377: 530-532.

Sternini C, Reeve J R, Brecha N. Distribution and characterization of calcitonin gene-related peptide immunoreactivity in the digestive system of normal and capsaicin-treated rats. Gastroenterology, 1987, 93: 852-862.

Sahu A. Leptin signaling in the hypothalamus: emphasis on nergy homeostasis and lepin resistance. Front Neuroendocrinol, 2003, 24: 225-253.

Tache Y, Vale W, Rivier J, et al. Brain regulation of gastric secretion: influence of neuropeptides. Proc Natl Acad Sci USA, 1980, 287: 149-151.

Tache Y, Yang H, Yanagisawa K. Brain regulation of gastric acid secretion by neuropeptides // Tache Y, Wingate D. Brain-gut interactions. Boca Raton, F L: CRC Press, 1991: 169.

Tache Y, Garrick T, Rayboud H. Central nervous system action of peptides to influence gastrointestinal motor function. Gastroenterology, 1990, 98: 517-528.

Talley N J, Howell S, Poulton R. The irritable bowel syndrome and sychiatric disorders in the communty: is there a link? Am J Gastroenterol, 2001, 96: 1072-1079.

Tayo E K, Wiliams R G. Catecholaminergic parasympathetic efferents within the dorsal motor nucleus of the vagus in the rat: a quantitative analysis. Neurosci Lett, 1988, 90: 1-5.

Tepperman B L, Evered M D. Gastrin injected into the lateral hypothalamous stimulates secretion of gastric acid in rats. Science, 1980, 209: 1142-1143.

Tominaga M, Ebitani I, Marubash S, et al. Species difference of glucagons-like materials in the brain. Life Sci, 1981, 29: 1577-1581.

Traub R J, Pechman P, Iadarola M J, et al. Fos-like proteins in the lumbosacral spinal cord following noxious and non-noxious colorectal distention in the rat. Pain, 1992, 49: 393-403.

Tsujimoto A, Tanak S. Stimulatory effect of somatostatin on norepinephrine release from rat brain from rat brain cortex slices. Life Sci, 1981, 28: 903-910.

Vu M K, Van Oostayen J A, Biemond J, et al. A Effect of somatostatin on postprandial gallbladder relaxation. Clin Physiol, 2001, 21: 25-31.

Waldmann R, Champigny G, Bassllana F, et al. A proton-gated cation channel involved in acid-sensing. Nature, 1997, 386: 173-177.

Wan S, Coleman F H, Travagli R A. Cholecystokin in-8s excites identified rat pancreatic-projecting vagal motoneurons. Am J Physiol Gastrointest Liver Physiol, 2007, 293: G484-G492.

Wang Y H, Tache Y, Sheibel A B, et al. Two types of leptin-responsive gastric vagal afferent terminals: an in vitro single-unit study in rats. Am J Physiol, 1997, 273: R833-R837.

Wang Y, Conlon J M. Neuroendocrine peptides(NPY GRP, VIP, Somatostation)from the brain and stomach of the alligator. Peptides, 1993, 14: 573-579.

Ward S M, Dalzied H H, Brradley M, et al. Involvement of cyclic GMP in nonadrenergic, noncholinergic inhibitory neurotransmission in dog proximal colon. Br J Pharmacol, 1993, 107: 1075-1081.

Ward S J, Takemori A E. Relative involvement of receptor subtypes in opioid-induced inhibition of gastrointestinal transit in mice. J Pharmacol Exp Ther, 1983, 224: 359-363.

Washington M C, Sayegh A I. Gastrin releasing peptides increase Fos-like immunoreactivity in the enteric nervous system and the dorsal vagal complex. Peptides, 2011, 32: 1600-1605.

White R L Jr, Rossiter C D, Hornby P J, et al. Excitation of neurons in the medullary raphe increases gastric acid and pepsin production in cats. Am J Physiol, 1991, 260: G91-G96.

Widdop R E, Krstew E, Mercer L D, et al. Electrophysiological and autoradio graphical evidence for cholecystokinin a receptors on rat isolated nodose ganglia. J Auton Nerv syst, 1993, 46: 65-71.

Wong G T, Gannon K S, Margolskee R F. Transduction of bitter and sweet taste by gustducin. Nature, 1996, 381: 796-800.

Yang H, Ohning G V, Tache Y. TRH in dorsal vagal complex mediates acid response to excitation of raphe pallidus neurons in rats. Am J Physiol, 1993, 265: G880-G886.

Yoshida R, Niki M, Jyotaki M, et al. Modulation of sweet responses of taste receptor cells. Semin Cell Dev Biol, 2013, 24: 226-231.

Yuan C S, Barber W D. Hypothalamic unitary responses to gastric vigil input from. The proximal stomach. Am J Physiol, 1992, 262: G74-G80.

Zarbin M A, Wamsley J K, Kuhar M J. Peptide receptors undergo axonal transport in the rat vagus nerve. Adv Biochem Psychopharm, 1982, 33: 463-470.

（汪龙德　胡燕　李宁）

第四章　胃肠动力检查

消化系统的功能，无论是机械消化还是化学消化都与消化道运动功能密切相关。良好的运动性能可以保证消化系统的正常功能，而运动减弱或是增强都将影响消化系统的功能，严重者表现为临床胃肠动力障碍性疾病。对胃肠道运动功能进行检查的方法较多，常规有实验室检查与临床检查两个方面。

第一节　实验室检查

胃肠运动功能的实验室检查，可以分为离体检查与在体检查两部分。

一、离体检查

胃肠运动功能的离体检查即胃肠道平滑肌条运动实验。这种传统实验方法因具有操作简便、实验效果直接明确、实验结果可靠等优点目前仍是观察平滑肌运动较好的选择。该实验可根据需要选用小鼠、大鼠、豚鼠、家兔、狗、人作为实验对象，实验材料根据需要自胃至直肠远端消化道全段及胆囊均可选用。狗作为实验对象经济代价过高，目前较少选用。人作为实验对象时多采用胃肠道手术中切除的组织进行，因材料较难获得，很难保证材料的同质性，同时术中获得的材料多已有病变，故现在很少采用。

1. 设备

恒温平滑肌浴槽、张力换能器、BL-生物机能实验系统、金属弯钩。

（1）恒温平滑肌浴槽

目前平滑肌条灌流设备较多，不同厂家不同型号之间有所差别，但基本原理均相同（如图4-1）。无论何种型号的浴槽均分为内层与外层，其中外层持续充满37 ℃（可根据实际需要进行调节）的蒸馏水，内层充以所需组织标本的保养液，并放置制作好的标本。浴槽配有通气管一根，为内层保养液中持续通入混合气体。通气管下端弯钩可固定标本下端。

（2）张力换能器

张力传感器主要用于记录平滑肌收缩曲线，可将张力信号转换成电信号。不同厂家不同型号的张力换能器使用方法均基本一致。

将传感器固定在合适的支架上，使传感器应变片保持水平。与主机接好预热10 min后，将系统调至零位。做定量测定时，为了使测量结果准确，使用前需要定标。

（3）BL-生物机能实验系统

该实验最初使用二道生理记录仪进行记录，目前多采用计算机配以生物机能实验系统进行记录。不同系统之间有所差异，但基本方法相同：开机，打开实验操作系统，首次使用时连接张力换能器至主机后需定标和调零；在面板上选择相应项目进入实验，实验完毕后进行保存。

（4）金属弯钩

用于小鼠平滑肌运动观察。可用针灸针自己制作，基本形状如图4-2。

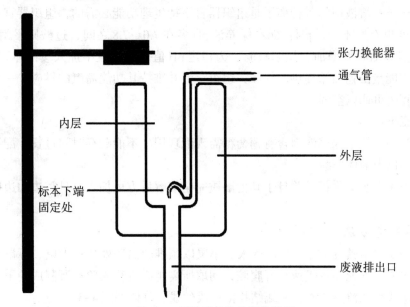

图4-1　平滑肌条体外灌流装置

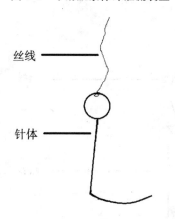

图4-2　小鼠肠道平滑肌使用的金属弯钩

2. 试剂

（1）混合气体

95%氧气+5%二氧化碳。

（2）标本保养液

多用Krebs液和Tyrode液：

Kerbs液适用于哺乳动物消化道平滑肌，其成分为NaCl 120.6 mmol/L、KCl 5.9 mmol/L、NaH_2PO_4 1.2 mmol/L、$MgCl_2$ 1.2 mmol/L、$NaHCO_3$ 15.4 mmol/L、$CaCl_2$ 2.5 mmol/L、glucose 11.5 mmol/L。

Tyrode液适用于家兔小肠，其成分为NaCl 118.4 mmol/L、KCl 4.7 mmol/L、$MgSO_4$ 1.2 mmol/L、KH_2PO_4 1.2 mmol/L、$NaHCO_3$ 24.9 mmol/L、$CaCl_2$ 2.5 mmol/L、glucose 11.1 mmol/L。

不同的实验室和文献中对于液体配制的具体浓度可能有所不同，可根据具体实验条件进行调整。离子：溶液中的各种离子是组织器官维持生理功能必需的，组织器官不同所需的成分和浓度也有所不同。pH：标本保养液pH多在7.0～7.8之间，过酸则平滑肌舒张，过碱则平滑肌收缩频率增加，振幅减弱。为稳定pH值，故溶液中加入缓冲体系。能量：组织代谢所需能量由葡萄糖提供。气体：组织存活并维持其功能需氧的供应，一般通以混合气体，肠管也可通以空气。

配制注意事项：

①新鲜配制：标本保养液因含有葡萄糖需现配现用，不能贮存时间过长；配制时需用新鲜蒸馏水，以免液体偏酸。

②配制需用无水氯化钙，并且于其他溶质完全溶解后方可加入，且需边加边搅拌，以防出现沉淀。

3. 标本制备方法

实验动物实验前禁食12 h，自由饮水。小鼠以颈椎脱臼法处死；大鼠、豚鼠、家兔可猛击其头部处死。处死动物迅速打开腹腔，切取所需组织进行实验。所制成的平滑肌标本均为一端以丝线结扎留一线圈，一端结扎留一段丝线，具体如图4-3。

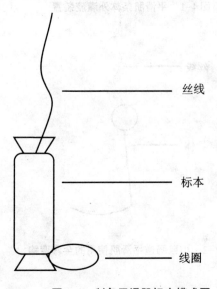

丝线

标本

线圈

图4-3　制备平滑肌标本模式图

（1）胃

多选用大鼠、豚鼠、家兔进行实验，小鼠胃由于体积过小，所以多不做制备平滑肌条的用途，而是整体进行观察。

迅速将胃自动物腹腔取出，置于通有混合气体的保养液中，沿胃大弯剪开，将内容物漂洗干净，固定于蜡盘，轻轻刮除黏膜层，沿肌纤维走行方向可分别切取胃底、胃体、幽门部等不同部位平滑肌条。肌条大小可根据使用设备的尺寸确定，一般宽0.3～0.5 cm，长1～2 cm。肌条一端以丝线结扎并绑一小环用来固定肌条，另一端以丝线结扎，并留一定长度的丝线备用。

小鼠处死后迅速打开腹腔将胃整体取出，置于通有混合气体的保养液中，用注射器将内容物清洗干净。由于小鼠胃体积较小，肌层较薄，故不宜制作平滑肌条，可将胃整个置于恒温浴槽中进行实验。分别用金属弯钩钩住两端即可。

（2）肠管

小鼠、大鼠、豚鼠、家兔均可进行此实验。小鼠多制作肠段标本，大鼠、豚鼠、家兔可制作平滑肌条标本。将取出的肠管置于通有混合气体的保养液中，将肠内容物冲洗干净备用。整体上，越近肠管近端其自发收缩波频率越高、波形越整齐，越近肠管远端其自发收缩波频率越低、波形越乱。

平滑肌条制备方法：将漂洗干净的肠段放入盛满保养液并持续通以混合气体的蜡盘中，小心剪除肠管周围的血管，沿肠系膜侧剪开肠管，小心剪除肠管内黏膜层，沿肌纤维走行方向切取平滑肌条，宽0.3～0.5 cm，长1～2 cm（肌条大小可根据使用设备的尺寸确定）。肌条一端以丝线结扎并绑一小环用来固定肌条，另一端以丝线结扎，并留一定长度的丝线备用。

肠段制作方法：小鼠肠管取出后在保养液中漂洗干净，小心剪除肠黏膜上的血管，选取合适的长度在两端分别以金属挂钩固定即可。

环行肌制备方法：该方法可分离环行肌与纵行肌，制作过程要求轻柔细致，否则损伤较大很难成功。大鼠、豚鼠可用此实验方法。将取下的肠管在保养液中漂洗干净，轻轻套在相应粗细的玻璃棒或长吸管上，沿肠系膜切开肠管外壁，直到看见环行肌为止。缓慢剥离肠管外层的纵行肌层，即可获得环行肌。

（3）胆囊

可选用豚鼠和家兔进行实验。小鼠胆囊体积小，肌层薄，操作困难，很难成功；大鼠无胆囊。

夹住胆囊根部将胆囊轻轻取出，置于保养液中轻轻挤压排净其内胆汁，纵行剖开胆囊，沿长轴方向切取胆囊平滑肌条。切下的平滑肌条一端以丝线结扎并绑一小环用来固定肌条，另一端以丝线结扎，并留一定长度的丝线备用。因胆囊体积较小，故切取标本时按实际情况确定其大小。

4. 实验方法

肌条制备好后，移至充满保养液通有混合气体的37 ℃的恒温浴槽中，下端以挂钩固定于浴槽底部，上端以丝线连接张力换能器（如图4-4），施予1 g的前负荷温浴，调整气泡连续细小冒出，以不影响正常记录曲线为准。每20～30 min更换新鲜保养液，温浴1 h

左右，待肌条自主收缩平稳后即可进行实验。

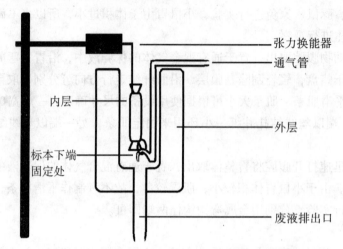

图4-4 平滑肌条体外灌流实验肌条放置示意图

二、在体检查

实验室在体胃肠运动功能检查可选用小鼠、大鼠进行实验，以小鼠实验居多。

1. 胃排空实验

实验前动物禁食16～18 h，自由饮水。

（1）酚红排空实验（麻微微等，2007）

器材及药品：灌胃针、灌胃液（0.04%酚红与10%明胶制成混悬液）、紫外分光光度计。

每只小鼠用0.25 mL灌胃液灌胃，20～30 min后处死动物取出胃，将胃置于0.5% NaOH溶液30 mL中，沿胃大弯剪开，充分清洗胃内容物，静置1 h。取洗液5 mL离心（3000 r/min，10 min），吸上清液用分光光度计于560 nm波长处比色，测其吸光度，将酚红原液的吸光度作为1，计算酚红残留率，以胃酚红残留率为指标评价胃排空速度。

$$胃排空率（\%）= \frac{1-胃内酚红含量}{灌胃酚红量} \times 100\%$$

（2）碳粉排空实验（Francis等，1995）

器材及药品：灌胃针、灌胃液（取10 g羧甲基纤维素钠，溶于250 mL蒸馏水中，分别加入16 g奶粉、8 g糖、8 g淀粉和2 g活性炭末，搅拌均匀。配制成1 g/mL的黑色半固体糊状物）、电子天平。

每只小鼠给予0.8 mL灌胃液灌胃，20 min后处死取胃。用滤纸擦干后称全重，沿胃大弯剪开胃体，洗去胃内容物后擦干，称净重。以胃全重和胃净重之差为胃内残留物质量，计算胃内残留物占所灌半固体糊的质量百分比即为胃内残留率。

2. 肠推进实验（徐淑云等，2002）

器材及药品：灌胃针、灌胃液（5%碳粉与10%的阿拉伯树胶配制成混悬液）、直尺。

实验前小鼠禁食16～18 h，自由饮水。动物按照0.1 mL/10 g体重进行灌胃。灌胃后

20～30 min以颈椎脱臼法处死动物，剖腹，迅速取出十二指肠至直肠末端全部肠管，不加牵引平铺于玻璃板上测量全肠长度以及混悬液前端到十二指肠的长度，计算混悬液推进长度与全肠长度的百分比。

$$推进百分比=\frac{混悬液前端到十二指肠的距离}{全肠的长度}\times100\%$$

3. 结肠排珠实验（Yuece等，2007）

器材及药品：3 mm直径玻璃珠若干、前端长2～3 cm直径约3 mm玻璃棒、乙醚（选用）。

实验开始前实验动物空笼适应1 h。将玻璃珠自小鼠肛门塞入，以玻璃棒轻轻送入肠管2 cm深处。这一过程宜轻柔操作，可将玻璃珠提前浸泡于37 ℃的温水中增加润滑保持温度以减少对小鼠的不良刺激。实验动物可以乙醚进行轻微麻醉，便于操作。玻璃珠塞入腹内开始计时，至玻璃珠排出体外计时停止。实验动物均进行基础排珠时间测定，后给予不同干预，测定干预后排珠时间作为测定排珠时间。所测时间如大于30 min则该动物弃去，并剖腹检查是否玻璃珠穿入腹腔。本实验数据误差较大。所得数据，计算抑制百分比：

$$抑制百分比=\frac{测定时间-基础时间}{1800\,s-基础时间}\times100\%$$

4. 排便实验（Storr等，2010）

器材及药品：灌胃针、灌胃液（5%炭粉与10%的阿拉伯树胶配制成混悬液）。

实验开始前动物空笼适应1 h。动物按照0.1 mL/10 g体重进行灌胃。灌胃后开始计时，直至黑色的灌胃液以粪便形式排出停止计时。比较不同组别间的排便时间。

（蔺美玲　刿媛）

第二节　临床检查方法

临床上胃肠动力障碍常见，胃肠动力障碍的临床检测方法较多，包括超声诊断、放射学、核素显像、核磁共振、胃肠电图、生物电阻抗、胶囊内镜、腔内测压等。虽然检查方法众多，但在临床使用中因病人的接受程度和临床实际应用价值而受到一定的局限。以下简要介绍几种易于被病人接受的检查方法。

一、肠鸣音检查（杨广印等，2009）

肠鸣音是由于肠运动造成肠内容物之间以及肠内容物与肠壁间摩擦、撞击所产生的声音。肠鸣音作为人体一种重要的生理信号，是肠运动状态的客观反映，临床上常把它作为一项反映胃肠运动的指标。肠鸣音检查方法为临床听诊检查方法，具有操作简便、无创，数据采集方便，不影响受试者生理状况等优点，病人易于接受。

二、X射线钡餐检查(陈延等,2001)

该检查方法具有无创、病人痛苦小、采集数据可靠的优点。其原理是由硫酸钡制成一种直径为1.4～1.5 mm的新型饱满而有弹性的球状制剂作为食管吞钡检查，X射线检查时，由于人体各种器官、组织的密度和厚度不同，所以显示出黑白的自然层次对比。但在人体的某些部位，尤其是腹部，因为内部好几种器官、组织的密度大体相似，必须导入对人体无害的造影剂（如医用硫酸钡，其密度大，能阻挡X射线的通过），人为地提高显示对比度，才能达到理想的检查效果。钡餐的成分是硫酸钡，白色，无毒，不溶于水和酸，X射线不易穿透，X射线片上呈现白色，是一种常用的造影剂，用于检查消化道疾病。它进入消化道后，会附着在消化道壁上，显示出消化道的轮廓，以检查消化道壁有无缺损、溃疡，消化道器官中有无肿瘤等。一段时间后它会随代谢排出体外。检查中嘱病人按照要求服食含有硫酸钡的食物糊可通过X射线检查直接观察到病人胃肠运动情况。也可嘱病人进食标准餐同时服用20粒装有硫酸钡的胶囊，分别于餐后不同时间拍摄腹部X射线平片，比较不同时间硫酸钡胶囊所处的位置，可计算胃肠排空率以及排空指数。

$$胃排空率 = \frac{20 - 胃内标志物残留数}{20} \times 100\%$$

三、放射性核素显像(敬兴果等,2008)

放射性核素显像方法的原理是将放射性核素标记的药物（$^{99m}T_c$–SC 或 ^{111}In-DTPA）与普通的食物混匀，因放射性核素在胃内的运动过程与食物运动过程一致，经胃的蠕动传送而有规律地将其从胃排入肠道中，用带计算机的γ照相机在检查区域进行连续照相，记录在此过程中胃的影像和胃区放射性下降的情况，根据胃内食物放射性核素的量来评价胃肠动力，可获得胃的动态功能图像，经计算机处理获得胃的时间-放射性曲线，并计算出胃半排空时间及不同时间的胃排空率。此方法无创、合乎生理，但费用较高，不适于儿童和孕妇。

四、胶囊内镜检查

胶囊内镜是集图像处理、信息通讯、光电工程、生物医学等多学科技术为一体的微机电系统高科技产品，主要由智能胶囊、图像记录仪和计算机（图像分析软件）三个部分组成。胶囊内镜检查可在无创、生理的肠蠕动情况下，记录胃肠转运时间从而取得直接数据。其工作原理为：患者用水将智能胶囊吞下后，胶囊即随着胃肠平滑肌的运动沿着胃、十二指肠、空肠与回肠、结肠、直肠的方向运行，同时对经过的消化道进行连续摄像，并以数字信号向患者体外携带的图像记录仪传输图像并进行存储记录（袁晋华等，2010）。胶囊内镜可定时测量胃肠道压力、pH和温度变化，从而较准确地测算胃排空时间、肠转运时间，与作为金标准的核素显像检查有较高的一致性。该检查比较昂贵，目前只用于无消化道梗阻、难以耐受有创性检查的患者。

五、胃电图

胃电图是指在上腹部胃体表投影位置记录到的胃平滑肌电活动。胃平滑肌电活动有快波和慢波之分，快波触发胃平滑肌的收缩，产生胃的运动。正常的胃排空需要有正常的胃电慢波活动、胃电活动和胃平滑肌收缩的偶联、胃窦幽门十二指肠的协调运动。而胃电慢波节律紊乱，则不能产生有效的机械收缩，胃动力减弱，胃排空减慢。胃电图操作简单，且能对胃的电活动进行长时间非侵入性的描记，但胃电图只反映胃收缩频率，不直接反映胃的运动功能和胃排空情况。

六、超声诊断

实时超声可动态反映胃壁和胃内容物的运动，对胃的排空功能进行检查，能准确测量胃的半排空时间和完全排空时间。其原理是超声脉冲通过不同密度的介质时产生不同程度的反射，当液体充满胃腔使其与周围组织的回声形成差异时，即可通过实时超声观察到胃腔。进餐后动态监测不同切面的径线变化，可计算出胃腔某部分体积或面积，从获得不同时间点的上述指标变化来了解胃排空情况，该方法测量胃体积或面积均是由径线计算获得，故胃单径变化足以反映胃体积和面积变化。具体方法：给被检查者一定量的37℃的液体，然后每10分钟测量胃体、胃底、胃窦部前后径、上下径大小和面积，计算出胃窦、胃体面积减小的速度，从而得出胃的排空时间和半排空时间（谷成明等，2000）。两维B超和三维B超常用于胃窦容积、幽门开放、胃内食物经过幽门的流动和胃窦幽门十二指肠协调收缩等的测定，亦可评估近端胃的面积和体积。联合使用多普勒方法和测压法检测胃窦、幽门和十二指肠，为一新的检测方法，如张力多普勒检测法，能提供更多测定胃壁弹性的信息。超声的优势还在于无创、经济、无放射线和应用广泛等，并可在床旁进行。同时用超声仪可检测胃形态、体积变化，依据一定计算方法确定胃排空速率。

七、磁共振检测

磁共振（MRI）可用来评定胃的排空、胃的收缩和胃腔的情况。其原理是使用钆络合物（Gd DOTA）为顺磁性MRI造影剂，摄入后用MRI进行多层横断面扫描，即可显示主体影像，随着Gd DOTA和食物共同从胃内排出，MRI显示的胃主体影像发生一系列变化，从而获得胃排空结果。同时，MRI可同时显示胃的近端和远端，准确观测胃壁的运动，胃动力检查时沿胃长轴斜冠位同一位置的多次动态扫描，获得同一部位短暂时间间隔的一系列图像，可动态观测胃的运动，不仅可计算每分钟胃收缩次数，还可观测每一收缩波的发生部位、收缩幅度及运行方向和速度。通过对各时间点上胃残留试餐容积的测量，可绘出胃排空曲线，计算出胃半排空时间。MRI无创伤性，不受胃内气体、胃分泌的影响，同时，可了解胃排空和胃分泌功能，还能通过重建的三维胃主体结构了解胃的轮廓，研究胃排空和解剖结构的关系，准确性高。但检查须仰卧位，和生理状态下的立位有所差别，对以重力为主要动力的液体食物进行检测时有一定的误差，且检查成本较高。考虑到该方法的使用局限性和药费，因此，它仅用于特殊的科研中心。

三维单光子发射计算体层摄影术（SPECT）是很有潜在使用价值的非侵入性检测方法，可用于检测饭后胃的容积改变。现已证明恒压仪气囊所测容积与半定量药物调节后胃容积之间有相关性。

八、其他检查方法

临床上还有许多不同的检测方法，可以检查胃肠运动，如胃窦、十二指肠测压法（Andreus 等，2001；Kellow 等，2002），胃肠激素的测定，24 小时食管 pH 和胆红素监测，多通道腔内阻抗（MII）技术等（Giouvanoudi 等，2008）。

参考文献

陈延，王学勤，戴菲，等.不透X射线标记物检测胃肠道运动的临床应用.实用放射学杂志，2001，17（9）：647-648.

谷成明，徐智章.超声技术在胃肠动力检测中的应用.生物医学工程与临床，2000，4（2）：67-72.

敬兴果，古赛，雷成明.核素 ^{99m}Tc-DTPA 液体胃排空测定法的临床价值探讨.重庆医学，2008，37（3）：310-311.

麻微微，王舒然，蔺威鸣，等.饮食诱导肥胖和肥胖抵抗大鼠胃肠动力学研究.中国公共卫生，2007，23：431-432.

徐淑云.药理实验方法.北京：人民卫生出版社，2002：1313.

杨广印，胡翔龙，陈凌，等.肠鸣音与胃肠运动相关性的初步观察.福建中医药大学学报，2009，19：41-43.

袁晋华，辛磊，廖专，等.胶囊内镜全小肠检查的研究进展.世界华人消化杂志，2010，（34）：3662-3666.

Andrews J M, Doran S M, Hebbard G S, et al. Nutrient-induced spatial patterning of human duodenal-motor function. Am J Physiol Gastrointest Liver physiol, 2001, 280(3): G501-G509.

Francis J, Critchley D, Dourish C T, et al. Comparisons between the effects of 5-HT and dlfenflu-ramine on food intake and gastric emptying in the rat. Pharmacology Biochemistry and Behavior, 1995, 50(4): 581-585.

Giouvanoudi A C, Spyrou N M. Epigastric electrical impedance for the quantitative etermination of the gastric acidity. Physiological Measurement, 2008, 29(11): 1305-1317.

Kellow J E. Manometry: small intestine // Schuster M M, Crowell M D, Koch K L. Schuster atlas of gastrointestinal motility in health and disease. 2nd ed. Hamiton, Ontario: B L Decker, 2002: 219-236.

Storr M A, Bashashati M, Hirota C, et al. Differential effects of CB(1) neutral antagonists and inverse agonists on gastrointestinal motility in mice. Neurogastroenterology and motility: the official journal of the European Gastrointestinal Motility Society, 2010, 22(7):787-796.

Yuece B, Sibaev A, Broedl U C, et al. Cannabinoid type 1 receptor modulates intestinal propulsion by an attenuation of intestinal motor responses within the myenteric part of the peristaltic reflex. Neurogastroenterology and motility: the official journal of the European Gastrointestinal Motility Society, 2007, 19(9): 744−753.

（汪龙德　程秋实）

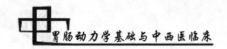
第五章　胃肠动力障碍及治疗

第一节　胃食管反流病

胃食管反流病（gastroesophgeal reflux disease，GERD）是指胃内容物反流入食管、口腔（包括喉部）或肺所致的症状和并发症。患者的症状为反酸、烧灼感等。GERD也可以引起咽喉、气道等食管邻近的组织损害，出现食管外症状。GERD主要包括非糜烂性胃食管反流病（nonerosive reflux disease，NERD）、反流性食管炎（reflux esophagitis，RE）和Barrett食管。

一、流行病学

流行病学调查显示：西欧及北美GERD的发病率为10%～20%，南美约为10%。而新加坡的一项研究显示，GERD的发病率从1994年的5.5%上升为1999年的10.5%。约6%的西方普通人群有烧心症状，16%的有反流症状。GERD在亚洲流行病学的系统评价显示：我国发病率为4.1%～7.3%，日本发病率约为7.7%。如图5-1所示（Jung等，2011）。

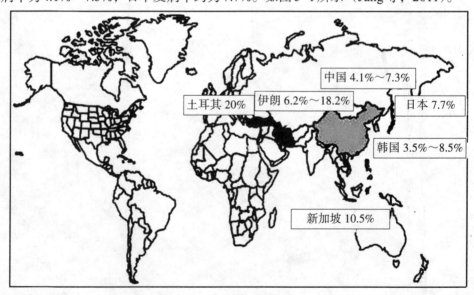

图5-1　GERD全球发病率

二、病因及发病机制

多数学者认为，GERD是一种上消化道运动障碍性疾病，由多种因素所致。GERD病人的基础胃酸分泌量和刺激后最大胃酸分泌量并不增加。但却有酸和其他有害物质的食管反流。正常情况下，食管下括约肌、膈肌、膈食管韧带、食管和胃之间的锐角有抗反流作用。所以其发病是抗反流机制下降和反流物对食管黏膜攻击作用的结果。其发病往往是诸多因素共同作用的结果（如图5-2，Salvatore等，2005）。

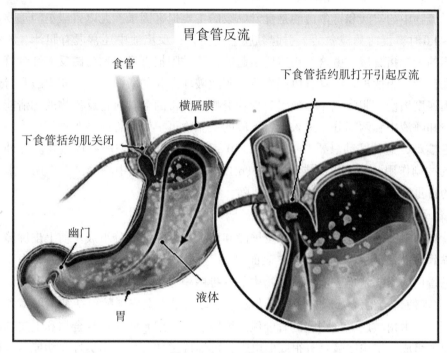

图5-2　GERD发病机制

1. LES抗反流的屏障功能减弱

食管下段括约肌（LES）是食管-胃连接处抗反流的第一道屏障，LES是在食管与胃交接线以上3～5 cm范围内的高压带，能防止胃内容物反流入食管。GERD患者LES静息压明显低于正常，一般在10 mmHg（13 kPa）以下。LES的舒缩受神经、体液的控制，也受消化道及其他激素的影响。胆碱能、多巴胺、地西泮、钙离子拮抗剂、吗啡等药物，脂肪、咖啡等食物，吸烟、酗酒等不良嗜好和不良精神刺激均可以引起LES的动力异常。此外，妊娠、口服含黄体酮避孕药也可以影响LES的功能。正常人腹内压增加时可以通过迷走神经反射引起LES的收缩，使LES压成倍增加以防GERD。有人LES的静息压虽然正常，但腹压增加时LES相应增高的反应能力缺陷，因此当举重、弯腰等动作致腹压升高时，LES的压力不能同步升高，易引起胃食管反流。而一过性食管括约肌松弛（TLESR）频率增高也是GERD的重要发病机理之一，在病理性胃食管反流中，TLESR更频繁且时间更长。

2. 膈肌脚抗反流作用减弱和食管裂孔疝

胃-食管交界处的结构包括胃食管交界处的膈肌脚、膈食管韧带、食管和胃之间的His角等，是抗反流功能的重要保证。最常见的异常为食管裂孔疝（Hiatus Hernia，HH），部分胃经过膈肌的食管裂孔进入胸腔，相当多的HH患者有RE。最新的高分辨率测压（High Resolution Manometry，HRM）技术可辨别出在胃-食管连接处抗反流屏障的LES和膈肌，两者分离可出现双高压带，吸气时膈肌脚主动收缩可加强LES的抗反流作用。

3. 食管对胃反流物的廓清能力障碍

胃反流物中的胃酸和胃蛋白酶是食管黏膜的主要损害因子，尤以胃酸更为重要。当胃内的pH<4.0时胃蛋白酶被激活，引起黏膜上皮损害；反流液中还常混有胆汁、胰液及溶血卵磷脂的十二指肠液，由这类物质所引起的食管黏膜损害又被称为碱反流性食管炎。酸和胆酸在食管黏膜的损害中具有协同作用，胆酸破坏黏膜的紧密连接，使胃酸和胃蛋白酶造成黏膜深度损伤。胆汁也可单独引起食管炎症。正常的食管对胃反流物的廓清能力包括食管排空和唾液中和两部分。进入食管下段的反流物可扩张食管或刺激食管黏膜，引起食管继发性蠕动，这种蠕动只要1~2次（约10~15秒）即可排空所有反流物。此外，唾液对食管的冲刷作用，唾液内的碳酸氢钠·（pH 6~7）对反流物中酸的中和作用、坐立位时反流物的自重影响，都参与胃反流物的清除。

4. 食管黏膜屏障功能的损害

食管黏膜屏障由前上皮屏障、上皮屏障和后上皮屏障三部分组成。前上皮屏障主要包括食管黏膜表面黏液层、不动水层、表面 HCO_3^- 复合物和黏液表面活性物质，由于食管黏膜分泌黏蛋白的质、量均较低，反流物中的胃蛋白酶对黏蛋白的破坏及食管上皮缺乏分泌 HCO_3^- 能力，使得前上皮屏障的保护能力远低于胃黏膜。上皮屏障包括结构屏障和功能屏障。结构屏障由角质层上皮细胞的管腔侧细胞膜、上皮细胞间连接复合物和上皮细胞扭曲复杂的间隙组成。结构屏障具有很高的电阻，可维持对 H^+ 等的低通透性。功能屏障包括细胞内和细胞间的缓冲系统、细胞膜上的转运系统。后上皮屏障主要包括食管血供、食管上皮损伤后的修复机制。当上述屏障功能受损时，即使在生理反流情况下，亦可引起食管炎症。

5. 食管感觉异常

部分GERD患者有反流症状，但酸反流在生理范围。NERD患者食管对球囊扩张感知阈和痛阈降低、酸敏感增加，抗酸治疗后食管对酸的敏感性恢复。NERD患者较RE患者对酸灌注试验更敏感，提示存在食管高敏感。食管高敏感的确切原因不清，可能与黏膜防御削弱、内脏神经通路功能失常及持续的食管收缩有关。酸灌注导致的食管高敏感是由于脊髓感觉神经元兴奋性增加的结果。采用食管气囊扩张和酸灌注记录皮层诱发电位，研究发现烧心患者的皮层诱发电位显著高于健康人，提示内脏神经通路异常或皮层变化与食管高敏感有关。

6. 胃排空延迟

胃排空延迟使TLESR增加、胃食管压力梯度增加、胃内容量增加、胃分泌增加，从而增加胃食管反流的发生。近1/2的GERD患者存在胃排空延迟，且胃排空延迟者的餐后酸反流较胃排空正常者明显增加，有更多的长时间酸反流。

7. Hp与GERD

GERD与Hp感染的关系已争论颇久，目前还没有建立起较为一致的观点。当胃内Hp感染后，由于最大泌酸量（MAO）及基础泌酸量（BAO）明显增高，胃内酸性增强，反流入食管的胃酸性内容物将导致食管黏膜上皮损害，由此认为胃内Hp感染可促进GERD的进展。有研究发现，Hp所致的壁细胞炎症及Hp尿素酶产生的NH_3和HCO_3^-等碱性物质均可以使局部酸性物质减少，Hp感染后促使胃泌素分泌，使LES压力增高，从而减少反流的出现。因此认为Hp感染可以通过使胃腺体萎缩导致酸、胃蛋白酶分泌减少，产生氨以中和胃酸，而对容易发生GERD的患者起保护作用。

8. 中医病因病机

中医对于胃食管反流病目前没有统一的名称，主要是根据患者描述的主要临床症状来确定，"吐酸""嘈杂""胸痹""噎膈""梅核气""痞满"等都可找到胃食管反流病相关内容的描述。祖国医学对本病病因病机论述各有侧重，较为丰富。医家在病因的认识上主要分为外感和内伤两方面，如感受外邪，饮食不节，情志失调，劳累过度，或久病伤脾等。在病机上一些医家认为脾胃虚弱导致脾失健运，胃失和降，湿热内蕴，胃气上逆。故脾胃虚弱为发病之本，湿热邪毒留滞为致病之标，胃失和降、胃气上逆是发病的关键，当代医家也有着比较深入的研究和认识，认为情志失调是主因，肝气郁滞，气郁化火，肝火挟胃气上逆，使得肝胃郁热，肝胃同病。病性属实、属热居多，病位在肝、胃。

三、诊断和鉴别诊断

1. 诊断依据

2013版《胃食管反流病诊断和管理指南》将症状与辅助检查、质子泵抑制剂（PPI）试验相结合，其主要内容如下：

（1）烧心、反流可初步诊断GERD，并试验性应用质子泵抑制剂（PPI）。烧心、反酸是诊断GERD的最可靠的症状，但是上述两种症状并不敏感。有典型GERD症状的患者无须内镜检查。

（2）考虑GERD的非心源性胸痛患者应在药物治疗前先进行内镜或24小时反流评估。非心源性胸痛在接受上述评估前应首先排除心源性胸痛。

（3）钡餐透视不用于诊断GERD。气钡双重造影可发现部分食管炎的患者，但敏感性极低。故对于无吞咽困难症状怀疑为GERD的患者不推荐应用吞钡试验辅助诊断。

（4）内镜检查适用于有报警症状和并发症高危者；重复内镜检查不适用于无血液碱剩余（BE）且无新发症状者。内镜检查仍是评估GERD的最主要手段。GERD的内镜下表现包括反流性食管炎、食管狭窄和食管柱状上皮化生（经病理活检证实为BE）（如图5-3），尤其适用于糜烂性食管炎的诊断（洛杉矶分型）。然而，大多数GERD患者内镜下无糜烂或Barrett食管，因此限制了内镜作为GERD初诊手段的作用。

（5）内镜活检并非GERD诊断所必需。目前尚无研究仅凭显微镜下表现即可预测PPI治疗的有效性。食管活检用于GERD的诊断主要是为了与嗜酸性粒细胞性食管炎鉴别，但是仅靠活检鉴别这两者并不可靠。远端食管黏膜活检嗜酸性粒细胞计数低，患者症状提示 GERD 并不能特异性地诊断 GERD，而 GERD 患者亦可有嗜酸性粒细胞计数升高，且存在 PPI 反应型嗜酸性粒细胞增多症。

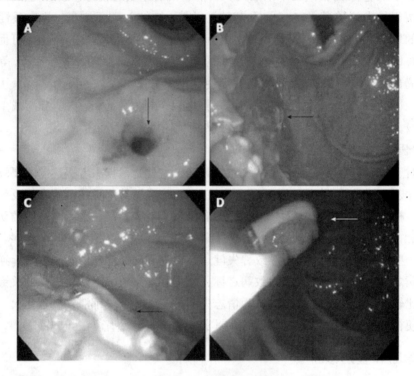

图 5-3　GERD 内镜图

（6）食管测压推荐用于手术前评估，但不用于诊断 GERD。食管测压对 GERD 初诊的灵敏度和特异度均较低，该检查可用于辅助经鼻 pH 阻抗探头的定位，和抗反流手术（尼森胃底折叠术）前排除失迟缓症和严重低动力（如硬皮病样食管）。

（7）动态食管反流监测适用于 NERD 内镜或手术治疗前，评估难治性或难以确诊的 GERD。食管 pH 阻抗监测可以使反流监测的灵敏度提升至 90%。自动胶囊式 pH 监测提高了患者的耐受性，使监测时间延长至 48 小时，甚至 96 小时。导管式监测加入了阻抗功能，可用于监测弱酸或非酸反流。应用食管 pH 阻抗监测时是否需要停药目前尚有争议，但对于 NERD 患者术前评估推荐停药后行 pH 阻抗监测。

（8）BE 患者无须行动态食管反流监测。近期一项研究表明，对高危人群，尤其是年龄大于 50 岁、肥胖、白种人且有慢性 GERD 症状者有必要行内镜筛查。BE 无论长/短节段均与病理性 GERD 有关，因此可省去 24 小时食管反流监测。此外，2009 年一项研究表明，90% 的短节段 BE 均有食管 pH 阻抗异常。

（9）GERD 患者不推荐行幽门螺杆菌（Hp）筛查。抗酸治疗不包括根除 Hp。尽管 2007 年欧洲的《胃食管反流病诊断和管理指南》推荐对 GERD 患者行 Hp 筛查，但一项对 12 个临床研究的荟萃分析表明，不根除 Hp 不会加重有消化不良症状患者的食管糜烂程度。

2. 鉴别诊断

虽然GERD的症状有其特点，但从临床表现上应与其他病因所致的食管炎、消化性溃疡、各种原因的消化不良、胆道疾病以及食管动力疾病相鉴别。如遇到以胸痛为主时，应与心源性胸痛、非心源性胸痛的各种疾病相鉴别，如怀疑心绞痛，则应做心电图和运动试验，必要时进行心肌核素灌注显像或冠状动脉显像。在除外心源性胸痛后，再进行有关食管源性胸痛的检查。对于消化系统疾病，必要时应做胃肠道钡餐检查、内镜检查和腹部B超检查，对有吞咽疼痛且内镜显示有食管炎的患者，应与感染性食管炎、药物性食管炎相鉴别。反流性食管炎以远端食管为主，感染性食管炎常在食管的中、近段，病变弥漫，确诊需要病原学证实，包括涂片、培养。患者常有使用抗生素或化疗的病史。药物性食管炎者常在近端食管尤其在主动脉弓水平有单个溃疡，患者常有服四环素、氯化钾或奎尼丁病史。

四、治疗

治疗目的是控制症状、减少复发和防治并发症。

（一）西医治疗

1. 一般治疗

我国胃食管反流病治疗共识意见和美国GERD诊治指南中指出，改变生活方式和饮食习惯可有效缓解反流相关症状，包括：进食不宜太饱，应少食多餐，忌烟、酒、咖啡、巧克力、辛辣食物及脂肪油腻食品。避免睡前2小时进食，高枕卧位可有效改善GERD症状和食管pH值。减肥适用于体重指数（BMI）升高或近期体重增加的GERD患者，减肥可减少GERD症状。尽量避免引起腹压增高的一切因素，如紧束腰带、严重呃逆、便秘时屏气等。如一些老年患者同时合并有心血管疾患而服用硝酸甘油制剂或钙拮抗剂可加重反流症状，应适当避免。通过改变生活方式及饮食习惯，减低攻击因素的影响，提高抵御能力，一定程度上可有效缓解GERD患者的症状。

2. 药物治疗

（1）H_2受体拮抗剂（H_2RA）

H_2RA通过阻断胃壁细胞组胺H_2受体而抑制胃酸分泌，主要有西咪替丁、雷尼替丁、法莫替丁、尼扎替丁和罗沙替丁。西咪替丁为第一代，该药长期服用可出现白细胞减少、肝功能异常、男性性功能障碍及头晕、嗜睡、心律失常等症状，并对肝细胞内细胞色素P450的生物活性有抑制作用，应注意与依赖该酶代谢的药物如茶碱、抗凝剂等同服时可增加副作用。雷尼替丁为第二代，抑酸作用是西咪替丁的5~8倍，其副作用及对肝细胞内细胞色素P450的生物活性抑制作用较西咪替丁弱。法莫替丁和尼扎替丁为第三代，抑酸作用较西咪替丁强30~100倍，较雷尼替丁强6~10倍，副作用较少，不影响肝及性功能，对肝细胞内细胞色素P450生物活性无抑制作用；尼扎替丁尚有促进胃排空的作用，更有利于提高疗效。罗沙替丁为第四代，是长效品种，抑酸作用是西咪替丁的3~6倍、雷尼替丁的2倍，其对肝细胞内细胞色素P450的生物活性无抑制作用。H_2RA能减少24小时胃酸分泌的50%~70%，但不能有效抑制进食刺激引起的胃酸分泌，因此适用于轻、中症患者。常规剂量分次服用，疗程8～12周。

（2）质子泵抑制剂（PPI）

PPI使H^+-K^+-ATP酶不可逆地失去活性，阻断酸分泌的最后环节，为目前最强的抑酸剂，疗效可达72小时，使胃内达到无酸水平。此外，PPI可增强抗Hp抗生素的杀菌作用。PPI主要有奥美拉唑、兰索拉唑、泮托拉唑、雷贝拉唑及埃索美拉唑。奥美拉唑为第一代，是最早应用于临床的PPI，有较强的抑酸作用。兰索拉唑为第二代，较奥美拉唑生物利用率提高了30%，且与质子泵有3个结合点，故对质子泵的抑制作用更完全，抑制胃酸分泌更快而明显。泮托拉唑为第三代，较前二者具有更好的靶位专一性，可选择性、非竞争地抑制壁细胞膜中的质子泵H^+-K^+-ATP酶，产生更强的抑制胃酸分泌作用。以上三种PPI共同的不良反应有腹泻、便秘、头晕、嗜睡，偶可致转氨酶升高等，且因其主要依赖肝细胞色素P450同工酶CYP2C19进行代谢，与其他通过该酶代谢的药物有明显的相互作用，如奥美拉唑可降低苯妥英钠、地西泮、华法林钠片的清除率而增加其副作用。此外，CYP2C19的基因多态性导致不同个体间的CYP2C19表现型存在着强代谢型和弱代谢型之分，使其疗效存在显著的个体差异。新一代质子泵抑制剂主要包括雷贝拉唑及埃索美拉唑，其抑制胃酸分泌的优势在于能持续提高胃内pH值，抑酸作用更强而有效。雷贝拉唑通过非酶代谢途径分解为雷贝拉唑硫醚，CYP2C19和CYP3A4较少参与整个代谢过程，因此，雷贝拉唑受CYP2C19和CYP3A4的基因多态性影响较小，可在较大范围患者中取得稳定的抑酸效果。埃索美拉唑是奥美拉唑的S-构型旋光异构体，增加了经CYP3A4代谢通路的比率，使疗效更加稳定。该类药物小肠吸收后在肝内代谢，从尿中排出。

（3）促动力剂

GERD与食管及胃动力障碍有关，促动力剂对其有一定疗效。主要药物有：

①多潘立酮：$β_2$受体拮抗剂，有增加LES压力、促进食管运动、增加胃排空和协调胃窦、十二指肠运动的作用，无锥体外系反应。

②莫沙必利：5-HT_4受体激动剂，可增强食管蠕动和下食管括约肌张力从而防止胃内容物反流入食管，增强食管的清除作用，并有促进胃排空、改善胃窦和十二指肠协调性的作用。

③伊托必利：通过阻断多巴胺-$β_2$受体和抑制乙酰胆碱酯酶活性发挥促胃肠动力作用，其对上消化道促动力作用选择性较高。

④红霉素：胃动素激动剂，可增加LES压力，对食管运动无影响，但由于其副作用较大，未得到广泛临床应用。

⑤GABA激动剂巴氯芬（baclofen）：GABA的衍生物，通过抑制迷走神经信号的传入、迷走神经中枢孤束核和背核间的信号传递以及迷走神经信号的传出降低TLESR的发生率。对于应用PPI仍有烧心症状的患者，加用巴氯芬可缓解症状。但因该药可通过血-脑屏障，而产生中枢神经系统副作用，如眩晕、恶心等，因此限制了其临床应用。XP19986是一种新型的巴氯芬活性R-异构体，用于治疗难治型GERD。该药由胃肠道吸收，吸收后迅速代谢并释放R-巴氯芬，与巴氯芬不同的是，XP19986以缓释的形式释放入血，减少给药次数及血药浓度的波动，因此，较巴氯芬有更稳定的疗效。这类药物可能通过增加LES压力、改善食管蠕动功能促进胃排空，因此只适用于轻症患者，或作为与

抑酸药合用的辅助治疗。

（4）黏膜保护剂

黏膜保护剂主要有磷酸铝凝胶、硫糖铝、铝碳酸镁等，此类药物可在黏膜损伤部位形成保护膜，且可通过中和胃酸，降低胃蛋白酶活性，减轻胃内容反流物对食管黏膜的损害。铝碳酸镁具有独特的网状结构，可结合胆汁酸，故对伴有十二指肠-胃-食管反流者有一定的疗效。

（5）抗抑郁或焦虑治疗

对久治不愈或反复发作者，应考虑精神性疾病。5-羟色胺再摄取抑制剂可用于伴有抑郁或焦虑症状的GERD患者的治疗。

（6）联合用药

PPI是目前治疗GERD最有效的药物，但单用PPI不能解决所有的GERD症状，长期治疗有潜在的效益-费用问题。抑酸与促动力药的联合应用是目前治疗GERD最常用的方法，其中PPI与多潘立酮片或莫沙必利合用的疗效较为明显。与单用PPI相比，抗反流动力治疗通过促动力和改善食管清除以及胃排空功能以治疗GERD。尽管关于促动力药物治疗GERD研究尚少，但其治疗机制从GERD的发病机制着手不影响胃酸的分泌，将是治疗GERD的一类很有前途的药物。

（7）用药个体化

不同患者用药要个体化，可根据临床分级，轻度GERD可单独选用PPI、促动力药或H_2RA；中度GERD宜采用PPI或H_2RA和促动力药联用；重度的GERD应加大PPI口服剂量，或PPI与促动力药联用。

3.手术治疗

2013版《胃食管反流病诊断与管理指南》首次谈及GERD的手术治疗，为临床治疗方案的选择提供了重要依据。目前用于治疗GERD的手术方式主要有腹腔镜胃底折叠术、肥胖症治疗手术以及应用LINX抗反流系统的辅助食管下端括约肌关闭。

GERD患者手术治疗的适应证：欲停止药物治疗、依从性差、药物不良反应、严重食管裂孔疝、药物治疗无效的糜烂性食管炎、难治性GERD、pH阻抗监测发现与反流症状相关的异常非酸反流且同时服用PPI的患者。手术治疗后反应性较好的患者为：有典型烧心、反流症状（提示对PPI治疗反应好）的GERD患者，动态pH监测结果异常与症状相关的患者。

因此，手术治疗是接受长期治疗GERD患者的一个选择，不推荐用于PPI治疗无反应的患者。无糜烂性食管炎的患者术前需行pH监测；所有患者术前需行测压以排除失迟缓症和硬皮病样食管。对经选择后的慢性GERD患者，有经验外科医师的手术治疗与药物治疗同等有效。肥胖GERD患者推荐胃旁路术。目前的内镜治疗和经口无切口胃底折叠术尚不能替代传统药物或手术治疗。

4. GERD食管外表现的治疗

慢性咳嗽、慢性喉炎及哮喘与GERD显著相关。反流性喉炎和反流性哮喘综合征患者通常都有食管症状。在无烧心和反流症状的情况下，不明原因的哮喘和喉炎似乎与GERD关系不大。慢性咳嗽、慢性喉炎及哮喘是多因素引起的疾病，胃食管反流可以是其加重因素。目前尚不明确药物或手术治疗是否可以改善GERD患者的反流性咳嗽、反流性喉炎和反流性哮喘综合征。

2013版《胃食管反流病诊断与管理指南》除对上述部分内容细化强调外，更结合GERD的诊疗进展对食管外症状进行了论述，主要内容有：GERD可仅为"哮喘、慢性咳嗽、喉炎"的协同因子，上述患者应认真评估其非GERD的病因。喉镜下水肿、充血的表现常用于诊断与反流相关的喉炎。但对于80%的正常人群，喉镜下都会有至少一种异常表现，因此其特异性较低。此外，喉镜下的刺激症状亦可因过敏、吸烟或用声过度所致，因此诊断反流性喉炎不能仅凭喉镜表现。对有食管外表现且有典型GERD表现的患者推荐应用PPI。判断GERD是否为食管外症状的病因不能依靠胃镜，因为胃镜下发现糜烂性食管炎仅占GERD患者的三分之一，且部分患者已接受PPI治疗，导致食管糜烂的发现率更低。因此，胃镜检查不推荐用于诊断GERD相关哮喘、慢性咳嗽、喉炎。对无典型GERD症状的患者，PPI治疗食管外症状前须先行pH监测。PPI治疗无效的食管外症状患者不建议手术治疗。

5.难治性GERD治疗

2013版《胃食管反流病诊断与管理指南》在难治性GERD诊疗内容的论述上弥补了2006版《胃食管反流病诊断与管理指南》在该部分的空缺，提出了如下观点：难治性GERD的第一步治疗为最优化的PPI治疗。难治性GERD患者有典型症状者或消化不良症状者须行内镜检查来排除非GERD病因。对最优化PPI治疗后仍持续有食管外表现的GERD患者，应请耳鼻喉、呼吸、过敏学专家会诊除外其他病因。内镜阴性（典型症状）、其他学科会诊食管外表现阴性的难治性GERD患者应行动态pH监测。停药后的反流监测可用pH或pH阻抗均可。未停药的监测应用pH阻抗以检测非酸反流。有客观证据表明难治性GERD患者的症状确由反流所致者应接受进一步的抗反流治疗，如手术或应用TLESR抑制剂。检测结果为阴性的患者不考虑诊为GERD，应停止应用PPI。

6.GERD相关并发症

2006版《胃食管反流病诊断与管理指南》指出：GERD的食管并发症包括反流性食管炎、出血、狭窄、BE和腺癌。大多数反流性食管炎患者食管炎的严重程度在20年内不会增加。尽管烧心的频率和程度与黏膜破损的严重程度相关，但均不能精确预测患者黏膜破损的严重程度。严重的反流性食管炎可致食管管腔狭窄，此类患者除抑酸治疗外，常需内镜下扩张治疗。无论烧心的频度和严重度均不能预测有无食管柱状上皮化生的类型和程度。食管腺癌是GERD的并发症之一。食管腺癌的风险随烧心的频率（每周发作超过3次）和时限（病程超过10~20年）增加而增加。长段BE伴肠上皮化生被证实为食管腺癌的重要危险因素。

（二）中医治疗

1.辨证论治

中医的辨证论治是实现个体化治疗方案的良好基础，它能很好地改善患者的临床症状，提高患者的生活质量。

（1）肝胃不和证治法：疏肝理气，和胃降逆。方药：四逆散合小半夏汤加减。

（2）肝胃郁热证治法：疏肝解郁，清热降逆。方药：化肝煎合左金丸加减。

（3）饮食内伤证治法：消食导滞，和胃降逆。方药：保和丸加减。

（4）脾胃湿热证治法：清热燥湿，调和脾胃。方药：葛根芩连汤合平胃散加减。

（5）脾虚气滞证治法：健脾消胀，和胃降逆。方药：枳实导滞丸加减。

（6）脾胃虚寒证治法：温中健脾，和胃降逆。方药：理中丸加减。

（7）气滞血瘀证治法：活血化瘀，行气止痛。方药：血府逐瘀汤加减。

（8）气虚血瘀证治法：益气养阴，化瘀散结。方药：启膈散合增液汤加减。

（9）胃阴不足证治法：滋养胃阴，降逆止呕。方药：麦门冬汤加减。

2.中成药治疗

（1）平胃胶囊（甘肃中医药大学附属医院院内制剂）：一次4粒，一日3次，用于脾胃湿热。

（2）胃安胶囊（甘肃中医药大学附属医院院内制剂）：一次4粒，一日3次，用于胃脘嘈杂、上腹隐痛。

（3）六味安消胶囊：一次3～6粒，一日2～3次。功效：和胃健脾，导滞消积，行血止痛。

（4）越鞠丸：10 g/次，3次/天。功效：理气解郁，宽中除满。

（5）乌贝散：饭前口服，一次3 g，一日3次。功效：制酸止痛，收敛止血。

（6）胃逆康胶囊：饭前口服，一次4粒，一日3次。功效：和胃降逆，制酸止痛。

（7）舒肝和胃丸：口服，水蜜丸一次9 g，大蜜丸一次2丸，一日2次。功效：舒肝解郁，和胃止痛。

（8）胃力康：口服，一次10 g，一日3次。功效：行气活血，泄热和胃。

3.针灸治疗

针灸治疗GERD，疗效显著，且无创伤性手术之痛苦，容易被患者接受，常取手厥阴、足阳明经穴为主，对胃食管反流病患者采取多途径治疗，如针灸、中药定向治疗、穴位贴敷，常选用的主穴：天突、膻中、中脘、膈腧、内关、足三里。胃寒积滞加胃腧、建里；胃火冲逆加胃腧、内庭；胃阴不足加胃腧、三阴交；脾胃阳虚加胃腧、脾腧；肝气郁滞加期门、太冲。同时配合中药联合治疗效果更好。

五、展望

胃食管反流病是由多种因素所造成的消化道动力障碍性疾病，其与食管下段括约肌功能低下及食管运动障碍有关，随着患者病情的加重，生活质量逐渐降低。目前胃食管反流病的西医治疗是改变生活方式及饮食习惯，抑制胃酸分泌，应用黏膜保护剂以及促胃肠动力药，虽有一定疗效，但存在疗程长、停药后病情易复发、长期用药有副作用等问题。胃食管反流病属中医学"吞酸""嘈杂""胃痛"等范畴。其病因一为饮食伤胃，二为肝气犯胃，三为脾胃气虚。食道乃柔空，宜通降。中医学认为胃食管反流病病位在食管，食管自咽至胃，属胃所主，《难经集注》称之为"胃之系"。《医贯》谓："咽系柔空，下接胃本，为饮食之路。"说明食管具有柔空之性，生理上有柔软、通畅的特性，其以通降为顺。虽病情复杂，但胃失和降，胃气上逆，上犯食管，使食管失柔软通畅之性，是其发病的根本原因。因患者失治误治，病证迁延不愈，寒热互结，中焦痞塞所致，故治疗以通为主，所谓通者，叶天士谓："通字须究其气血阴阳，便是要看诊要旨矣。"中医药可整体调节脏腑功能，调节胃肠动力，抑制胃酸分泌和反流，减少西药副作用，中西医配合治疗，可降低患者复发率，提高治愈率。

（刘俊宏　井小会　陈怀霞）

第二节　功能性消化不良

功能性消化不良（functional dyspepsia，FD）是指由胃、十二指肠功能紊乱引起的持续或反复发作的上腹部疼痛或不适症状，并且经内镜等检查，排除可以解释上述症状的器质性、全身性或代谢性疾病的一组临床综合征。主要症状包括：上腹痛、上腹烧灼感、餐后饱胀及早饱等。该病曾被称为非溃疡性消化不良、特发性消化不良，现在采用功能性消化不良的定义。

一、流行病学

据一项全球性研究统计，不同人群中患病率有所不同（如图5-4，Mahadeva等，2006），以上腹痛为标准的消化不良患病率为7%～45%，以上消化道症状为标准的消化不良患病率为23%～45%。另有国外报道，人群中FD患病率达20%～40%。一项前瞻性研究表明，人群中每年新发现消化不良症状的患者约为1%。尽管该病发病率较高，但是因此而就诊的患者不到50%。就医学行为与疼痛严重程度和焦虑等因素而言，目前，该病已成为影响我国人民生活质量的严重疾病之一。

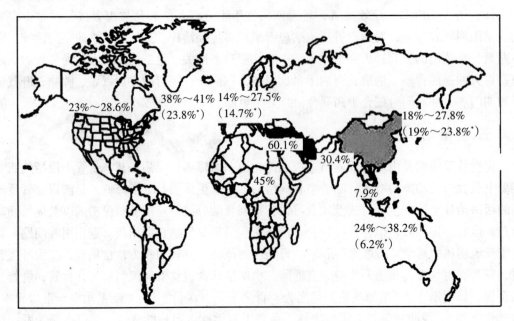

图5-4　FD全球患病率

二、病因及发病机制

FD并非单一同质疾病，而是一个症候群，多表现为异质性病症。其病因及发病机制尚未明确，可能与多种因素综合作用有关，主要包括胃肠动力障碍、胃十二指肠高敏感性、幽门螺旋杆菌感染、胃底容受性舒张功能障碍、精神心理因素和胃酸分泌异常等（如图5-5，Talley等，2001）。近年来有关研究表明：FD存在家族聚集现象和疾病行为的相互影响。

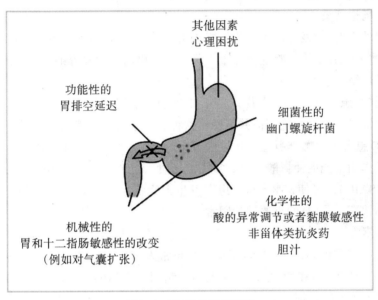

图5-5 FD综合发病因素

（一）病因

1.幽门螺旋杆菌感染

功能性消化不良患者约30%～60%发现有幽门螺旋杆菌（Hp）感染，但在一般人群中，毫无症状者亦常有之。一些研究报道，该病患者的Hp感染率与无症状对照组并无差别，但一些荟萃分析研究表明，Hp在FD患者中感染率明显高于正常对照组；很多研究表明，Hp感染是导致胃肠动力及敏感性异常的原因之一。Hp阳性FD患者胃黏膜中感觉神经肽水平显著升高，患者胃对容量扩张的感觉阈值明显低于正常对照组。这可能是由于Hp感染可引起胃黏膜的慢性炎症，而Hp感染所致的胃黏膜炎症可导致感觉和运动异常；此外，Hp感染导致的胃酸及促胃液素的分泌异常可能也在FD的发病中有一定的作用。因此，幽门螺旋杆菌与功能性消化不良的关系一直颇有争议。

2.应激

FD患者生活中，特别是童年期应激事件的发生频率高于普通人群。急性应激情况可使胃收缩功能减低，但慢性消化不良症状是否亦可以此解释，则仍未获悉。有报道FD患者生活中应激事件发作较频繁，产生精神紊乱或精神病者较多，这类病人对疾病过分紧张，严重影响睡眠及工作。生活中重大应激事件如丧偶、离异等在功能性消化不良发生机制中有何作用，仍有异议。

3. 胃酸

FD患者的基础排酸量和高峰排酸量皆正常，但幽门螺旋杆菌阳性的FD患者胃泌素释放肽引起的胃酸分泌则可明显增高。FD患者常有反流样症状，该症状也通常被认为与胃酸分泌过多有关。总体而言，约半数感染幽门螺旋杆菌的FD患者激发后胃酸分泌改变与十二指肠溃疡相似。因此，胃酸在FD病理生理机制中的作用未明确，但抑酸治疗对少数FD患者确实可起到缓解作用。

4. 急性胃肠道感染

有感染史的人群FD发生的风险为正常人群的5.2倍；还有研究发现，有胃肠道急性感染病史的FD患者，其早饱、呕吐及体重下降发生率更高，胃底容纳舒张功能显著降低。

5. 饮食及环境因素

目前，对FD患者食物、摄入营养成分和饮食结构的研究结果并不一致。FD患者的症状通常在进食油腻食物时加重，但并不明确这种影响是否见于消化不良某个亚组或全部患者。约50%FD患者可由咖啡引起症状，而健康对照者5人中只有1人如此，也许是由于咖啡的直接刺激作用，能促使胃酸分泌，或引起胃食管反流。长期服用阿司匹林及其他非甾体抗炎药（NSAID），可使30%～60%患者发生无症状性黏膜损害，也能引起急性消化不良，但抽烟和饮酒不是FD的重要涉险因素。

6. 遗传因素

已发现某些基因的多态性与FD相关。与正常人相比，FD患者G蛋白偶联受体中CC型的含量显著高于TT型和TC型，巨噬细胞抑制因子表达的启动因子MIF173C基因存在多态性，且与上腹痛综合征亚型有关。

（二）发病机制

1. 胃肠动力功能障碍

胃肠动力功能障碍一度被认为是FD的主要发病机制，40%～66%FD患者有消化道动力功能异常。在胃肠功能性消化不良患者中，空腹时消化间期移行性运动复合波（migrating motor complex，MMC）明显异常，胃窦收缩频率及幅度下降，小肠MMCⅢ期出现次数减少、Ⅱ期动力减弱及胃十二指肠反流等；患者胃顺应性降低，餐后胃内食物分布异常，在远端胃积聚相对较多，与餐后饱胀、恶心和早饱等症状有明显的相关性；同时，FD患者还存在胃窦-幽门-十二指肠协调运动异常，可致十二指肠胃反流、上腹痛等症状；胃排空延迟表现为：固体、液体或固液混合餐的排空延迟，可引起餐后腹胀、恶心呕吐等症状，可能与胃电节律紊乱有关。另外，胃肠动力功能障碍常与胃电活动异常并存。

2. 内脏感觉异常

内脏高敏感性也是FD的主要病理生理学基础之一。内脏感觉过敏表现为一个或多个部位对机械刺激或化学刺激的敏感性增高：大部分FD患者对胃扩张的感知阈值低于健康人群，40%的FD患者存在近端胃容受性障碍，并与早饱症状有关，推测近端胃的适应性舒张不足，是胃壁机械感受器激活而导致早饱发生；近来的研究认为，远端胃也存在容受性的障碍。除机械感觉异常外，FD患者还可能存在十二指肠对酸、脂质等化学物质敏感，出现恶心症状；如十二指肠灌注脂类后，感觉阈会减低，这可以解释有些FD患者何以会因脂肪餐而引起症状。目前，内脏感觉过敏机制尚未明确，研究较多的是炎性细胞及其释放的介质的作用，包括5-羟色胺（5-hydroxytryptamine，5-HT）的作用；同时推测可能是由于胃壁局部的机械感受器或化学感受器对扩张或化学刺激的高敏感性有关，也可能与内脏疼痛刺激传输入中枢的过程以及投射部位的改变有关。

3. 胃肠激素紊乱和脑-肠轴功能障碍

胃肠激素由胃肠道内分泌细胞与神经细胞分泌，为小分子肽类活性物质，有些胃肠激素不仅存在于消化系统，还存在于中枢神经系统，它们可通过体液途径或作为肠道神经系统递质在外周对胃肠运动功能进行调节，还可通过影响迷走神经环路在中枢水平发挥作用。这种通过双重作用调节胃肠功能的肽类物质称为脑-肠肽。其分泌失调是FD的发病机制之一。目前研究较多的是胃动素，它在消化间期胃窦和近端小肠MMCⅢ相启动中发挥重要作用，能刺激胃和上消化道运动，促进消化间期胃排空，其血浆含量高峰和MMCⅢ相波相一致，有证据显示胃排空障碍的FD患者空腹及餐后血浆与胃黏膜组织中MTL水平明显降低，而胃排空正常者和健康人之间无显著性差异；其他研究较多的还有胃泌素、胆囊收缩素、血管活性肽、生长抑素、降钙素基因相关肽等。因此，由中枢神经系统、肠神经系统和脑-肠肽形成的神经-内分泌网络，即脑-肠轴的功能紊乱与FD的发生、发展密切相关。另外，自主神经系统功能异常，尤其是迷走传出神经功能障碍，被认为是胃容受功能和胃窦动力低下的可能机制之一。脑-肠轴示意图如图5-6（Tougas等，1999）。

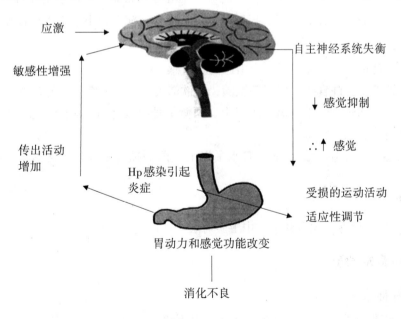

图5-6　脑-肠轴示意图

4. 精神心理因素

FD是一种公认的心身疾病，约50%以上的FD患者有精神心理障碍，其症状的严重程度与抑郁、焦虑有关。精神、心理因素的研究进展表明，精神心理因素可能是FD的重要病因。FD患者具有明显的神经质个性特征、隐匿性敌对和个性内倾的性格特点，这种个性特征容易导致心理健康水平降低，出现焦虑、抑郁等情绪反应和精神紧张。此外，研究发现FD患者负性生活事件发生的频度较消化性溃疡患者或者健康人明显增多。负性生活事件在FD的作用可能是通过伴随焦虑、抑郁等心理障碍影响胃肠功能实现。FD患者的焦虑及抑郁发病情况明显高于正常健康人群。

（三）中医病因病机

本病祖国医学当属痞满、积滞、胃痛及嘈杂等范畴。病因多为禀赋不足、脾胃虚弱；饮食不节、食滞胃脘；情志不畅、肝气郁结；内伤外感、湿热中阻；日久失治、寒热错杂或虚火内盛、胃阴不足等。诸多原因导致脾胃损伤，脾气虚弱，运化失司，形成食积、湿热、痰瘀等病理产物，阻于中焦，胃中气机阻滞，升降失常，导致胃肠运动功能紊乱；土虚木乘，肝气横逆犯胃，胃失和降而出现脘腹胀满、疼痛、嘈杂、嗳气等一系列症状。因此，本病病位在胃，涉及肝、脾二脏，情志不畅和饮食积滞存在于消化不良发病的整个过程，脾虚气滞是重要病理环节。

三、临床表现

FD患者常以某一个或某一组症状为主，在病程中症状也可发生变化。起病多缓慢，病程常经年累月，呈持续性或反复发作性，不少患者有饮食、精神等诱发因素。上腹痛多无规律性，在部分患者上腹痛与进食有关。恶心、呕吐并不常见，往往发生在胃排空明显延迟的患者。不少患者同时伴有失眠、焦虑、抑郁、头痛、注意力不集中等精神症状。

（一）症状

1.餐后饱胀：食物长时间存留于胃内引起的不适感。

2.早饱感：指进食少许食物即感胃部饱满，食欲消失，不能进常规量的食物。

3.上腹痛：位于胸骨剑突下与脐水平以上、两侧锁骨中线之间区域的疼痛，有时患者无疼痛感，而主诉为特别的不适。

4.上腹烧灼感：位于胸骨剑突下与脐水平以上、两侧锁骨中线之间区域的难受的灼热感。

（二）体征

FD的体征多无特异性，大多数患者中上腹有触痛或触之不适感。

四、诊断和鉴别诊断

（一）诊断标准

诊断标准：病程至少6个月，近3个月满足以下诊断标准且至少具备下列1个症状：（1）上腹痛；（2）上腹烧灼感；（3）餐后饱胀；（4）早饱感；同时，排除可解释上述症状的器质性疾病。

目前FD分为两个亚型：（1）餐后不适综合征（post prandial distress syndrome，PDS）；（2）上腹痛综合征（epigastric pain syndrome，EPS）。

1. PDS诊断标准

病程至少6个月，近3个月满足以下诊断标准且至少具备下列1个症状：

（1）每周发作数次，进常规量饮食后出现餐后饱胀；

（2）每周发作数次，因早饱感而不能进常规量饮食。

患者可同时具有：

（1）上腹胀气或餐后恶心或大量嗳气；

（2）可同时具有EPS症状。

2. EPS诊断标准

病程至少6个月，近3个月满足以下诊断标准且同时具备下列所有条件：

（1）每周至少1次有中度以上上腹痛或烧灼感；

（2）疼痛间歇发作；

（3）不向胸部或腹部其他部位放射；

（4）排气或排便后不能缓解；

（5）不符合胆囊及肝、胰、壶腹括约肌功能障碍标准。

患者可同时具有：

（1）疼痛为烧灼样，但不是胸骨后；

（2）疼痛可在餐后诱发或减轻，但空腹时亦可发生；

（3）可同时具有PDS症状。

（二）诊断程序

引起消化不良症状的疾病很多，而FD作为一种排除性诊断，既要不漏诊器质性疾病，又不能无选择地全面进行实验室检查及特殊检查。因此，系统而全面的病史采集和体格检查十分重要。

1. 病史采集

注意患者消化不良相关症状的频度及其程度，症状的发生与进食、体位、排便的关系，有无夜间症状；注意患者进食量有无改变，有无体重下降及营养情况；注意患者有无反酸、烧心、便秘、腹泻等重叠症状；注意患者的心理或情绪状态，必要时请相关科室会诊。在病史采集过程中要注意患者有无报警征象，如贫血、体重下降、呕血或黑便、发热，初发年龄40岁以上的患者、具有肿瘤家族史的患者更需警惕。

2. 体格检查

注意患者有无贫血、精神状况，腹部检查注意有无胃肠型，压痛部位及程度，有无包块，有无振水音等。

3. 辅助检查

初诊患者在详细询问病史及全面仔细的体格检查基础上，有针对性地选择检查，既要避免漏诊，又要避免过度检查。

4. 生化检查

包括肝、肾功能及血糖等，排除肝、肾功能损害或者糖尿病导致的消化不良。

5. 消化道内镜检查

可以发现胃十二指肠溃疡、肿瘤，以及胃十二指肠的炎症等。亦可同时进行有关幽门螺旋杆菌的检查。胃镜检查的报警症状：①消瘦，体重下降>3 kg；②贫血、呕血或黑便；③吞咽困难；④腹部包块。对有精神心理障碍者，也建议及时进行检查，明确排除器质性疾病对解释病情更为有利。

6.肿瘤标志物

对于具有报警征象的患者，应当选择。

7.腹部超声

主要排除肝胆胰源性消化不良，可以发现胆系结石或胆囊炎症、慢性胰腺炎、肝胆胰的肿瘤或提供线索，以利于进一步检查。

8.胃肠动力相关检查

对于症状严重或常规治疗效果不佳的功能性消化不良患者，可以进行胃电图、胃排空（核素扫描、胃肠超声）、胃容纳功能及感知功能检查，对胃肠动力及其感知功能进行评估，指导或者调整治疗方案。这些检查也适用于其他疾病导致的消化不良的评估。

（三）鉴别诊断

首先需要与引起消化不良的器质性疾病，包括食管、胃十二指肠、肝胆胰等病变，特别是与消化性溃疡、胃食管反流病（GERD）及恶性病变相鉴别。然后，要与产生上消化道症状为突出表现的其他系统疾病（如糖尿病、慢性肾功能不全、充血性心力衰竭、甲状腺功能亢进症、硬皮病等）以及某些药物（如非甾体类抗炎药和某些抗生素）引起的消化不良反应相鉴别。上腹痛或上腹烧灼感的FD应与消化性溃疡、十二指肠炎等相鉴别。上腹饱胀或早饱的FD应与其他可引起该症状的疾病鉴别，例如糖尿病、尿毒症、风湿免疫性疾病及肝硬化等。FD的症状与其他功能性胃肠道疾病（FGID）的症状重叠者亦较为多见，如消化不良症状也可以是肠易激综合征（IBS）的表现，二者是可以并存的。

五、治疗

由于FD的发病机制复杂多样，其病理生理机制亦不同，即FD不是一种同质性疾病。临床针对FD治疗的研究显示，不同症状患者对相同的治疗方案有不同的反应。故目前尚无罗马Ⅲ定义的PDS和EPS的报道；不同国家，甚至不同学会推荐的治疗方式均有不同。FD的治疗目的是迅速缓解患者症状，提高患者生活质量。其治疗策略是依据其可能存在的不同病理生理异常，进行整体调整，选择个体化的治疗方案。

（一）西医治疗

1.一般治疗

帮助患者认识、理解病情；建议其养成良好的生活习惯，避免烟、酒及服用非甾体类消炎药。很多患者无须药物治疗，但是这些都缺乏循证医学证据。

2.西药治疗

安慰剂效应在FD患者中高达40%。常用的药物和安慰剂相比，其有效性仅比安慰剂高10%～20%。与进餐相关的FD，如PDS首选促胃肠动力剂或合用抑酸药物，与进餐非相关的消化不良可以选用抑酸药物或合用促动力剂。

（1）抑制胃酸药

治疗FD的理论并不仅是FD患者可能存在高酸分泌状态，更有可能是因为内脏对酸的高敏感性。系统综述表明PPI制剂治疗效果要优于H_2RA和抗酸药物等制剂；和安慰剂相比较，可以减少FD的30%的相对危险度。常用的PPI制剂包括埃索美拉唑、兰索拉唑、雷贝拉唑、奥美拉唑等，研究显示：标准剂量的疗效和半剂量疗效或双倍剂量的疗效无明显差别。制酸剂可选用铝碳酸镁，尤适用于伴胆汁反流者。

（2）促胃肠动力药

一般认为促动力药可以明显改善和进餐相关的FD的相关症状，如上腹胀、早饱感等。常用的药物为多巴胺受体拮抗剂和$5-HT_4$受体激动剂。多巴胺受体拮抗剂常用药为多潘立酮，为选择性多巴胺β_2受体拮抗药，能增加胃窦和十二指肠运动，协调幽门收缩，促进胃排空，并能使胃肠壁的张力恢复正常。一项荟萃分析显示：多潘立酮能改善FD患者上腹不适、早饱、腹胀等症状，明显优于安慰剂。但因国外文献大多陈旧，研究当时的排除标准或纳入标准与时下的罗马Ⅲ标准并不相同，因此其对FD治疗有效的证据意义有限。$5-HT_4$受体激动剂在我国和亚洲国家常用莫沙必利，可显著改善患者的早饱感、腹胀等症状，目前未见严重的心血管副反应报告。有关研究认为莫沙必利治疗FD的疗效等同于法莫替丁，但是，Hallerback等的多中心、随机双盲对照前瞻性临床研究则认为其并不优于安慰剂。甲氧普胺因长期服用产生锥体外系不良反应，已较少用。

（3）助消化药

消化酶和微生态制剂可作为治疗消化不良的辅助用药，复方消化酶、益生菌制剂可改善与进餐相关的腹胀、食欲缺乏等症状。

（4）抗抑郁剂

抗抑郁药物治疗FD的作用虽然仍有争议，但低剂量的抗抑郁药物在国外经常应用。其具体机制可能是调节肠道传入神经的功能；但是，亦有研究表明，患者症状的改善并不伴有内脏感知功能的改变；因此，其具体机制尚不明确。对于抑酸剂和促动力剂治疗无效，并伴有明显精神心理障碍的患者，可选用三环类（如阿米替林）、$5-HT_4$再摄取抑制剂（如氟西汀）等。1个包含有13篇文献1717例患者的荟萃分析证明：抗抑郁药物和抗焦虑药物可以有效治疗FD，当然仍需要进一步临床研究。

（5）根除幽门螺旋杆菌

Hp和FD的关系并不明确，根除Hp对FD的治疗效果仍有争议；但是，部分指南建议中已经提及。对部分Hp感染的FD患者可能有效，故在应用抑酸剂、促动力剂治疗无效时可试用。有关荟萃分析表明，根除Hp可以使部分FD患者的症状得到改善，特别是那些根除治疗期胃黏膜炎症和活动性程度高者，症状改善更显著，这也是部分指南建议对部分FD患者根除Hp的理论依据。但是这种患者的消化不良症状能否称之为FD有待专家共识进一步明确。此外，对Hp感染患者根除Hp有可能避免患者进一步发展为消化性溃疡：在一项包含161例功能性消化不良患者的随机对照研究中，随访1年，发现根除Hp组仅有3%的患者发展为消化性溃疡，而未根除Hp组约有8%的患者发展为消化性溃疡。我国胃肠动力学组制定的《中国消化不良的诊治指南》指出：对于经过抑酸、促动力剂治疗无效的患者，应该向患者充分解释根除的利弊，征得患者的同意后予以根除Hp治疗。

（二）中医治疗

1. 辨证论治

中医的辨证论治是实现个体化治疗方案的良好基础，它能很好地改善患者的临床症状，提高患者的生活质量。

（1）肝气郁结证

治则：疏肝解郁、理气消滞。

方药：柴胡疏肝散合越鞠丸加减。具体用药：柴胡、白芍、枳壳、陈皮、川芎、香附、神曲、苍术、栀子、甘草。

（2）肝气犯胃证

治则：疏肝解郁，和胃降逆。

方药：四逆散合沉香降气散加减。具体用药：柴胡、白芍、枳实、沉香、香附、砂仁、延胡索、川楝子、甘草。

（3）脾胃气虚证

治则：健脾益气，和胃降逆。

方药：香砂六君子汤加减。具体用药：木香、砂仁、半夏、陈皮、党参、茯苓、白术、甘草、生姜、大枣。

（4）湿热滞胃证

治法：清热化湿，理气和胃。

方药：三仁汤加减。具体用药：杏仁、白蔻仁、薏苡仁、半夏、厚朴、通草、滑石、淡竹叶。

（5）寒热错杂证

治法：清开苦降，和胃开痞。

方药：半夏泻心汤加减。具体用药：清半夏、黄芩、黄连、干姜、党参、厚朴、神曲、浙贝母、乌贼骨、生甘草。

2. 中成药治疗

（1）气滞胃痛颗粒：开水冲服，1次5g，1日3次；用于肝气郁结证或肝气犯胃证。

（2）达利通颗粒：开水冲服，1次1袋，1日3次；用于肝胃郁热证。

（3）香砂六君子丸：口服，1次6克，1日2次；用于脾胃虚弱或脾虚气滞证。

（4）荆花胃康胶丸：口服，1次2粒，1日3次；用于肝胃不和兼血瘀证。

（5）越鞠丸：口服，1次6~9克，1日2次；用于气郁痰阻证。

（6）参苓白术颗粒：口服，1次3克，1日3次；用于脾胃气虚证。

（7）温胃舒胶囊：口服，1次3粒，1日2次；用于脾胃虚寒证。

（8）健胃消食口服液：口服，1次10 mL，1日2次；用于脾虚食积证。

（9）复方陈香胃片：口服，1次2片，1日3次；用于肝气犯胃证。

（10）平胃胶囊：口服，1次4粒，1日3次；用于中焦湿热证。

3. 中医外治法

（1）针灸治疗

针灸治疗对胃肠运动具有良好的双向调节作用。体针疗法中实证常取足厥阴肝经、足阳明胃经穴位为主，以毫针刺，采用泻法；常取足三里、天枢、中脘、内关、期门、阳陵泉等。虚证常取背腧穴、任脉、足太阴脾经、足阳明胃经穴为主，毫针刺，采用补法。常用脾腧、胃腧、中脘、内关、足三里、气海等。

（2）穴位贴敷

采用"胃痛贴膏"。常用穴位有足三里、天枢、脾腧、胃腧、中脘、关元、气海等。

（3）中医定向透药疗法

利用正负电极在人体外形成一个直流电场，在直流电场中加入带阴阳离子的药物，利用电学上"同极相斥，异极相吸"的原理使药物中的阳离子从阳极、阴离子从阴极导入体内，达到改善消化不良症状的目的。

（4）推拿按摩疗法

手法推拿能刺激中枢神经系统，使迷走神经兴奋性提高，神经系统的功能恢复平衡，促使胃肠激素分泌失调及胃动节律紊乱恢复正常，尤其是头部按摩能调节大脑皮层和自主神经功能，改善精神状态，使焦虑、抑郁等不良情绪得以缓解或恢复正常状态。对腹部进行手法按摩能调节中焦气机升降，对胃肠动力产生良性调节作用。其主要方法是：顺时针摩腹，揉腹，点按中脘、天枢、章门、足三里，搓摩胁肋，推揉胃脘，点按气海、关元等。

4.其他治疗

如心理治疗：包括精神动力学、精神表演疗法、认知行为治疗、松弛法等。这些疗法在肠易激综合征中的有效性已经得到证实。但在FD的治疗中，现有资料尚不能进行荟萃分析，理论上这些治疗方法对FD均有益处，但缺乏循证医学的证据，需要进一步研究证实。

六、展望

近年来，随着人们生活节奏的加快，FD患病率逐渐升高。西医利用现代检验技术可以使诊断更加明确，西药可以快速改善症状，西医在治疗FD上主要以保护胃黏膜、促进胃肠动力等对症为主。中医以中医基础理论为基础，通过中医辨证论治，针对不同证型选用不同的方药及治法，可以达到调理机体阴阳平衡、标本兼治的效果。中西医结合治疗FD，两者优势互补是治疗FD的首选疗法。

（汪龙德　程秋实）

第三节　胃下垂

胃下垂是指站立时，胃的下缘达盆腔，胃小弯弧线最低点降至髂嵴连线以下，称为胃下垂（如图5-7）。本症是内脏下垂的一部分，多见于瘦长无力体形者、久病体弱者、经产妇、多次腹部手术有切口疝者和长期卧床少动者。

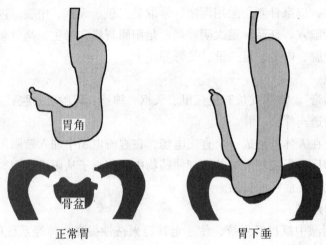

图5-7　胃下垂

一、流行病学

本病发病率较高，既往流行病学调查显示本病的地方性患病率约为5.78%～14.59%。胃下垂及其并发症严重危害着人们的身体健康和生存质量。20世纪初期，国外统计本病的好发年龄在14～30岁之间。既往也有报道表示，老年人胃下垂多为无力型胃，临床症状轻，不应纳入胃下垂范畴。有报道经对12篇病例报告983例胃下垂统计资料显示：男429例，女554例，男女比例为1∶1.29。年龄分段明确的524例中，年龄在50岁以上者103例，占19%，并且女性所占比例明显高于男性，因此考虑老年女性胃下垂病例在总体发病人群中有较大的比重。也有报道表示患者过度焦虑或抑郁，强烈的精神刺激作用于大脑皮层，使中枢神经功能失调使得胃肠运动紊乱，张力改变，继而发生胃下垂。

二、病因及发病机制

（一）病因

1. 精神神经因素

各种不良的精神神经因素刺激，可引起中枢神经的调节作用发生紊乱，使高级中枢神经活动失调，从而使皮层下中枢、自主神经系统对胃壁营养、胃运动及其紧张力等调节紊乱，导致胃张力失常而引起本症。

2. 体形

多发生于瘦长体形的人，伴有其他脏器如肝、肾、脾等下垂，身体一向较弱者，或患慢性消耗性疾患，如肺结核等病的高度消瘦者则更易发生。

3. 腹肌张力

该症多见于妇女，尤以生育过多者更为多见。此外，腹部手术后的肌张力减退或消失时也容易发生胃下垂。

4. 与其他疾病之间的关系

该症除可与其他脏器下垂同时存在外，尚有合并胃、十二指肠溃疡及胃癌者，其中以胃溃疡最多，对胃下垂患者做病理检查时，又可见胃扩张和约有60%有慢性萎缩性胃炎。

（二）发病机制

胃下垂是一种功能性疾病，是由于胃平滑肌或韧带松弛所致。正常腹腔内脏位置的固定主要靠3个因素：横膈的位置和膈肌的活动力、腹肌力量和腹壁脂肪层厚度的作用、邻近脏器或某些相关韧带的固定作用。一般来说，幽门常位于剑突和脐连线中点或脐水平附近。患者因长期劳累，大脑过度疲劳，强烈的神经刺激和情绪波动不断作用于大脑皮层，使皮层和皮层下中枢功能失调，导致自主神经功能紊乱，致使胃紧张力减弱，蠕动缓慢，机能减退。但少数患者，因胃肠蠕动亢进，食物在胃内停留时间较短，营养物质不易被吸收，消化功能低下，故日渐消瘦，也可导致胃下垂和其他内脏下垂。

总的来说，将胃下垂的发病机制概括为5个方面：（1）肌源性；（2）神经源性；（3）激素变化；（4）代谢性因素；（5）其他相关因素。而胃张力下降及韧带松弛理论将贯穿其中。

1. 肌源性疾病及胃张力降低理论

肌张力简单地说就是肌细胞相互牵引产生的力量，胃平滑肌的张力分为非强直性张力和强直性张力，非强直性张力即平滑肌细胞内Ca^{2+}浓度升高到阈值后，产生不伴有肌膜动作电位发放的肌张力；强直性肌张力是Ca^{2+}-肌动球蛋白-粗细肌丝滑动的主要耗能性收缩，当动作电位连续发放时则单收缩融合成强直，称为强直性肌张力，人体胃肠道、子宫为机能单位型平滑肌，主要发生肌源性强直。纵行肌主要产生肌张力，环行肌主要产生位相性收缩。肌源性自动节律的频率和收缩单位的大小、神经递质、激素、理化环境、牵张等为肌源性强直的调节因素，胃的纵行肌所控制的胃近端的容受性扩张、适应性扩张及保持胃基础张力下的形态也势必受到影响。环行肌在强直张力基础上的位相性收缩也会相应减弱。导致肌张力改变的因素有胃电起搏细胞及肌电的异常、胃肠神经系统的改变、电解质紊乱、激素水平的变化、食物及药物。累及胃肠的平滑肌的肌源性病变分为消化道本身的疾病和全身性的疾病，其中消化道疾病有胃平滑肌瘤、平滑肌肉瘤、胃痉挛，全身性疾病有进行性系统性硬化症，常伴发胃排空延迟，发展为胃肠道运动障碍。

2. 神经源性的改变

胃肠道调控神经系统是通过三个层次的相互协调作用实现的。第一层次是由胃肠道神经丛和内在肌源性的自律性活动对其运动和分泌进行局部调控，而肠神经系统又受外来自主神经系统的控制。第二层调控位于椎前神经节，其中含有外周交感神经的节后神经元的胞体，并接受和调控来自肠神经系统和中枢神经系统的信息。第三层调控是中枢神经系统，是脑的各级中枢和脊髓在接受外界环境各种变化时传入的各种信息，经整合后由自主神经系统和神经-内分泌系统（如脑-肠肽）将其调控信息传送到胃肠道的肠神经丛或直接作用于平滑肌细胞。在肉眼看到食物时，由于条件反射，大脑皮层发出饮食信号，兴奋下丘脑及脑干经由迷走神经引起胃的容受性舒张，这个阶段，对于某些长期处在紧张情绪中的患者，自主神经调节功能紊乱，交感神经和迷走神经功能失衡，迷走神经的张力降低，交感神经相对亢进，而胃的容受性及适应性舒张功能是一个在慢波电位下由迷走神经递质及迷走神经主导下的体液调节共同控制的过程，此时倘若由于迷走神经的刺激不够，胃底平滑肌细胞的超极化障碍，使得肌群舒张不充分，或者由于Cajal间质细胞引起的慢波电位带不动胃底平滑肌细胞使其没法叠加动作电位，以上两种因素都有可能使得舒张障碍，导致食物入胃后胃内压升高明显，引起早饱感，这可以解释胃下垂患者少食即饱、食多欲呕、嗳气等现象，由于胃底对食物的储蓄空间减小，食物入胃后往胃体部、窦部走，加大了胃蠕动的负担及重力作用，增加了对胃壁的压迫。

3. 激素-胃肠激素及性激素

对平滑肌纵行肌张力有明显影响的激素包括胃泌素（它是由胆碱能神经途径来完成的）、血管活性肠肽（它是引起近端胃容受性舒张的神经递质，是使得胃底纵行肌条肌张力下降的主要激素）。胃泌素是胃酸分泌的主要调节激素，对胃的运动也有中等程度的刺激作用，它提高幽门泵的活动，使幽门舒张，因而对胃排空有重要的促进作用。近来，胃促生长素（Ghrelin）对胃肠动力的作用机制成为研究的热点。胃促生长素（Ghrelin）是一种生长激素促分泌素受体（GHSR）的内源性配体。1999年首次从大鼠胃组织中发现的含28个氨基酸的内源性多肽研究表明，Ghrelin与胃动素作用相似，在诱发消化间期移行性复合运动（MMC）Ⅲ相运动中起作用，并能加速胃的排空和小肠内容物的通过。腹腔内、静脉或侧脑室注射Ghrelin，可增强剂量依赖性大鼠或小鼠的摄食量、促进胃的排空。

4. 代谢性因素

一些代谢性疾病如甲状腺功能亢进、甲状腺功能减退、甲状旁腺功能亢进和甲状旁腺功能减退也会引起胃肠动力障碍。有报道甲状腺功能减退的病人以胃下垂为首发症状。

5. 其他病因

既往流行病学显示，本症是内脏下垂的一部分，多见于瘦长无力体形者、久病体弱者、经产妇、多次腹部手术有切口者和长期卧床少动者。手术、胎儿成长直至分娩、疝气的发生改变了腹腔内的容量及压力，胃的前壁正中直接与腹壁相贴，腹肌的薄弱、张力下降导致胃前壁的依托力量减弱，胃的前壁左侧与脾相邻右侧与肝相贴，胃的后壁与胰腺、横结肠、肾、左肾上腺相邻，胃底与膈、脾相邻，大、小网膜分别于胃大弯及胃小弯旁分布，其他脏器的位置和腹膜脂肪的厚度决定了胃周围组织的挤压力量，后天性十二指肠壅积症的发生也与腹膜脂肪厚度减少、人体的消瘦相关。

（三）中医病因病机

胃下垂在中医属"胃脘痛""胃缓"范畴。在病因病机上，中医多认为是"脾主升清"功能减退。多依《内经》"下者举之"，采用"补中益气""升阳举陷"治之。系指因长时间的饮食不节，或情志内伤，或劳倦过度，导致中气下陷，升降失常，从而出现脘腹饱胀、嗳气、胃脘疼痛、辘辘有声等以脾虚胃弱为特点的病证。

脾胃同居人体之中焦，在膈之下，脾和胃同属于消化系统的主要脏器，机体的消化运动，主要依赖于脾和胃的生理功能。脾与胃，同居中焦，皆属土脏，互为表里，以膜相连，胃主受纳，脾主运化，两者之间的功能关系是"脾为胃行其津液"，脾主升清，胃主降浊，二者一阴一阳，一脏一腑，一升一降，共同完成水谷的受纳、腐熟、运化、输布，故合称脾胃为"后天之本""生化之源"。而在病理上两者亦相互影响，脾的运化、升清功能和胃的受纳、降浊功能若有一方失职，必会影响对方的功能，进而影响整个消化吸收过程。胃下垂的基本病机在脾胃，但与心、肝、肾等脏腑功能关系密切。

三、临床表现

（一）症状

轻者无明显症状，重者可有上腹不适，多在餐后、站立及劳累后加重，有饱胀、厌食、恶心、嗳气及便秘等症状。亦可出现站立性昏厥、低血压、心悸、乏力、眩晕等其他内脏下垂的表现。

（二）体征

体检时可见瘦长体形，肋下角常<90°，上腹部压痛点因立卧位变动而不固定，有时用冲击触诊法，或病人急速变换体位时，可听到脐下振水声，上腹部易扪到主动脉搏动。

（三）并发症

病程较长者，由于心理精神因素或贫血、消瘦等因素，患者常有头昏、头痛、失眠、心悸、乏力等症状，少数甚至出现忧郁症的症状，严重者同时伴有肝、脾、肾、横结肠等下垂则称为内脏下垂。

四、诊断和鉴别诊断

（一）诊断标准

1. 多发生于瘦长体形、经产妇及消耗性疾病进行性消瘦等。

2. 不同程度的上腹部饱胀感，食后尤甚，嗳气，厌食，便秘，腹痛。腹胀可于餐后、站立过久和劳累后加重，平卧时减轻。亦可出现站立性晕厥、低血压、乏力、头晕等其他内脏下垂的表现。

3. 肋下角常小于90°，站立时触及较明显的腹主动脉搏动；振水声；以双手托扶下腹部，往上则上腹坠胀减轻；可触及下垂的肝、脾、肾等脏器。

4. X射线钡餐造影检查可见胃小弯角切迹、胃幽门管低于髂嵴连线水平；胃呈长钩形或无张力型，上窄下宽，胃体与胃窦靠近，胃角变锐。胃的位置及张力均低，整个胃几乎位于腹腔。

（二）辅助检查

辅助检查包括胃钡餐造影、胸部平片、胃肠道超声检查、胃肠道CT检查、腹部平片等。

1. X射线检查胃肠钡餐造影可见：

（1）胃体明显向下，向左移位，重者几乎完全位于脊柱中线的左侧。

（2）胃小弯弧线最低点在髂嵴连线以下。

（3）无张力型胃其胃体呈垂直方向，体部较底部宽大，胃窦部低于幽门水平以下，蠕动无力，紧张力减退，钡餐滞留，6 h后仍有1/4～1/3残留胃内。

（4）十二指肠壶腹部受牵引，拉长，其上角尖锐，十二指肠第二部常位于幽门管后面，即向左偏移。

（5）十二指肠第3段可因肠系膜动脉压迫而呈十二指肠壅滞。

2. 饮水超声波检查

饮水后测知胃下缘移入盆腔内。

（三）鉴别诊断

1. 与急性胃扩张鉴别

急性胃扩张常发生于创伤、麻醉和外科手术后数小时至一两天内或饱餐后不久，患者感上腹胀满或持续性胀痛，继而出现呕吐，呕吐物主要为胃内容物，量小，但发作频繁，虽吐而腹胀不减，患者可迅速出现水电解质紊乱，甚至休克，X射线腹部平片可见扩大的胃饱和致密的食物残渣阴影，服少量的钡剂可见扩张的胃型，询问病史有助于鉴别。

2. 与胃潴留鉴别

功能性胃潴留多由于胃张力缺乏所致，此外，胃部或其他腹部手术引起的胃运动障碍、中枢神经系疾病、糖尿病所致的神经病变，以及迷走神经切断术等均可引起本病，尿毒症、酸中毒、低钾血症、低钠血症、全身或腹腔内感染、剧烈疼痛、严重贫血以及抗精神病药物和抗胆碱能药物的应用也可致本病，呕吐为本病的主要表现，日夜均可发生，呕吐物常为宿食，一般不含胆汁，上腹饱胀和疼痛亦多见，如有呕吐宿食，空腹时腹部有振水音，即提示胃潴留，进食4 h后，仍可从胃反出或自胃腔内抽出食物则可获证实，胃肠钡餐检查时，钡剂在4 h后存留50%，或6 h后仍未排空，均为本症之佐证。

3. 与其他疾病鉴别

胃下垂应与消化性溃疡、慢性胃炎、慢性肝炎、功能性消化不良、慢性胆囊炎、胃癌、胃扩张、幽门梗阻等病相鉴别。

五、治疗

（一）西医治疗

1. 一般治疗

加强锻炼，增加营养，增强腹肌张力，少吃多餐，纠正不良的习惯性体位。

2. 药物治疗

（1）对无力型胃可用促胃动力药，胃痛者可用镇痛药，便秘者可用润滑剂。

（2）可试用加兰他敏氢溴酸盐10 mg，3次/d，口服；或25 mg，1次/d，肌内注射。一般从小剂量开始逐渐增加，20~40 d为一疗程，视患者病情而定，经1~2个疗程后，病情仍未改善，应停用。

（3）可试用三磷酸腺苷（ATP）20 mg，2次/d，在早餐前半小时、午餐前半小时肌内注射，25天为1疗程，间隔10天再进行第2疗程。

3. 必要时可放置胃托或腹带辅助治疗。

4. 对内科治疗无效者可采用手术胃大部切除等方法，由于治疗创伤性及副作用大，很难被患者接受。

（二）中医治疗

1. 中药治疗

（1）脾虚气陷证：面色萎黄，精神倦怠，语声低微，气短乏力，食少纳呆，脘腹重坠，胀满，嗳气不舒，食后加重，肌肉瘦弱，舌淡苔白，脉象缓弱。

治则：补气升陷。

方药：补中益气汤合枳术丸。少食纳呆可加生鸡内金，生山楂、生麦芽，恶心、呕吐加半夏或合用旋覆代赭汤。

（2）虚实夹饮证：脘腹坠胀不适，食后尤甚，喜暖喜按，必下悸动，水走肠间辘辘有声，恶心，呕吐清水痰涎，便溏，舌淡苔白。脉象沉细小滑。

治则：温阳化饮、和胃降逆。

方药：苓桂术甘汤合附子理中汤。加半夏、代赭石，或加黄连、吴茱萸。

（3）肝胃不和证：两胁胀而不适，脘腹胀满，呃逆，嗳气，嘈杂泛酸，善太息，苔薄腻，脉弦细。

治则：疏肝和胃。

方药：柴胡疏肝散合左金丸，或四逆散与逍遥散加减化裁。

（4）胃阴不足证：面色略红，唇红而干，脘腹胀满，灼热不适，口干苦，口渴思饮，嗳气，恶心、呕吐，大便干，舌红少津，脉细数。

治则：滋养胃阴。

方药：益胃汤合一贯煎加鸡内金、生麦芽、莱菔子。如呕吐较著，可养胃降逆，方用麦门冬汤合竹茹汤。

（5）胃络瘀滞证：胸膈痞满，脘腹胀坠，脐上刺痛，按之濡软，恶心，形体消瘦，面色晦暗，舌暗淡或有瘀斑，苔薄，脉象沉细或涩。

治则：疏肝养血化瘀。

方药：血府逐瘀汤合香砂六君子汤加减或用柴胡疏肝汤合桃红四物汤加减。

2. 针灸治疗

（1）可选内关、足三里、中脘透梁门、脾腧、胃腧、气海、章门，任选2~3穴，以平补平泻法，留针20~30 min。如胃痛属实加期门、阳陵泉；偏虚者选脾腧、胃腧、章门；泄泻加关元；便秘加大肠腧、天枢、上巨虚。

（2）以补法针刺太溪穴0.5寸左右，以平补平泻法针刺足三里1.5寸左右，三阴交1寸左右，间隔5 min行针1次，留针25 min。1次/d，10次为1疗程。

3. 其他治疗

取穴脾腧、胃腧、中脘、足三里，用维生素B_1 1 mL与当归注射液1 mL混合液穴位注射，1次/d，每次3穴，交替使用。另外，电兴奋疗法，按摩、推拿疗法，气功疗法以及几种疗法综合治疗，均有较好的疗效。

六、预防

切勿暴饮暴食，宜少吃多餐，戒烟酒，禁肥甘、辛辣刺激之品，宜易消化、营养丰富的食品，不要参加重体力劳动和剧烈活动，特别是进食后，饭后散步，有助于缓解本病的症状，保持乐观情绪，勿暴怒，勿郁闷，要耐心坚持治疗，食物调理和康复锻炼，要有战胜疾病的信心。应养成良好的饮食习惯，饮食规律，定时定量，对体瘦者，应增加营养，积极参加体育锻炼，如散步、练气功、真气运行、打太极拳等，预防本病，还必须保持乐观情绪，也可采用简便易学的健身法，若已患慢性消化性疾病，应积极彻底地治疗，以减少本病的发生。

（刘俊宏　刘晓燕　付兆媛）

第四节　肠易激综合征

肠易激综合征（irritable bowel syndrome，IBS）是一种常见的胃肠功能紊乱性疾病，是一种包括腹痛、腹胀、排便习惯和大便性状异常，而缺乏特异性形态学、生物化学和感染性原因的症候群。临床主要将其分为腹泻型、便秘型和腹泻便秘交替型，以腹泻型最为常见。

一、流行病学

IBS的发病率极高。在全球，各国患病率相差较大（如图5-8，Caroline等，2014），全球总患病率在5%～25%之间，西方国家为8%～23%，欧洲和北美国家为10%～15%，大洋洲国家为11%～17%，非洲国家为10%左右，亚洲国家为5%～10%。英国的一项荟萃分析表明，北美、西欧的IBS患病率最高，亚非地区的患病率普遍较低，但目前尚无进一步的证据表明西方国家和发展中国家之间的差异。各国间患病率差别除与社会、文化、地理和环境因素有关外，更为重要的原因可能是与采用不同的诊断标准和用于调查的问卷质量不同。随着社会的发展、生活节奏的加快、饮食结构的改变等，IBS的发病率越来越高，我国IBS患病率约为15%。IBS多见于青少年，女多于男。1996年北京地区IBS流行病学研究是我国最早进行的一项研究，调查报告显示：人群患病率Manning标准和罗马标准分别为7.26%和0.28%，其中有20%的患者频繁就诊。2001年广州的一份调查报告显示，人群按罗马Ⅱ诊断标准患病率为5.6%，就诊率为22.4%。到目前为止，尚无一种药物对治疗IBS有确切疗效。

二、病理生理学基础

传统观点认为，IBS的病理生理改变主要为内脏高敏感性导致腹部不适或疼痛，以及胃肠动力障碍导致腹泻或便秘。但胃肠动力障碍并不能很好地解释便秘与腹泻混合或交替出现的IBS。一些研究表明，心理因素在IBS发病中的作用更为重要，胃肠动力障碍并非IBS最重要的发病机制。然而，也非所有IBS患者都有显著的心理症状。（如图5-9，Camilleri等，2004）。

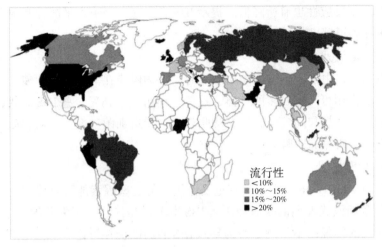

图5-8　IBS全球患病率分布图

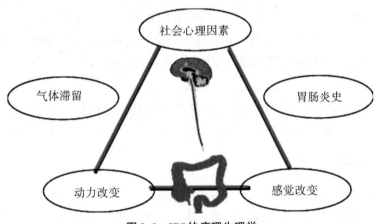

图5-9　IBS的病理生理学

1. 感染

现有证据表明：1/4的IBS出现于细菌性胃肠炎后。西班牙一项队列研究显示，沙门菌感染后，发生IBS的危险性增加8倍。临床症状不明显的胃肠炎为何常会发展为IBS，这一问题亟待探讨。部分IBS患者存在炎症性肠病，但炎症性肠病在IBS患者中的确切患病率不清。已有资料证明，应用定量检测方法可发现，感染后IBS和非感染后IBS患者黏膜固有层T细胞较对照组增加，非感染后IBS患者肥大细胞增加。根据传统组织学标准，则这些活检组织均属正常。因此，过去可能忽略了炎症性肠病与IBS的关系。IBS患者不仅结肠活检组织可见炎性改变，其周围细胞因子也有相应变化。

2. 5-羟色胺（5-HT）异常

5-HT大量存在于肠嗜铬细胞中，主要作用为引起肠蠕动反射和传导感觉。研究表明，IBS患者的5-HT代谢存在异常，IBS-C患者血浆5-HT水平降低，IBS-D患者5-HT水平增高。Coates等研究了IBS组、溃疡性结肠炎组和正常对照组的直肠活检标本，结果显示，IBS组和溃疡性结肠炎组5-HT信号系统均出现异常，肠黏膜5-HT含量减少，其再摄取转运蛋白免疫反应性也有所降低。提示IBS确实存在分子水平的异常改变，这些异常很有可能发生在肠道感染之后。

3. 肠道细菌过度生长

一种观点认为，由于胃肠道运动功能障碍，食物停滞在消化道，促使小肠细菌过度生长，细菌的发酵作用可产生过多的气体，这些气体可能会诱发一些IBS症状，如腹部不适和腹胀。很多直接证据和间接证据均支持此观点。肠道细菌过度生长对临床治疗具有指导意义，但需进一步研究加以验证。

4. 神经中枢失调

心理社会因素在IBS的发病中具有重要作用，但这些因素能否直接改变胃肠道功能仍不能确定。儿童期或成人期的受虐经历是IBS患者存在神经中枢失调的一个很好的证据，但调节胃肠功能的神经中枢失调是否为导致IBS的病因仍在讨论中。焦虑和抑郁在IBS患者中亦普遍存在。这些证据对将IBS定义为由自主神经感觉异常所致提出了疑问。已证实IBS患者的神经中枢反应与正常人存在差异。直肠扩张试验中的局部脑血流量测定显示，IBS组与溃疡性结肠炎组和对照组相比，前扣带回和背侧额叶有更多的活动。抗抑郁药阿咪替林能减轻直肠痛，与其激活对右侧额叶、脑岛和前扣带回皮层的疼痛抑制机制有关。神经中枢的活动变化也许能解释抗抑郁药对IBS的治疗作用。

5. 遗传因素

对双胞胎和家族的研究表明遗传因素在IBS的发病中起重要作用，但此观点仍在讨论中。此外，环境因素也可能是IBS发病的重要因素，相关研究工作仍在深入中。

三、病因和发病机制

本病病因和发病机制尚不明确，与多种因素有关。目前认为IBS的病理生理学基础主要是胃肠动力学异常和内脏感觉异常，而造成这些变化的机制则尚未阐明。据认为肠道感染后和精神心理障碍是IBS发病的重要因素。

1. 肠运动异常

IBS的主要发病机制是肠运动功能异常。有研究发现IBS患者空肠段丛集状收缩波（discreated clustered constrictions，DCC）及回肠推进性收缩波（prolonged propagated constrictions，PPC）增多，且与痉挛性疼痛一致。腹泻型IBS患者白天的移行性运动复合波（migrating motor complex，MMC）出现次数增多，周期缩短；在II期和进餐后有较多的空肠收缩；结肠显示大量的快速收缩和推进性收缩；近端结肠快速通过且与大便的质量呈正相关关系；胆碱能刺激后降结肠-乙状结肠多项动力指标增加。相反，便秘型IBS患者近端结肠通过时间延长，排空明显减慢；高幅推进性收缩减少；降结肠、乙状结肠在基础状态下的收缩频率和收缩时间减少，对胆碱能刺激的反应性降低，与此同时，近端结肠收缩时间的百分比却显著增加，表现为不协调性。肛管内压力升高，肛门括约肌对直肠扩张的反应性松弛迟钝。排便时外括约肌异常收缩，与IBS患者排便困难有关。IBS动力异常不仅限于肠道，食管、胃、胆道均存在动力紊乱，以致有"胃肠道哮喘（asthma of gut）"之称。目前有关IBS动力的研究结果尚不完全一致，有些甚至得出相反的结果。说明IBS的动力紊乱是很复杂的，它不是某一肠段动力发生某种异常，而是存在着相互间的协调问题。

2. 脑-肠互动异常

所谓脑-肠互动即有机体借助组成脑-肠轴元件之间的精神神经内分泌免疫网络的双向环路参与胃肠功能的调节，一方面表现为应激、心理因素等可通过脑的加工影响患者对内脏刺激的感知；另一方面表现为对内脏刺激的信息可通过上行神经传递至中枢进行加工整理，进而再通过传出神经系统影响胃肠功能。脑-肠互动异常在IBS发病机制中起重要作用，其具体表现在IBS患者对各种生理性或体外环境刺激的内脏敏感性增高，即内脏感知和内脏-躯体投射区的改变，疼痛阈值降低和疼痛放射区的扩大（如图5-10，Hamish等，2011）。

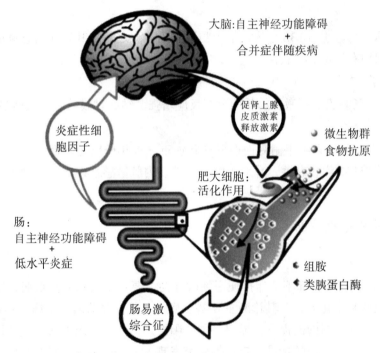

图5-10　脑-肠轴肠易激综合征(IBS)示意图

3. 内脏感觉异常

直肠气囊充气实验表明，IBS患者充气疼痛阈值明显低于对照组。回肠运动研究发现，回肠推进性蠕动增加可使60%的IBS患者产生腹痛，而在健康对照组仅为17%。

4. 精神和神经因素

IBS患者精神心理异常的出现率明显高于普通人。有研究表明，精神紧张可以改变肠道的MMC，精神刺激对IBS病人比对正常人更易引起肠动力紊乱。现代神经生理学认为IBS患者的肠道对张力和多种刺激的敏感性增加。但这究竟是由于肠壁神经丛及其感受器或传入神经通路上的异常，还是中枢神经系统对肠道的调节异常，目前还不明确。另外有研究发现，应激可引起大鼠功能性结肠动力紊乱，同时发现，应激后一些胃肠道激素的释放增加，说明神经内分泌的调节参与应激所引起的肠功能紊乱反应过程。以上精神、神经因素与IBS的关系，支持目前认为IBS是属于心身疾病类胃肠病的观点。

5. 肠道刺激因素

肠道内某些因素可能改变肠功能，加重原有的肠易激综合征。这些刺激因素包括外部的食物、药物、微生物等，也可能包括消化过程中所产生的某些内部物质。有实验发现腔内抗原激发致敏的鼠肠道可明显诱导鼠肠道收缩活动和产生腹泻。有分析认为，当某些刺激物多次作用于肠道时，可能改变肠道的感觉运动功能以及对刺激的敏感性，从而使肠管产生"易激性"。有报道，IBS病人回肠对灌注胆汁酸的分泌作用非常敏感，但可能未被诊断为胆汁酸吸收不良。短链或中链脂肪酸在吸收容量受限或在小肠内快速运转等的病人中可能到达右半结肠，引起右半结肠出现快速通过的高压力波，这些波极有效地推进结肠内容物并可能引起疼痛和腹泻。这些肠道刺激物在IBS中是诱因还是病因目前尚未定论。

6. 感染

研究提示，部分患者IBS症状发生于肠道感染治愈之后，其发病与感染的严重性及应用抗生素时间均有一定的关联性。

7. 分泌异常

IBS患者小肠黏膜对刺激性物质的分泌反应增强。结肠黏膜分泌黏液增多。

8. 其他

约1/3患者对某些食物不耐受而诱发症状加重。近年研究还发现，某些肽类激素如缩胆囊素等可能与IBS症状有关，有助于解释精神、内脏敏感性以及胃肠动力异常之间的内在联系。

四、诊断和鉴别诊断

（一）诊断

1. IBS是以腹痛或腹部不适伴排便习惯改变为主要症状的功能性疾病，缺乏可解释症状的形态学改变和生化异常，其诊断主要基于症状，并排除器质性疾病。1978年Manning在缺乏相应的客观指标的前提下，提出一种"阳性"诊断的思维方式，使得以症状为基础的IBS诊断有了可以遵循的标准。Fass等研究发现Manning标准鉴别IBS与正常对照的敏感性为65%～66%，特异性为86%～93%，与器质性胃肠病鉴别的敏感性为58%～94%，特异性为5%～93%，增加观察的症状指标不能增加鉴别诊断的敏感性与特异性。此后，1984年提出的Kruis标准有较低的敏感度（66%）和较高的特异度（99%），由于此评分系统过于烦琐，并未被广泛采用。罗马Ⅰ标准首先对症状持续的时间进行了规定，要求病程中至少有3个月出现症状，另外还纳入了较以往更多的症状，其灵敏度为65%，特异度为100%，但由于把腹痛作为诊断的先决条件，以至于使用该标准检出的患病率较低。1998年的罗马Ⅱ标准的理论基础更为充实，建立在对感觉和动力异常的理解之上，同时由于诊断需较长的病程，在实践中复杂，难以应用。2006年提出罗马Ⅲ标准，将症状发生的时间更改为最近的3个月和诊断前至少6个月，将症状出现的时间缩短至6个月，并强调不适意味着区别于疼痛的感觉，在病理生理研究和临床实验中，入选的个体在观察期间疼痛或不适的频率至少2天/周。并根据粪便的性状将IBS分为4型：便秘型、腹泻型、混合型、未定型，使临床诊断更趋简化、合理。我国在罗马Ⅲ的基础上提出了符合中国国情的2007年IBS诊断和治疗的共识意见，指出当发现警报征象时应进行相关的检查以明确排除器质性疾病。

2. 罗马Ⅲ诊断标准

（1）病程半年以上且近3个月持续存在腹部不适或腹痛，并伴有下列特点中至少2项：①症状在排便后改善；②症状发生伴随排便次数改变；③症状发生伴随粪便性状改变。

（2）以下症状不是诊断所必备，但属常见症状，这些症状越多越支持IBS的诊断：①排便频率异常（每天排便>3次或每周<3次）；②粪便性状异常（块状/硬便或稀水样便）；③粪便排出过程异常（费力、急迫感、排便不尽感）；④黏液便；⑤胃肠胀气或腹部膨胀感。

（3）缺乏可解释症状的形态学改变和生化异常。

（二）鉴别诊断

腹痛为主者应与引起腹痛的疾病鉴别。腹泻为主者应与引起腹泻的疾病鉴别，其中要注意与常见的乳糖不耐受症鉴别。以便秘为主者应与引起便秘的疾病鉴别，其中功能性便秘及药物不良反应引起的便秘常见，应注意详细询问病史。以下疾病需重点与IBS相鉴别：

1. 功能性腹泻与功能性便秘

功能性肠病是一组表现为中段或下段消化道症状的功能性胃肠道紊乱疾病。功能性肠病的分类是以临床症状为基础，为了达成新的共识，罗马Ⅲ标准将功能性肠病分为5类，分别是肠易激综合征、功能性肠病、功能性便秘、功能性腹泻、非特异性功能性肠病，其中IBS便秘型应注意与功能性便秘相鉴别，IBS腹泻型应注意与功能性腹泻相鉴别。

2. 吸收不良综合征

吸收不良综合征是指各种原因所致的小肠营养物质吸收不良所引起的综合征。主要临床表现如下：

（1）腹泻与其他胃肠道症状如腹鸣、腹胀、腹部不适，但很少有腹痛，部分病人可有食欲不振及恶心、呕吐。

（2）营养缺乏症状。由于蛋白质丢失及热能供应不足，患者逐渐感觉乏力、消瘦、体重减轻，可出现贫血、下肢浮肿、低蛋白血症。

3. 细菌性痢疾

菌痢多发生于春、秋季节，多见于学龄前儿童，病前一周内有不洁饮食史或与患者接触史。临床表现为发热伴腹痛、腹泻、黏液脓血便、里急后重、左下腹压痛等。重症者病情进展迅猛，高热，惊厥，起病数小时内可出现意识障碍或循环系统、呼吸系统衰竭。腹泻以脓血便为主，粪便常规可见大量脓血球，或见痢疾杆菌。

4. 炎症性肠病

炎症性肠病包括克罗恩病和溃疡性结肠炎。从病理学角度，克罗恩病是一种非特异性肉芽肿性全肠壁炎，可发生于胃肠道的任何部位，而溃疡性结肠炎是一种只限于结直肠的非特异性溃疡性炎症。临床表现为反复发作的肠道炎症，表现有腹泻、腹痛、消瘦和贫血等。溃疡性结肠炎主要侵犯结肠、直肠，病变仅限于黏膜，黏膜脓血便为主；而克罗恩病病变范围广，除以回肠、盲肠多见外，侵犯全消化道且病变呈全肠壁性，较少合并便血，可导致肠腔狭窄、内瘘、不完全性肠梗阻、穿透性炎症、腹痛、包块及全身消耗。

5. 肠结核

肠结核有腹痛、腹泻等症状，粪便中可有脓血并有全身中毒症状，如消瘦、低热等或有其他结核病灶。

6. 肠肿瘤

可有腹泻，但以陈旧性血便为主，肠镜及 X 射线钡餐灌肠及直肠指诊可有阳性特征。

7. 乳糖不耐受症

乳糖不耐受症是一种隐性遗传疾病，病因为制造乳糖酶的基因产生缺陷，造成小肠绒毛细胞无法制造足够的乳糖酶来分解乳糖成为葡萄糖及半乳糖供人体使用，会形成肠腔内高渗透压，大量增加肠道中含水量。乳糖不耐受症的种类主要有4种：先天性乳糖酶缺乏症、二次性乳糖酶缺乏症、暂时性低乳糖酶症及成人性乳糖不耐受症。

8. 甲状腺疾病

甲状腺疾病是由于甲状腺激素分泌异常，机体的代谢活动改变所引起的临床病患，甲状腺功能亢进时，过多甲状腺激素可兴奋肠蠕动以致排便次数增多，此时应注意与IBS相鉴别。甲状腺功能减退时，患者食欲减退，便秘腹胀，甚至出现麻痹性肠梗阻，应注意与IBS便秘型相鉴别。

9. 胃泌素瘤

胃泌素瘤即卓-艾综合征，是以难治性或非寻常性消化性溃疡、高胃酸分泌为特征的临床综合征。1/3的胃泌素瘤病人出现腹泻，大约有7%的胃泌素瘤病人发生腹泻而无溃疡病。因此，应注意与IBS鉴别。

10. 其他疾病

其他如消化性溃疡、肝胆系统疾病等，老年患者的诊断应更加谨慎。此外，还应通过一系列的实验室检查主要和糖尿病、内分泌肿瘤、获得性免疫缺陷综合征、风湿系统疾病的消化道表现相鉴别。

五、治疗

治疗主要是积极寻找去除促发因素和对症治疗，强调综合治疗和个体化治疗原则。

（一）一般治疗

详细询问病史以求发现促发因素，并设法予以去除，告知患者IBS的诊断并详细解释疾病的性质，以解除患者的顾虑和提高患者对治疗的信心，这是治疗最重要的一步。教育患者建立良好的生活习惯。饮食上避免诱发症状的食物，因个人而异，一般而言应避免产气的食物如乳制品、大豆等。高纤维食物有助于改善便秘。对失眠、焦虑者可适当给予镇静药。

（二）药物治疗

1. 解痉剂

此类药物可以松弛胃肠道平滑肌、降低结肠对进食和应激的反应。匹维溴胺为选择性作用于胃肠道平滑肌的钙拮抗药，对腹痛有一定疗效且不良反应少，用法为50 mg/次，3次/日。

2. 5-HT$_3$拮抗剂

5-HT$_3$拮抗剂可调节肠神经系统、减少胃肠道分泌和蠕动、减少痛觉信号的传入。这类药物包括阿洛司琼、昂丹司琼、格雷司琼和西兰司琼等，其中仅阿洛司琼被美国FDA批准用于IBS临床治疗，但由于可引起严重的缺血性肠炎等并发症，在2000年撤出市场，2002年决定在限制此药销售和适用范围后恢复上市，但仅限于以严重的腹泻为主、对常规治疗无效的IBS女性患者。有多项RCT研究显示阿洛司琼在缓解IBS的腹痛、腹部不适、焦虑、总体症状方面优于安慰剂，且阿洛司琼与西兰司琼的疗效相似。另一项系统评价指出阿洛司琼的主要并发症为便秘与缺血性肠炎，但发生率较低，缺血性肠炎的发生率为每年1.1例/1000例患者。多项RCT研究显示西兰司琼的疗效显著优于安慰剂，但由于与阿洛司琼相似的不良反应，一直未能上市。

3. 5-HT$_4$受体激动剂

5-HT$_4$受体激动剂主要包括西沙比利、替加色罗、伦扎比利等。国内一项多中心替加色罗治疗便秘型IBS的临床研究，发现对治疗非常满意率为21.51%，满意率为61.92%，在具有便秘、腹痛及腹胀症状的患者中均获得了较好的满意度，分别为83.69%、83.87%和83.30%。在一项RCT研究中，与安慰剂相比，替加色罗可以提高混合型IBS、便秘型IBS患者总体症状改善率15%以上。但发表在《Cochrane》上的一篇文章显示，替加色罗可以改善IBS的总体症状，但不能改善腹痛或腹部不适。总共29项研究中，包括11 614例替加色罗治疗组及7031例安慰组，替加色罗组心血管事件的发生率为0.11%，明显高于安慰组的0.01%，13例心血管事件中4例出现心肌梗塞、6例出现不稳定性心绞痛、3例出现脑卒中，因此2007年美国FDA发布限制性使用替加色罗的安全性信息。伦扎比利兼有5-HT$_4$受体激动剂及5-HT$_3$受体拮抗剂作用。在英国完成的Ⅱb临床实验中，发现每日4 mg伦扎比利对腹痛或不适缓解率、排便频率和粪便性状的改善情况明显优于安慰组，且各剂量组伦扎比利均表现出良好的耐受性。但在此后完成的Ⅲ期临床实验中，伦扎比利的疗效不尽如人意，因此Alizyme公司不再继续研究。ATI-7505、TD-5108作为一种新型的5-HT$_4$受体激动剂，在化学结构上消除了可能引起心血管事件的结构。在健康志愿者中药动学显示，ATI-7505、TD-5108具有加速胃排空、结肠蠕动加快、软化大便等作用，但目前尚未上市。

4. 氯离子通道激活剂

鲁比前列酮最初用于治疗慢性特发性便秘，但在研究中发现这些患者腹部不适有明显改善，故最近多个RCT研究鲁比前列酮对便秘型IBS的疗效。在Ⅲ期临床试验RCT研究中，1171例便秘型IBS患者随机接受鲁比前列酮8 μg bid与安慰剂治疗12周，应用Likert 7分量表评分，结果显示鲁比前列酮治疗组的整体有效率显著高于安慰剂组（分别为18%、

10.1%），鲁比前列酮主要不良反应为恶心、腹泻等，与安慰剂组相似。且鲁比前列酮可显著改善IBS患者的生活质量、焦虑、躯体症状等。对患者延长治疗时间，鲁比前列酮有效率可提高到37%，且停药后症状不反跳，由于上述纳入研究的多为女性患者，故美国FDA 2008年批准鲁比前列酮用于18岁及以上成年女性便秘型IBS患者。

5. 抗生素与微生态制剂

IBS患者普遍存在肠道菌群失调，部分患者在感染后出现IBS症状，提示肠微生态系统在IBS的发病机制中起一定作用。微生态制剂改善IBS患者症状的机制尚不清楚，可能与恢复正常菌群的数量与质量、减轻黏膜炎症、改善肠黏膜屏障、改善发酵产气、促进胆酸的灭活等从而减轻IBS症状等有关。因此，2009年美国胃肠病学会推荐非吸收的抗生素短期应用以缓解IBS腹胀及总体症状。

6. 止泻药

洛哌丁胺或地芬诺酯止泻效果好，适用于腹泻症状较重者，但不宜长期使用。轻症者宜使用吸附止泻药如蒙脱石散、药用炭等。

7. 导泻药

对于便秘型IBS目前主张采用温和的缓泻剂以减少不良反应和药物的依赖性。常用的有渗透性轻泻剂（如复方聚乙二醇电解质散、乳果糖或山梨醇）、容积性泻药（如欧车前制剂和甲基纤维素等）。

8. 抗抑郁药

抗抑郁药物主要包括三环类抗抑郁药（tricyclic antidepressants, TCAs）与新型的选择性5-HT再摄取抑制剂。

（三）健康教育

美国对1242例IBS患者进行问卷调查，发现大多数患者对IBS存在严重的认识误区。52%患者认为是缺少某种消化酶造成的，42.8%认为IBS是结肠炎，21.4%认为会导致癌症，这些误区的存在，进一步增加了患者的困惑。且60%的IBS患者最希望信息来源于专业人员的健康咨询。健康教育的方式为以医生建议为主、其他多种宣传材料为辅的综合形式，宣传方式多样化、个体化。目前已经证明，有效的宣传教育有助于减轻IBS患者的自觉症状、减少就诊次数、降低医疗费用。

（四）饮食治疗

饮食对症状影响很大，某些食物常常可以引发症状出现，避免某些特殊食物可以减少症状的发生，其可能的发病机制与消化道的产气、结肠发酵、餐后的动力异常、对特殊食物的不耐受等有关。对于存在腹胀、腹泻和肛门排气增多的患者，可以选择低纤维或排除性饮食疗法，而对于便秘患者，则可选用高纤维饮食。不同的纤维制剂对IBS的症状改善的疗效不同。

（五）心理和行为疗法

症状严重而顽固，经一般治疗和药物治疗无效者应考虑予以心理行为治疗，包括心理疗法、认知疗法、催眠疗法和生物反馈疗法。

（张　晶　杜晓娟）

第五节 功能性便秘

功能性便秘（functional constipation, FC）是一种常见的消化系统功能性胃肠病（FBD）（如图 5-11），表现为持续的排便困难、排便次数减少或排便不尽感，不符合肠易激综合征（IBS）的诊断标准。

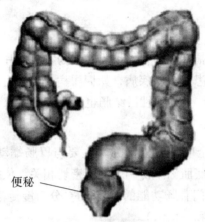

便秘

图 5-11　便秘示意图

一、流行病学

功能性便秘在任何年龄段均可发生，我国人群总的患病率约为 9.18%，男性约为 7.28%，女性约为 11.24%，老年总患病率达 11.5%。由于我国社会经济分布不均衡，患病率北方明显高于南方、农村明显高于城市。在欧洲和大洋洲，发病率为 9.8%，美国南部人群的发病率高达 19%。

二、病因及发病机制

（一）病因

1. 生活习惯

摄食量过少或纤维素含量减少是重要的因素，生活不规律、饮酒、失眠、缺乏锻炼、长期有意识抑制排便等因素也与其密切相关。此外，摄入液体量减少是导致便秘发生的另一危险因素，每日饮水量小于 1000 mL，便秘发生率高。

2. 应激

精神心理因素是影响胃肠道功能的重要因素。精神抑郁或紧张、过分激动、生活中重大负性事件和生活工作压力等因素使机体发生条件反射障碍，导致不能定时排便，日久使直肠对粪便压力的敏感性降低，形成功能性便秘。

3.结肠动力降低

肠肌间神经丛的异常、Cajal细胞密度的减少以及肠神经递质的改变引起结肠蠕动无力或结肠蠕动不协调，导致结肠收缩无力，使粪便在结肠转运时间延长，增加黏膜对水分的吸收，引发便秘。

4.分子生物学因素

调节肠蠕动的神经递质有兴奋型胃肠激素和抑制型胃肠激素两类。乙酰胆碱、P物质等兴奋性神经递质的减少和血管活性肠肽、一氧化氮等抑制性神经递质的分泌增多能引起便秘。

5.其他

使用某些药物，如神经精神类药物、抗胆碱能药物、阿片类药物、钙通道拮抗剂、多巴胺能药物等能引起便秘；患有某些疾病，如糖尿病、高钙血症、甲状腺功能低下等也能引起便秘。此外，遗传因素，如先天性巨结肠也能引起便秘。

（二）发病机制

FC的发病机制尚不完全明确，但认为其主要与胃肠蠕动减慢、胃肠传输阻滞或障碍、肠内容物压力增高、盆底肌肉不协调等因素密切相关。依据病理生理学机制，国际上根据结肠动力学的特点和肛门直肠功能的改变，FC分为慢传输型便秘（STC）、出口梗阻型便秘（OOC）和混合型便秘（MIX）。

1.慢传输型便秘（STC）

STC又称排空迟缓型便秘或结肠无力型便秘，是指肠内容物从肠内近端到结肠和直肠远端的通过时间比正常慢，为FC的常见类型，其机制多与肠肌间神经丛异常和肠神经递质改变有关，包括结肠高幅推进性收缩数量减少和远端不协调的运动增多。

2.出口梗阻型便秘（OOC）

OOC又称盆底功能障碍或盆底肌协调障碍，是指盆底肌和肛门括约肌排便时不能完成松弛或产生矛盾运动；部分患者具有排便反射的损害或丧失，使直肠排便敏感性降低。OOC多见于老年人、妇女和儿童，其机制尚不明确，多与肛门括约肌功能失调或直肠对排便反射感阈值异常有关，可分为盆底肌群张力过高以及肌肉张力过低。

3.混合型（MIX）

MIX具备上述两者的特点，多数STC患者都伴有OOC。可能由于STC病情进展，引起直肠感觉阈值逐步升高；或者长期OOC影响结肠排空，继发结肠动力障碍。

（三）中医病因病机

《内经》称便秘为"大便难""后不利"，《伤寒杂病论》称便秘为"阳结""阴结""脾约"，其病因是多方面的，其中外因主要是外感寒热湿邪，内因与饮食不节、情志失调、先天禀赋不足、病后体虚等有关。本病的病位在大肠，并与脾、胃、肝、肾、肺等脏腑的功能失调密切有关。概括起来，分为如下几个方面。

1.湿邪侵袭

湿浊之邪侵袭，邪气内陷，气机壅滞，和降失司，脾虚传送无力，糟粕内停，大肠传导失司，则成便秘之症。《素问·至真要大论》云："太阴司天，湿淫所胜，大便难。"

2. 阴亏血少

素体阴虚，或年高体弱、病后产后、过食辛香燥热之品均可导致阴亏血少，阴亏则大肠干涩，血虚则大肠不荣，大便干结，则成便秘之症。《伤寒杂病论》云："若本小便日三四行，今日再行，故知大便不久出。今为小便数少，以津液当还入胃中，故知不久必大便也。"

3. 脾肾亏虚

脾肾亏虚，阳气不足，大肠失于温煦，阴寒内结，便下无力，导致大便不通，则成便秘之症。如《灵枢·邪气脏腑病形》篇曰："肾脉危急，为不得前后。"《素问·至真要大论》载："太阴司天，病阴痹大便难，阴气不用，病本于肾。"

4. 肠胃积热

肺与大肠相表里，肺之燥热下移大肠，或素体阳盛，过食辛辣均可耗伤津液，引起肠道干涩失润，大便干燥难出，则成便秘之症。《素问·举痛论》曰："热气留于小肠，肠中痛，热瘅焦燥，则坚干不得出，故通而闭不通矣。"

5. 从肝论治

肝体阴而用阳，主疏泄气机，若肝气郁滞，则气滞不行，腑气不能畅通，升降失调，糟粕内停，则成便秘之症。《丹溪心法·上》言："郁者，结聚而不得发越，当升者不升，当降者不降，当变化者不得变化也，此为传化失常。"

便秘的病因病机之间常常相兼为病，互相转化，病性可归纳为虚实两个方面，寒热气滞属实，多因邪滞肠胃、壅塞不通所致；气血阴阳不足属虚，多因肠失濡养、推动无力所致。其基本病机为邪滞肠道，腑气闭塞不通，或肠失温煦，无力推动，以致大肠传导功能失常。

三、临床表现

（一）症状

依据罗马Ⅲ功能性胃肠病的标准，功能性便秘的主观或量化标准定义包括：（1）排便费力、粪便硬或成干球状、空排（有便意但排不出来）、便意少或排便不尽感；（2）每周排便少于3次，每日排便量少于35 g，或超过1/4的时间有排便费力；（3）全胃肠或结肠传输延缓。

其主要症状包括排便次数少、排便时困难、粪便干硬不易排出和排便不尽感，常伴有早饱、腹痛、腹胀、恶心、呕吐、反酸、口臭、食欲不振、疲乏无力等症状。有时由于粪便干硬，用力排便时，可引起肛门疼痛、肛裂，甚至诱发痔疮和乳头炎。有时由于排便时粪便嵌塞于直肠腔内难以排除，但有少量水样粪块自肛门排出，形成假性腹泻。部分患者可有左腹痉挛性痛和下坠感。

（二）体征

体检时，常可在降结肠和乙状结肠部位触及粪块及痉挛的肠段。

四、诊断和鉴别诊断

（一）诊断标准

根据神经胃肠病学和临床循证医学研究的结果，制定了功能性便秘的罗马Ⅲ诊断标准：诊断前症状出现至少6个月且近3个月符合以下诊断标准。

1. 症状必须包括以下2项或2项以上：①至少25%的排便感到费力；②至少25%的排便为干球状粪或硬便；③至少25%的排便不尽感；④至少25%的排便有肛门直肠梗阻感或阻塞感；⑤至少25%的排便需要手法帮助（如用手指帮助排便、盆底支持）；⑥排便次数<3次/周。

2. 不用泻药时很少出现稀便。

3. 不符合肠易激综合征（IBS）的诊断标准。

（二）诊断程序

1. 病史采集

询问患者病程及便秘症状的特点（排便频率、粪便性状、排便费力、便意、不尽感、有无手法排便）、伴随症状，有无基础性疾病、用药及盆腔手术史，有无结直肠息肉史以及结直肠肿瘤家族史，平素饮食结构、生活习惯等。

2. 体格检查

全身状况，注意患者有无贫血，精神状况如何；腹部检查注意有无胃肠型、有无包块；肛门直肠指检时注意有无表皮脱落、肛裂、痔疮、肛门狭窄，有无血染指套、直肠脱垂、直肠肿块及肛门直肠括约肌功能状况。注意有无神经系统疾病，男性注意前列腺和膀胱。

3. 辅助检查

常规进行大便常规及潜血检查。对年龄>40岁、有报警症状者，如贫血、便血、隐血阳性、消瘦、腹部包块、明显腹痛、有肿瘤家族史等应进行必要的实验室检查、影像学检查和结肠镜检查，以明确便秘是否为器质性病变所致。

4. 特殊检查

（1）胃肠通过试验（GIT）

停用有关影响胃肠道蠕动的药物48 h后服用不透X射线标志物20条后，于第48 h拍摄腹部X射线平片1张，正常时85%～90%的标志物已经抵达直肠或已经排出；如在72 h再摄片1张，若多数标志物仍未抵达乙状结肠或直肠提示通过缓慢，或仍留在乙状结肠、直肠提示为出口梗阻型便秘。

（2）肛门直肠测压（ARM）

分别检测肛门内外括约肌的收缩压和用力排便时的松弛压、直肠内注气后有无肛门直肠抑制反射出现，还可以测定直肠的感知功能和直肠壁的顺应性等，有助于评估肛门括约肌和直肠有无动力感觉障碍。排便时肛门直肠压力变化有4种类型。正常：直肠内压力增加，肛门括约肌松弛；Ⅰ型：有足够的推进力（直肠内压力大于或等于45 mmHg），肛门压力增加；Ⅱ型：推动力不足（直肠内压力低于45 mmHg），肛门括约肌松弛不充分或收缩；Ⅲ型：直肠内压力增加（大于或等于45 mmHg），肛门括约肌不能松弛或松弛少于静息状态的20%。

（3）结肠压力监测

将传感器放置到结肠内，在相对生理的条件下连续24～48 h监测结肠压力变化，确定有无结肠无力，对治疗有指导意义。

（4）气囊排出试验（BET）

在直肠内放置气囊，充气或充水50 mL，并令受试者将其尽快排出，正常人5 min内能排出，大于5 min表示异常。如果气囊容积达200 mL患者还没有便意，说明患者直肠黏膜感受性降低，有助于明确直肠与盆底肌的功能有无异常，可作为有无排出障碍的筛选试验，对阳性患者需要做进一步检查。

（5）X射线钡剂灌肠检查及腹部平片

X射线钡剂灌肠检查对结肠、直肠肿瘤、结肠狭窄或痉挛、巨结肠等病变的诊断有较大帮助，对结肠的运动功能（蠕动）也可有较全面的了解。X射线腹部平片如发现多个阶梯状液平（如图5-12，Corporation，2014），则对肠梗阻的诊断有重要帮助，为临床治疗提供可靠依据。

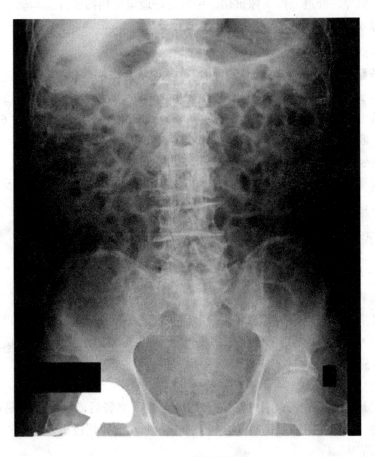

图5-12　FC腹部平片图

（6）排粪造影（BD）

将模拟的粪便灌入直肠内，在放射线下动态观察排便过程中肛门和直肠的变化。正常排粪造影表现的5个标准：排便时肛管直肠角增大；耻骨直肠肌压迹消失；肛管开放；对比剂完全或大部分排除；正常盆底抵抗力。排粪造影可了解患者有无伴随的解剖学异常，如直肠前膨出、肠套叠，主要用于诊断出口梗阻型便秘，在便秘分型诊断中有重要价值。

（7）盆底四重造影

同一时间段将造影剂同时注入盆腔、膀胱、阴道和直肠内使之同时显影，可以观察盆底腹膜位置、直肠阴道隔间距、膀胱位置、子宫颈位置。

（8）盆底肌电图

用针刺电极刺入肛门外括约肌皮下束或将表面电极置于肛门旁，记录静息、轻度用力收缩和排便时的肌电活动，分析波形、波幅、频率的变化，对出口梗阻性便秘的诊断具有重要意义。

（9）直肠内超声

目前，直肠内超声进入了由解剖到功能、由断面到三维、由单一的超声检查到与其他技术联合发展的阶段，采用直线型，频率为5～15 MHz，旋转360°角，能够清楚地检查盆底和肛门括约肌等，经过三维图像重建，可以更好地量化括约肌静态和动态状况。

（三）鉴别诊断

1. 西医鉴别诊断

主要与肠易激综合征相鉴别，后者的特点是反复发作的腹痛或腹部不适，最近3个月内每周发作至少3次，伴有以下2项或2项以上：（1）排便后症状改善；（2）发作时伴有排便频率的改变；（3）发作时伴有粪便形状改变；其诊断前症状出现至少6个月，近3个月符合以上诊断标准。

2. 中医鉴别诊断

主要与积聚相鉴别，两者均可出现包块。便秘常出现在左下腹，可扪及条索状物，排便后包块消失；积聚的包块出现在腹部各处，形状不定，包块与排便无关。

五、治疗

（一）一般治疗

1. 饮食调节

指导患者采取合理规律的饮食习惯，增加膳食纤维及水分的摄入量，以粗制主食及富含纤维的食物为主，养成饮水的习惯，不宜多饮茶或含咖啡的饮料，饮用碳酸盐饮料可以减少腹部饱满感。

2. 习惯调整

生活起居规律，不论有无便意，每天均应定时（早餐后或晨起时最易产生便意）排便；适当运动，锻炼腹肌和肛提肌，有利于改善胃肠功能，促进排便。

3. 心理调节

对患者加强心理疏导和治疗，做充分的解释，告诫患者某些非处方药物和长期精神紧张的危害，调节其心理承受能力，使患者保持乐观的精神状态。

（一）西医治疗

1. 泻剂

（1）容积性泻药

容积性泻药主要包括可溶性纤维素（果胶、车前草等）和不可溶性纤维素（植物纤维素、木质素等），通过在肠道内吸收水分，增加肠道容积，起缓和的通便作用，服药时应多饮水。此类药物起效较慢，摄入过多会引起胃肠胀气，结肠乏力的患者应慎用。

（2）渗透性泻剂

渗透性泻剂包括不被吸收的糖类（如乳果糖、山梨醇、甘露醇）、聚乙二醇。前者适用于便秘伴肝功能失代偿患者，可以预防和治疗肝性脑病；聚乙二醇不引起肠道电解质的丢失，且含钠量低，适用于合并高血压、心脏病和肾功能不全的便秘患者。此类药物在肠道内产生高渗环境，提高肠腔内渗透压，使肠中容积增加，促进排便，用于治疗轻、中度功能性便秘，可作为长期应用的手段。但对伴肠梗阻、先天性巨结肠和电解质紊乱者应避免长期使用。

（3）盐类泻剂

盐类泻剂包括硫酸镁、硫酸钠（芒硝）、磷酸镁、枸橼酸镁等不易被肠道吸收而易溶于水的盐类离子，可提高渗透压，增加肠内水分含量，促进排便。此类药物可引起严重的不良反应，临床慎用。

（4）润滑性泻剂

润滑性泻剂包括石蜡油、麻仁润肠丸和多库酯多醛等，能润滑肠壁、软化粪便，主要适用于硬结便患者。长期使用可干扰脂溶性维生素的吸收，可引起吸入性肺炎，还可导致肛周渗溢等。

（5）刺激性泻剂

刺激性泻剂包括蒽醌类、蓖麻油、酚酞类，能直接刺激结肠黏膜而促进蠕动和分泌，减少肠腔水分吸收，抑制肠道对水分的吸收，促进排便。蒽醌类（番泻叶、芦荟、大黄、希波鼠李皮）可引起结肠黑便病；酚酞类由于在动物实验中发现致癌作用已不常用。刺激性泻药长期使用易出现药物依赖，引起水样泻、腹痛、电解质紊乱、变态反应和肝毒性反应。

2. 促动力剂

促动力剂主要为5-羟色胺4（5-HT$_4$）受体激动剂，通过刺激肠间神经元，促进胃肠平滑肌蠕动，同时作用于胃肠器官壁内肌神经丛神经节后末梢，促进乙酰胆碱的释放和增强胆碱能。

（1）非选择性5-HT$_4$受体激动剂包括莫沙必利、西沙必利，促进乙酰胆碱释放，从而加速胃肠蠕动，使粪便易排出。莫沙比利是目前仍应用于临床的促动力药；但服用西沙必利可发生尖端扭转型室性心动过速伴QT间期延长，临床已停用。

（2）普卡比利是选择性5-HT$_4$受体激动剂，通过兴奋胃肠道胆碱能中间神经元及肌间神经丛运动神经元的5-HT$_4$受体，使神经末梢乙酰胆碱释放增加及肠肌神经对胆碱能刺激活性增高，促进结肠产生巨大收缩，从而促进胃肠运动。替加色罗为选择性5-HT$_4$受体部分激动剂，能有效增加自发排便频率，改善胃肠道症状，但因可诱发心血管不良事件而停用。

3. 微生态制剂

微生态制剂可以补充大量的生理性细菌，通过肠道繁殖产生大量乳酸和醋酸，使肠腔内pH下降，促进肠壁蠕动，抑制腐败菌的定植和入侵，减少体内腐败菌产生有害代谢产物堆积和吸收，防治肠麻痹。常用药品有丽珠肠乐、金双歧、促菌生、乳酶生等。

4. 生物反馈疗法

该疗法借助声音和图像反馈刺激大脑，训练肛门外括约肌的舒缩功能，有效地改善肛直肠动力障碍，达到正常排便。生物反馈治疗包括气囊生物反馈法和肌电生物反馈法两种，具有无痛苦、无创伤性、无药物不良反应的特点，目前主要用于治疗肛门括约肌失协调和盆底肌、肛门外括约肌排便时矛盾性收缩导致的功能性出口梗阻型便秘。

5. 结肠水疗法

反复低水压灌注，使结直肠机械性扩张和收缩，刺激肠道的蠕动，改善肠道的运动功能，同时水压对肠壁内神经的刺激上传大脑，产生排便反射。通过结肠水疗可将滞留在结、直肠中的粪便软化和分次排出，有助于恢复大肠内部黏液的正常分泌。同时，在水疗中加入甲硝唑、庆大霉素可以杀灭大肠杆菌等有害细菌，治疗肠炎，改善便秘。

6. 神经肌肉刺激治疗

神经肌肉刺激疗法包括骶神经刺激、胃肠起搏和电子药丸。主要用于治疗慢传输性便秘。骶神经刺激是通过近距离持续地刺激神经，从而调节盆腔脏器及后肠的功能；胃肠起搏是通过控制定位于胃窦和脐上的体表电极的慢波，从而纠正异常的胃肠电活动；电子药丸则是通过进入肠道，在腔内液体建立连接通路并发出脉冲串，促进胃肠道蠕动。

7. 清洁灌肠

对有粪便嵌塞或严重排出道阻滞性便秘需采用清洁灌肠，或采用栓剂（甘油栓）或灌肠。

8. 手术治疗

功能性便秘经过正规保守治疗仍未见好转，各种特殊检查显示有明确的病理解剖和确凿的功能性异常部位，并严重影响患者的生活质量，可考虑手术治疗。对于严重的结肠传输功能障碍型便秘，考虑进行结肠次全切术和回肠直肠吻合术；对于有严重腹痛、食管、胃或小肠运动功能障碍者，手术可能会出现其他并发症，且手术效果不佳，在手术前应严格掌握适应证并进行手术疗效预测。部分患者经手术治疗后症状仍未改善，考虑可能与手术干扰，术后患者排便反射的恢复有关。目前，腹腔镜手术治疗已广泛开展。

（一）中医治疗

1. 辨证论治

功能性便秘属于中医学"便秘"范畴，主要有以下5个证型。

（1）肠道实热证

治法：泻热导滞，润肠通便。

方药：麻子仁丸加减。

组成：大黄、枳实、厚朴、火麻仁、杏仁、白蜜、芍药。

加减：津液已伤可加生地黄、玄参、麦冬；郁怒伤肝，易怒目赤者，加服更衣丸；药后通而不爽，可用青麟丸。

（2）肠道气滞证

治法：顺气导滞，攻下通便。

方药：六磨汤加减。

组成：木香、乌药、沉香、大黄、槟榔、枳实。

加减：气郁日久，郁而化热，可加黄芩、栀子、龙胆草；气逆呕吐，可加半夏、旋复花；七情郁结，可加白芍、柴胡；气滞血瘀，可加桃仁、红花、芍药。

（3）脾气亏虚证

治法：补气健脾，润肠通便。

方药：黄芪汤加减。

组成：黄芪、火麻仁、陈皮、白蜜。

加减：气虚明显，加党参、白术；气虚下陷脱肛合用补中益气汤；肺气不足加生脉散；肾气不足用大补元煎。

（4）脾肾阳虚证

治法：温阳通便。

方药：济川煎加减。

组成：肉苁蓉、牛膝、当归、升麻、泽泻、枳壳。

加减：寒凝气滞，可加肉桂、木香；胃气不和，可加姜半夏、砂仁；中焦虚寒可用理中汤；肾阳不足可用金匮肾气丸或右归丸。

（5）阴虚肠燥证

治法：滋阴通便。

方药：增液汤加减。

组成：生地、玄参、麦冬。

加减：胃阴不足，可用益胃汤；肾阴不足，可用六味地黄丸；阴亏燥结，可用增液承气汤。

2. 中成药治疗

（1）麻仁润肠丸：口服，1次1～2丸，1日2次。用于肠胃积热、胸腹胀满、大便秘结。

（2）麻仁丸：口服，1次9g，大蜜丸1次1丸，1日1～2次。用于肠热津亏所致的便秘。

（3）生脉增液通胶囊：口服，一次4粒，1日3次。用于气阴两虚、肠燥津枯之虚性便秘。

（4）便秘通：口服，1次20 mL，1日2次。用于脾虚及脾肾两虚型便秘。

（5）半硫丸：口服，1次1.5 g，1日2次。用于老年阳虚便秘。

（6）通乐颗粒：冲服，1次12 g，1日2次。用于阴虚便秘，症见大便秘结、口干、咽燥、烦热等。

（7）当归龙荟丸：口服，1次3～6 g，1日1～2次，饭前服用。适用于肝胆火旺见大便秘结、小便赤涩。

（8）木香理气片：口服，1次4～8片，1日2次。用于气郁不舒、饮食停滞、胸胁痞闷、脘腹胀满、恶心呕吐、早饱嘈杂、大便秘结。

（9）六味安消胶囊：口服，一次3～6粒，一日2～3次。用于胃痛胀满、消化不良、便秘。

（10）清肠通便胶囊：口服，一次2～4粒，一日2～3次。用于热结气滞所致的大便秘结。

3.针刺疗法

《灵枢·杂病》记载"腹满，大便不利……取足少阴""腹满食不化，腹响响然，不能大便取足太阴""心痛腹胀，音音然，大便不利，取足太阴"。

针灸疗法（王丽娟等，2011）常以足阳明、手少阳经穴为主，选取大肠腧、天枢、归来、支沟、上巨虚；热者加取合谷、内庭，气滞加中脘、太冲，气虚加脾腧、气海，血虚加足三里、三阴交，阳虚加神阙、关元。主穴用毫针泻法，配穴按照补虚泻实操作，神阙、关元用灸法。

4.其他治疗

（1）耳针

选大肠、直肠、交感、皮质下，毫针刺，中等强度或弱刺激；或用王不留行籽贴压。

（2）穴位注射

按照基本治疗选穴，用生理盐水或维生素 B_2、维生素 B_{12} 注射液，每穴注射0.5～1 mL，每日或隔日1次。

（3）穴位埋线

将羊肠线等埋置于穴位内，通过对穴位持续性刺激可以增强肠道平滑肌的张力及兴奋性，从而促进肠蠕动。常取穴上巨虚、下巨虚、足三里、天枢、水道、归来、关元、气海。

（4）脐疗

①芒硝9 g，皂角1.5 g，研末调匀，敷神阙穴，能清热通便。

②醋炒适量葱白至极热，熨肚脐部，能散寒通便。

（5）推拿治疗

按压揉摩中脘、章门、大横、合谷或敲打百会或按压合谷穴，给以局部机械刺激，能够疏通大肠腑气，从而加快肠壁的蠕动速度，促进排便。

参考文献

陈治水.功能性消化不良的中西医结合诊疗共识意见(2010).中国中西医结合杂志，2011，11: 1545-1549.

戴自英，陈珠，林果为，等.实用内科学.北京:人民卫生出版社，2010: 2043-2045.

郭晓峰，柯美云，王智凤，等.电子药丸对慢传输型功能性便秘的随机双盲对照研究.基础医学与临床，2003，23: 108.

韩瑞卿，尚华.胃下垂中医诊疗体会.中医药临床杂志，2011，23(2): 136-137.

何剑琴，夏韶华，陈小华，等.结肠水疗仪治疗功能性便秘的疗效观察.现代消化及介入诊疗，2008，13(4)：284-286.

黄萱.肠易激综合征诊治进展和面临的挑战.世界华人消化杂志，2010，18(21): 2234-2239.

胡大一，高占成，刘玉兰，等.循证临床内科学.北京: 北京科学技术出版社，2012. 714-719.

金国际.胃下垂的X射线诊断.基层医学论坛，2010，14(11): 1025-1027.

李国强，袁维堂.功能性便秘诊断治疗现状.医药论坛杂志，2009，30(6): 125-127.

林征，朱芬芬，林琳.功能性便秘与精神心理因素的研究进展.胃肠病学，2008，13(2): 118-120.

刘德铭.消化疾病症状鉴别诊断学.北京:科学出版社，2009: 395-407.

刘子丹，郭尧嘉，何璠，等.国医大师徐景藩诊治胃下垂的经验撷萃.中华中医药杂志，2014，(2): 461-463.

陆再英，钟南山，谢毅，等.内科学.7版.北京：人民卫生出版社，2011 :426-428.

卢振中.陆氏埋线配合药物治疗胃下垂疗效观察.上海针灸杂志，2014(8):724-725.

马继征，刘绍能，吴泰相.中药治疗慢性功能性便秘效果的系统评价.中国循证医学杂志，2010，10(10): 1213-1221.

莫文辉，郭传勇.微生态制剂在肠易激综合征中的临床应用及评价.世界临床药物，2008，29(12): 722-724.

彭勇.升阳益胃汤加减治疗胃下垂的临床疗效观察.中国中西医结合消化杂志，2014，22(5): 284-285.

吴舸.推拿疗法辅助治疗功能性消化不良研究概况.中国民族民间医学，2014，4(23): 23-24.

吴新越，张念东，吴新爱.胃下垂发病原因探讨及其矫正疗效观察.中华慢病医学杂志，2005，4(1): 73-74.

许军英，谢小平.胃十二指肠混合反流在食管黏膜损伤中的作用.中华消化杂志，2003，23: 48-49.

王丽娟，王玲玲.麦粒灸结合针刺治疗慢性功能性便秘随机对照研究.中国针灸，2011，31(4): 320-324.

王伟岸，潘国宗，钱家鸣.精神因素对肠易激综合征患者内脏敏感性的影响.中华医学杂志，2002, 82(5): 308-301.

王贤才，龙宝光，全如娍，等.西氏内科学·消化系统疾病.西安:世界图书出版公司，2003: 86-90.

张海军，徐海龙，佟伟.胃下垂病因病机的探讨.慢性病学杂志，2006(7): 76-77.

张声生. 消化不良中医诊疗共识意见. 中华中医药杂志，2010(5): 722-725.

中华医学会消化病学分会. 慢性便秘的诊治指南. 中华消化杂志，2004(24): 39-40.

中华医学会消化病学分会胃肠动力学组. 中国消化不良的诊治指南. 中华消化杂志，2007(27): 832-834.

中华医学会消化病学分会幽门螺旋杆菌学组幽门螺旋杆菌科研协助组. 第三次全国幽门螺旋杆菌感染若干问题共识报告. 胃肠病学，2008(13): 41-46.

Alexander F, Premysl B, David G, et al. The Rome III criteria for the diagnosis of functional dyspepsia in secondary care are not superior to previous definitions. Gastroenterology, 2014, 146 (4): 932-940.

Allescher H D, Bockenhoff A, Kanpp G, et al. Treatment of non-ulcer dyspepsia: a meta-analysis of placebo controlled prospective studies. Scand J Gastroenterol, 2001, 36: 934-941.

Amaya F, Shimosato G, Nagano M, et al. NGF and GDNF differentially regulate TRPV1 expression that contributes to development of inflammatory thermal hyperalgesia. Eur J Neurosci, 2004, 20:2303-2310.

Bang C S, Kim J H, Baik G H, et al. Mosapride treatment for functional dyspepsia: A meta-analysis. J Gastroenterol Hepatol, 2015, 30 (1): 28-42.

Bazzocchi G, Giovannini T, Giussani C, et al. Effect of a new synbiotic supplement on symptoms, stool consistency, intestinal transit time and gut microbiota in patients with severe functional constipation: a pilot randomized double-blind, controlled trial. Techniques in Coloproctology, 2014, 18 (10): 945-953.

Bellini M, Gambaccini D, Stasi C, et al. Irritable bowel syndrome: A disease still searching for pathogenesis, diagnosis and therapy. World Journal of Gastroenterology: 2014, 20 (27):8807-8820.

Branski R C, Bhattacharyya N, Shapiro J. The reliability of the assessment of endoscopic laryngeal findings associated with laryngopharyngeal reflux disease. Laryngoscope, 2002, 112 (6): 1019-1024.

Buckles D C, Sarosiek I, McMillin C, et al. Delayed gastric emptying in gastroesophageal reflux disease: reassessment with new methods and symptomatic correlations. Am J Med Sci, 2004, 327: 1-4.

Camilleri M. Treating irritable bowel syndrome: overview, perspective and future therapies. British Journal of Pharmacology, 2004, 141 (8): 1237-1248.

Canavan C. The epidemiology of irritable bowel syndrome. Clinical Epidemiology, 2014: 71-80.

Chiarioni G, Whitehead W E, Pezza V, et al. Biofeedback is superior to laxatives for normal transit constipation due to pelvic floor dyssynergia. Gastroenterology, 2006, 130(3): 657-664.

Chiba N, De Gara C J, Wilkinson J M, et al. Speed of healing and symptom relief in grade II to IV gastroesophageal reflux disease: a meta-analysis. Gastroenterology, 1997,112 (6):1798-1810.

Corley D A, Kubo A, Zhao W, et al. Proton pump inhibitors and histamine-2 receptor antagonists are associated with hip fractures among at-risk patients. Gastroenterology, 2010, 139 (1): 93-101.

Delavari A, Moradi G, Elahi E, et al. Gastroesophageal reflux disease burden in Iran. Arch Iran Med. 2015 ,18 (2): 48-53.

Dickman R, Pastricha P J, Winston J, et al. Patients with non- erosive reflux disease (NERD) demonstrate upreglation of TRPV1 receptors in the distal esophagus as compared to the other GERD groups. Gastroenterology, 2006, 4 (suppl 2): M2002.

Drossman D A. The functional gastrointestinal disorders and the Rome Ⅲ process. Gastroenterology, 2006, 130 (5): 1377-1390.

Drossman D A, Chey W D, Johanson J F, et al. Clinical trial: lubiprostone in patients with constipation-associated irritable bowel syndrome — results of two randomized, placebo-controlled studies. Aliment Pharmacol Ther, 2009, 29 (3): 329-341.

Drossman D, Corrazziari E, Delvaux M, et al. Chaper 8: Functional gastroduodenal disorders. Rom Ⅲ: The function gastrointestinal disorders. 3rd ed. McLean Virginia USA, Degnon Associates, 2006.

Ford A C, Talley N J, Schoenfeld P S, et al. Efficacy of antidepressants and psychological therapies in irritable bowel syndrome: systematic review and meta-analysis. Gut, 2009, 58 (3): 367-368.

Futagami S, Itoh T, Sakamoto C. Systematic review with meta-analysis: post-infectious functional dyspepsia. Alimentary Pharmacology & Therapeutics, 2015, 41 (2): 177-188.

Gwee K A. Postinfectious irritable bowel syndrome. Curr Treat Options Gast roenterol, 2001, 4: 287-291.

Hamish P, Peter G, Frank T. Irritable bowel syndrome — An inflammatory disease involving mast cells. Asia Pac Allergy. 2011 Apr, 1 (1): 36-42.

Jacobson B C, Somers S C, Fuchs C S, et al. Body- mass index and symptoms of gastroesophageal reflux in women. N Engl J Med, 2006, 354 (22): 2340-2348.

Johnson T, Gerson L, Hershcovici T, et al. Systematic review: the effects of carbonated beverages on gastroesophageal reflux disease. Aliment Pharmacol Ther, 2010, 31 (6): 607-614.

Jung H. Epidemiology of Gastroesophageal Reflux Disease in Asia: A Systematic Review. J Neurogastroenterol Motil, 2011, 17:14-27.

Kaltenbach T, Crockett S, Gerson L B. Are lifestyle measures effective in patients with gastroeso-phageal reflux disease? An evidence-based approach. Arch Intern Med, 2006, 166 (9): 965-971.

Kilincaslan H, Abali O, Demirkaya S K, et al. Clinical, psychological and maternal characteristics in early functional constipation. Pediatr Int, 2014, 56 (4): 588-593.

Kwok C S, Nijjar R S, Loke Y K. Effects of proton pump inhibitors on adverse gastrointestinal events in patients receiving clopidogrel: systematic review and meta-analysis.

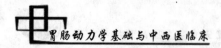

Drug Saf, 2011, 34 (1): 47-57.

Lassen A T, Hallas J, Schaffalitzky de Muckadell O B. Helicobacter pylor test and eradicate versus prompt endoscopy for management of dyspeptic patients: 6.7 years follow up of a randomized trial. Gut, 2004, 53: 1758-1763.

Mahadeva S, Goh K L. Epidemiology of functional dyspepsia: a globalperspective. World J Gastroenterol, 2006, 12 (17): 2661-2666.

Malfertheiner P, Megraud F, O'Morain C, et al. Current concepts in the management of Helicobacter pylori infection: the Maastricht III Consensus Report. Gut, 2007, 56 (6): 772-781.

Malfertheiner P, Holtmann G, Peitz U, et al. 2001 Guidelines of the German society of digestive and metabolic diseases for treatment of dyspepsia. Gastroenterol, 2001, 39 (11): 937-956.

Motoyasu K, Fumitaka M, Hiroko H, et al. Gastroptosis is associated with less dyspepsia, rather than a cause of dyspepsia, in Japanese persons. Intern Med, 2011, 7 (7): 667-671.

Martinez C, Gonzale Z. Gastro A, et al. Cellular and molecular basis of intestinal barrier dysfunction in the irritable bowel syndrome. Gut Liver, 2012, 6 (3): 305, 315.

Nakajima S, Takahashi K, Sato J, et al. Spectra of functional gastrointestinal disorders diagnosed by Rome III integrative questionnaire in a Japanese outpatient office and the impact of overlapping. Journal of Gastroenterology and Hepatology, 2010, 25 (Supplement s1): S138-S143.

Nan J, Liu J, Zhang D, et al. Altered intrinsic regional activity and corresponding brain pathways reflect the symptom severity of functional dyspepsia. Neurogastroenterol Motil, 2014, 26 (5): 660-669.

Ngamruengphong S, Leontiadis G I, Radhi S, et al. Proton pump inhibitors and risk of fracture: a systematic review and meta-analysis of observational studies. Am J Gastroenterol, 2011, 106 (7): 1209-1218, 1219.

Oida T, Mimatsu K, Kano H, et al. Modified Cattell's reconstruction with pancreaticogastrostomy following pylorus-preserving pancreaticoduodenectomy for a patient with gastroptosis. Hepato gastroenterology, 2011 (110-111): 1796-1800.

Orive M, Barrio I, Orive VM, et al. A randomized controlled trial of a 10-week group sychotherapeutic treatment added to standard medical treatment in patients with functional dyspepsia. J Psychosom Res, 2015, 15: S22-S99.

Ortiz-Lucas M, Saz-Peiro, Sebastian-Domingo J J. Irritable bowel syndrome immune hypothesis, Rev Esp Enferm Dig, 2012, 102: 637-647.

Robinson A, Lee V, Kennedy A, et al. A randomised controlled trial of self-help intervations in patients care diagnosis of irritable bowel syndrome. Gut, 2006, 55 (5): 643-648.

Salvatore S, Hauser B, Vandemaele K, et al. Gastroesophageal reflux disease in infants: how much is predictable with questionnaires, pH-metry, endoscopy and histology? J Pediatr Gastroenterol Nutr, 2005, 40 (2): 210-215.

Talley N J, Phung N. Indigestion: When is it functional? British Medical Journal (International Edition), 2001, 323 (7324): 1294-1297.

Talley N J, Vakil N B, Moayyedi P. An American gastroenterological association technical review on the evaluation of dyspepsia. Gastroenterology, 2005, 129: 1756-1780.

Talley N J, Verlinden M. Can Sympotoms discreminate among those with delayed or normal gastric emptying in dysmotilitu-like dyspepsia. Am J Gastroenterology, 2001, 96 (5): 1422-1428.

Caroline C, Joe W, Timothy C. The epidemiology of irritable bowel syndrome. Clin Epidemiol, 2014, 6: 71-80.

Tougas G. The autonomic nervous system in functional bowel disorders. Canadian Journal of Gastroenterology, 1999, 13(Suppl)A: 15A-17A.

Vakil N, van Zanten S V, Kahrilas P, et al. The Montreal definition and classification of Gastroe-sophageal reflux disease: a global evidence-based consensus. Am J Gastroenterol, 2006, 101 (8): 1900-1920.

Whiehead W E. Hypnosis for irritable bowel syndrome: the empirical evidence of therapeutic effects. Int JCLin Exp Hypn, 2006, 54 (1): 7-20.

Xin H W, Fang X C, Zhu L M, et al. Diagnosis of functional constipation: Agreement between Rome Ⅲ and Rome Ⅱ criteria and evaluation for the practicality. Journal of Digestive Diseases, 2014, 6 (6): 314-320.

Yaghoobi M, Farrokhyar F, Yuan Y, et al. Is there an increased risk of GERD after Helicobacter pylori eradication?: a meta-analysis. Am J Gastroenterol, 2010, 105 (5): 1007-1013.

Zhang W, Sun J, Pei L, et al. Systematic Review of Acupuncture for Functional Constipation. Acupuncture: English, 2014, 12 (2): 89-95.

（汪龙德　毛兰芳）

Talley N J, Phillips S F. Indigestion: When is it functional?. British Medical Journal (International Edition), 2001, 323 (7): 294-297.

Talley N J, Stanghellini V, et al. American gastroenterological association technical review on the evaluation of dyspepsia. Gastroenterology, 2005, 129: 1756-1780.

Talley N J, Vakil N, et al. Can symptoms discriminate among those with delayed or normal gastric emptying in dysmotility-like dyspepsia. Gastroenterology, 2001, 96 (5).

Canelles F, Hinojosa J C. The epidemiology of irritable bowel syndrome. Clin Gastroenterol, 2014, 8: 1049.

Drossman D A. The functional gastrointestinal disorders and the Rome III process. Gastroenterology, 1995, 1 (Reports): 153-174.

Wald A, Zhou X, Zhang S, Kamm M A, et al. The slow transit constipation and dyssynergia. Gastroenterological evidence-based case studies. Gastroenterol, 2009, 19 (6): 1350-1358.

Whitehead W E, Palsson O, et al. Irritable bowel syndrome: the empirical evidence of the pathogenesis. Gut, 2006, 130 (5): 1377-1390.

Kim H J, Wang X C, Zou F X, et al. Dynamics of intestinal transportation. A distance between 5-HT3 and Rome III criteria and satisfaction on the prescribed treatment in the slow transit constipation. Gastroenterology, 2011, 2002, 324-329.

Tack J, Broekaert D, Fischler B, Van Oudenhove L, et al. A placebo-controlled study on the efficacy of CRF type 1. Helicobacter pylori eradication: a meta-analysis. Am J Gastroenterol, 2010, 105 (3): 1004.

Jiang W, Shen J, Duan S, et al. Systematic Review on Acupuncture for Functional Constipation. Acupuncture Research, 2015, 15 (2): 80-83.